Arbeitskreis OPD-KJ (Hrsg.)

**Operationalisierte Psychodynamische Diagnostik
im Kindes- und Jugendalter**

Zum Thema
Operationalisierte Psychodynamische Diagnostik
sind bei Hans Huber außerdem erschienen:

Arbeitskreis OPD (Hrsg.)
Operationalisierte Psychodynamische Diagnostik
Grundlagen und Manual
3., aktualisierte und korrigierte Auflage
2001, 265 Seiten (ISBN 3-456-83567-1)

H. Schauenburg, H. J. Freyberger, M. Cierpka und P. Buchheim (Hrsg.)
OPD in der Praxis
Konzepte, Anwendungen, Ergebnisse
der Operationalisierten Psychodynamischen Diagnostik
1998, 184 Seiten (ISBN 3-456-82993-0)

W. Schneider und H. J. Freyberger (Hrsg.)
Was leistet die OPD?
Empirische Befunde und klinische Erfahrungen
mit der Operationalisierten Psychodynamischen Diagnostik
2000, 268 Seiten (ISBN 3-456-83224-9)

In Vorbereitung

R.W. Dahlbender, P. Buchheim und G. Schüssler
Lernen an der Praxis
OPD und die Qualitätssicherung in der psychodynamischen Psychotherapie
2003, etwa 250 Seiten (ISBN 3-456-83816-6)

Weitere Informationen über unsere Neuerscheinungen finden Sie im Internet unter:
http://verlag.hanshuber.com oder per E-Mail an: verlag@hanshuber.com

Arbeitskreis OPD-KJ (Hrsg.)

Operationalisierte Psychodynamische Diagnostik im Kindes- und Jugendalter

Grundlagen und Manual

Im Auftrag des Arbeitskreises zur Operationalisierung
Psychodynamischer Diagnostik im Kindes- und Jugendalter
herausgegeben von Dieter Bürgin, Franz Resch und
Michael Schulte-Markwort

Mit einem Nachwort von S. O. Hoffmann

Verlag Hans Huber
Bern · Göttingen · Toronto · Seattle

Entwurf der Titelgrafik:
Marion Schneider

Der Sprecher des OPD-KJ-Arbeitskreises:
Prof. Dr. med. Franz Resch
Universitätsklinikum Heidelberg
Abt. Kinder- und Jugendpsychiatrie
Blumenstraße 8
D-69115 Heidelberg

Die auf den Seiten 187 bis 197 verkleinert wiedergegebenen Erhebungsbogen können unentgeltlich über die Homepage des Verlags Hans Huber im A4-Format unter der Adresse http://verlag.hanshuber.com/opdkj/ abgerufen und ausgedruckt werden.

Lektorat: Dr. Peter Stehlin
Herstellung: Kurt Thönnes, die Werkstatt, Liebefeld-Bern
Satz: Sbicca & Raach sagl, Lugano
Druck: Hubert & Co., Göttingen
Printed in Germany

Bibliografische Information der Deutschen Bibliothek
Die Deutsche Bibliothek verzeichnet diese Publikation in der Deutschen Nationalbibliografie; detaillierte bibliografische Daten sind im Internet über http://dnb.ddb.de abrufbar

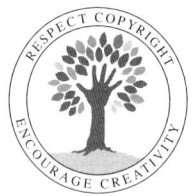

Dieses Werk, einschließlich aller seiner Teile, ist urheberrechtlich geschützt. Jede Verwertung außerhalb der engen Grenzen des Urheberrechtes ist ohne Zustimmung des Verlages unzulässig und strafbar. Das gilt insbesondere für Vervielfältigungen, Übersetzungen, Mikroverfilmungen sowie die Einspeicherung und Verarbeitung in elektronischen Systemen.

Anregungen und Zuschriften bitte an:
Verlag Hans Huber
Länggass-Straße 76
CH-3000 Bern 9
Tel: 0041 (0)31 300 45 00
Fax: 0041 (0)31 300 45 93
E-Mail: verlag@hanshuber.com
Internet: http://www:HansHuber.com

1. Auflage 2003
© 2003 by Verlag Hans Huber, Bern
ISBN 3-456-83817-4

Vorwort

Mit der Einführung der OPD 1996 hat sich auch die psychodynamisch orientierte Diagnostik einer Operationalisierung gestellt. Die Diskussion um die Validität psychodynamischer Diagnostik und die Überprüfbarkeit psychodynamisch orientierter Therapien hat sich damit grundlegend gewandelt. Das breite Interesse und die inzwischen weit gehende Akzeptanz der OPD belegen, wie wichtig die Entwicklung einer operationalisierten psychodynamischen Diagnostik für das Erwachsenenalter war.

Schon vor der erstmaligen Publikation der OPD gab es von kinder- und jugendpsychiatrischer und -psychotherapeutischer Seite Kontakte zur Arbeitsgruppe der OPD. Nachdem das Manual für das Erwachsenenalter vorlag, gründete sich in enger Absprache mit der Arbeitsgruppe der OPD eine eigenständige multizentrische und multidisziplinäre Arbeitsgruppe für eine OPD des Kindes- und Jugendalters, OPD-KJ.

Ausgangspunkt der Arbeit sollte das Manual der OPD, aber auch die Erfahrungen dieser Arbeitsgruppe sein. So wurden regionale Arbeitsgruppen gebildet, die im regelmäßigen Austausch mit den jeweligen Vertretern der OPD begannen, eine Adaptation der OPD an das Kindes- und Jugendalter vorzunehmen. Parallel dazu gründete sich eine neue Gesamt-OPD als Plenum, in der sowohl Vertreter der Erwachsenen-Psychotherapie als auch der Psychotherapie des Kindes- und Jugendalters vertreten waren. Parallel zur OPD-KJ gab es nun eine OPD-E. Nach der Neuwahl des Vorsitzes, den lange Jahre S. O. Hoffmann inne hatte, repräsentiert sich seit Dezember 1999 die Zweigleisigkeit der OPD auch in dem gemeinsamen Vorsitz von M. Cierpka und F. Resch.

Die inhaltliche Arbeit war zunächst geprägt von dem Gedanken, die OPD-E an das Kindes- und Jugendalter anzupassen. Nicht zuletzt in der Arbeitsgruppe «Struktur» wurde deutlich, dass bestimmte Grundsatzbegriffe einer Überarbeitung bedurften. So mussten wir u. a. den Begriff der psychischen Struktur bezüglich einzelner Entwicklungsfenster neu definieren, weil klar wurde, dass es in jeder Entwicklungsphase eines Kindes gut und weniger gut organisierte psychische Strukturen gibt, dass aber keineswegs bei jüngeren Kindern die psychische Strukturiertheit im Sinne des Integrationsniveaus mangelhaft ist. Es wurde deutlich, dass wir den Begriff der Reifung grundsätzlich durch den der Entwicklung ersetzen sollten. Dieses Beispiel mag zeigen, dass es mit einer bloßen Adaptation der OPD-E nicht getan war.

Ein weiterer schwieriger Diskussionsprozess galt der Frage, ob man für Kinder und Jugendliche nicht eine eigene Achse zur psychodynamischen Diagnostik der Familie benötigt. Nachdem schnell deutlich wurde, wie umfangreich dann eine OPD-KJ werden würde, haben wir diesen Gedanken zugunsten der Praktikabilität des Manuals wieder fallen gelassen. Die Anwendung in der Praxis wird zeigen, ob zukünftig eine Erweiterung notwendig wird.

Ein weiterer wesentlicher Unterschied zur OPD-E betrifft den Wegfall der Achse V der OPD-E, Psychische und Psychosomatische Störungen, also den Bezug zur ICD-10. Für die OPD-KJ war immer klar, dass sie kein konkurrierendes Instrument zur ICD-10 sein wollte. Innerhalb der Kinder- und Jugendpsychiatrie und Psychotherapie gilt das seit vielen Jahren etablierte Manual der MAS (Remschmidt u. Schmidt, 1977, 1986, 1996), mit dem auf inzwischen sechs Achsen psychische Störungen mit allen notwendigen Zusatzdiagnosen klassifiziert werden. Diese kinder- und jugendpsychiatrische Basisklassifikation wird auch weiterhin die Grundlage jeder Diagnostik sein. Es wäre erwünscht, wenn sich die OPD-KJ als – unverzichtbares – Zusatzinstrument für die psychodynamischen Aspekte der Diagnostik etablieren könnte.

Nun ist der Leser und vor allem der Anwender in der Praxis gefragt, zu überprüfen, wie praktikabel, valide und reliabel unser Instrument ist.

In dem Versuch, von der Arbeit der OPD-E zu profitieren, haben wir auch die Gruppenstruktur und nicht zuletzt durch das persönliche Miteinander im Plenum einen Diskussionsstil und einen Umgang miteinander gefunden, der trotz der Vielzahl an mitarbeitenden Kolleginnen und Kollegen immer ein Höchstmaß an Konstruktivität möglich gemacht hat. Auch die Arbeitsgemeinschaft als Autorenschaft des Manuals zeigt an, dass uns vor allem am Inhalt der Arbeit gelegen war. Es war nicht immer leicht, über die vielen Jahre die einzelnen Arbeitsgruppen lebendig und arbeitsfähig zu halten, und aufgrund der Dauer ist es auch nicht verwunderlich, dass am Ende nicht mehr alle dabei sind, die sich am Anfang mit auf den Weg gemacht haben. Wir möchten allen Kolleginnen und Kollegen, die nicht nur für das jetzt vorliegende Manual, sondern darüber hinaus für die besondere Erfahrung der guten gemeinsamen Arbeit, herzlich danken. Wir hoffen, dass sich dieser besondere gemeinsame Geist auch in dem gemeinsamen Ergebnis niedergeschlagen hat.

Der Austausch mit den Kolleginnen und Kollegen der OPD-E war ebenfalls immer geprägt von freundlicher Kooperation und Konstruktivität. Es ist sicher keine Selbstverständlichkeit, dass die Autoren der OPD-E die «Kinder» so selbstverständlich und respektvoll nicht nur neben sich haben wachsen lassen, sondern darüber hinaus Anregungen aus der psychischen Entwicklung von Kindern und Jugendlichen aufgegriffen haben. Dafür möchten wir allen Kolleginnen und Kollegen der OPD-E an dieser Stelle herzlich danken.

Unser Dank gilt aber auch unseren Patienten, die sich immer wieder verschiedenen Fassungen des Manuals im Interview gestellt und uns geholfen haben, die Arbeit fortzusetzen. Die Ernsthaftigkeit, mit der sie unser Anliegen immer aufgegriffen haben, hat uns darin bestätigt, dass der Respekt unseren Patienten gegenüber sich nicht zuletzt auch in der Arbeit am Manual der OPD-KJ ausdrückt.

Frau M. Schneider hat mit ihrer Kreativität das Layout ermöglicht und Frau S. Wegner hat mit unermüdlicher Ausdauer die Rechtschreibung korrigiert. Herr P. Stehlin vom Verlag Hans Huber hat sich all unserer Wünsche großzügig angenommen. Dafür möchten wir allen herzlichen danken.

Basel, Heidelberg und Hamburg im August 2002

| D. Bürgin | F. Resch | M. Schulte-Markwort |

Inhaltsverzeichnis

Der Arbeitskreis OPD-KJ	9
Einleitung	11
Die Achsen im Überblick	13
Achse «Beziehung»	13
Achse «Konflikt»	15
Achse «Psychische Struktur»	17
Achse «Behandlungsvoraussetzungen»	19
Psychoanalytische Konzepte	20
Beziehung der OPD-KJ zum multiaxialen Klassifikationssystem (MAS)	25
Zielsetzung der OPD-KJ	26
Methode	27
Entwicklungskonzepte, Altersstufen und Entwicklungskontexte	28
Die Altersstufen	30
Entwicklungsgedanke und Erhebung diagnostischer Information	32
Die Bedeutung des Entwicklungskontextes	34
Familie	34
Schule	35
Spiel und Freizeit	36
Gleichaltrige und Freunde	37
Befunderhebung	38
Achse «Beziehung»	41
Theoretischer Hintergrund	41
Operationalisierung	48
Spezifische Hinweise zur Befunderhebung	67
Aspekte der empirischen Überprüfung	68
Achse «Konflikt»	71
Theoretischer Hintergrund	71
Operationalisierung	74
Spezifische Hinweise zur Befunderhebung	120
Aspekte empirischer Überprüfung	121

Achse «Struktur» ... 123
Theoretischer Hintergrund ... 123
Operationalisierung ... 126
Klinische Ankerbeispiele ... 128
Spezifische Hinweise zur Befunderhebung ... 137
Aspekte der empirischen Überprüfung ... 138

Achse «Behandlungsvoraussetzungen» ... 139
Theoretischer Hintergrund ... 141
Operationalisierung ... 141
    Subjektive Dimensionen ... 141
    Ressourcen ... 150
    Spezifische Therapievoraussetzungen ... 166
Spezifische Psychotherapiemotivation ... 168
Aspekte der empirischen Überprüfung ... 175

Abschlusskapitel ... 177

Literatur ... 179

Anhang ... 187
Bogen zur Befunderhebung Achse «Beziehung» ... 189
Befunddokumentation der OPD-KJ-Achse «Konflikt» ... 195
Bogen zur Befunderhebung Achse «Struktur» ... 196
Auswertungsblatt Achse «Struktur» ... 197
Bogen zur Befunderhebung Achse «Behandlungsvoraussetzungen» ... 198
Ausmaß an subjektivem Schweregrad und Leidensdruck ... 199

Nachwort von S. O. Hoffmann ... 201

Der Arbeitskreis OPD-KJ

Der Koordinationsausschuss des Arbeitskreises OPD-KJ
D. Bürgin (Basel), F. Resch (Heidelberg; Sprecher), M. Schulte-Markwort (Hamburg)

Die AchsenmitarbeiterInnen

Achse «Beziehung»: M. v. Aster (Zürich), O. Bilke (Littenheid), G. Bogyi (Wien), D. Bürgin (Basel), M. Cierpka (Heidelberg), M. Karle (Tübingen), K. von Klitzing (Basel), H. Simoni (Basel), M. Weber (Bern), G. Zeller-Steinbrich (Basel), R. Zimmermann (Köln)

Achse «Konflikt»: W. Bauers (Göttingen), B. Diepold † (Göttingen), H. Dietrich (Köln), R. Richter (Hamburg), G. Schüßler (Innsbruck), A. Schüßler (Innsbruck), I. Seiffge-Krenke (Mainz), M. Völger (Berlin)

Achse «Struktur»: J. Arnscheid (Stuttgart), B. Atzwanger (Klagenfurt), K. H. Brisch (München), B. Cranz (Heidelberg), R. du Bois (Stuttgart), A. Hußmann (Hamburg), E. Koch (Heidelberg), A. Renzel (Heidelberg), F. Resch (Heidelberg), G. Rudolf (Heidelberg), S. Schlüter-Müller (Frankfurt), K. Schmeck (Frankfurt), R. G. Siefen (Marl), G. Spiel (Klagenfurt), A. Streeck-Fischer (Göttingen), C. Wlczek (Hamburg), K. Winkelmann (Heidelberg)

Achse «Behandlungsvoraussetzungen»: A. Behnisch (Kiel), O. Bilke (Littenheid), U. Knölker (Lübeck), G. Romer (Hamburg), M. Schulte-Markwort (Hamburg)

Das Redaktionskomitee
D. Bürgin, K. von Klitzing, E. Koch, F. Resch, R. Richter, S. Schlüter-Müller, K. Schmeck, M. Schulte-Markwort, I. Seiffge-Krenke, M. Völger, G. Zeller-Steinbrich, R. Zimmermann

Achse «Beziehung»
Sprecher: Prof. Dr. Kai von Klitzing
Kinder- und Jugendpsychiatrie der Universität Basel
Schaffhauserrheinweg 55
CH-4058 Basel

Achse «Konflikt»
Sprecher: Prof. Dr. Rainer Richter
Psychosomatische Klinik
Universitätsklinikum Hamburg-Eppendorf
Martinistraße 52
D-20246 Hamburg

Achse «Struktur»
Sprecher: Dr. Eginhard Koch
Universitätsklinikum Heidelberg
Abt. Kinder- und Jugendpsychiatrie
Blumenstraße 8
D-69115 Heidelberg

Achse «Behandlungsvoraussetzungen»
Sprecher: Prof. Dr. Michael Schulte-Markwort
Klinik für Kinder- und Jugendpsychiatrie und Psychotherapie
Universitätsklinikum Hamburg-Eppendorf
Martinistraße 52
D-20246 Hamburg

Exekutivkomitee der Gesamtgruppe OPD
M. Cierpka, F. Resch, R. W. Dahlbender

Koordinationsausschuss der Gesamtgruppe OPD
Peter Buchheim, Dieter Bürgin, Manfred Cierpka,
Reiner W. Dahlbender, Tilman Grande,
Harald J. Freyberger, Gereon Heuft,
Sven Olaf Hoffmann, Paul L. Janssen,
Franz Resch, Gerd Rudolf,
Henning Schauenburg, Wolfgang Schneider,
Gerhard Schüssler, Michael Schulte-Markwort

Einleitung

Im deutschsprachigen Raum wurde seit 1992 mit der Operationalisierung psychodynamischer Diagnostik (OPD) ein System zur Ergänzung und Erweiterung der nosologischen Klassifikation durch psychodynamisch orientierte diagnostische Achsen entwickelt (Cierpka et al., 1995). Es wurde ein Instrument geschaffen, das der psychodynamischen Theoriebildung Rechnung trägt und die Unschärfe psychoanalytischer Begriffe aufzuheben versucht. 1996 erfolgte die Gründung einer Arbeitsgruppe, die sich mit der Entwicklung eines Instrumentes für Kinder und Jugendliche beschäftigte.

Ausgehend vom Instrument der OPD für Erwachsene mussten weit reichende Modifikationen für das Kindes- und Jugendalter vorgenommen werden. Die zentrale Frage galt dem Einfluss von Entwicklung auf psychodynamische Prozesse. Die Operationalisierte Psychodynamische Diagnostik im Kindes- und Jugendalter (OPD-KJ) verbindet psychodynamische, entwicklungspsychologische und klinisch-psychiatrischen Perspektiven (Resch, Schulte-Markwort & Bürgin, 1998) und vertritt multidimensionale Modelle der Entstehung von psychischen Störungen (Resch, 1996). Ein solcher Zugang erfordert eine entsprechend komplexe, mehrdimensionale und entwicklungsbezogene Diagnostik.

Seit Beginn des 19. Jahrhunderts wurde der Entwicklungsstand von Kindern und Jugendlichen in altersspezifischen Testreihen erfasst, in denen spezifische Fähigkeiten getestet und – in Analogie zu einem Intelligenzquotienten – ein Entwicklungsquotient ermittelt wurde, der den Entwicklungsstand in Bereichen wie Motorik, Sprache, intellektuelle Begabung und Sozialverhalten im Vergleich zur Altersnorm erfasst. Die Erfassung spezifischer Störungen durch psychiatrische Fragebögen und Systeme hat ebenfalls eine lange Tradition (vgl. z. B. Achenbach, 1991; Remschmidt & Schmidt, 1994), wobei in den letzten Jahren auch Entwicklungsaspekte und Ressourcen des Kindes und Jugendlichen mit berücksichtigt wurden.

Der in diesem Buch vertretene Ansatz geht allerdings über eine Integration von Entwicklungsdiagnostik und psychiatrischer Klassifikation hinaus. Die OPD-KJ strebt eine komplexe Erfassung psychodynamischer Prozesse an und bettet sie in den Entwicklungskontext ein. Der Entwicklungsgedanke ist zentral und betrifft alle Aspekte des Prozesses, von der Art der Befunderhebung über die Auswahl relevanter diagnostischer Kategorien bis hin zum Prozess der diagnostischen Einschätzung auf verschiedenen inhaltlichen Dimensionen sowie der Behandlungsempfehlung. Als Orientierungshilfe werden bestimmte Altersfenster vorgegeben, in denen entwicklungsbezogene Adaptation bzw. Maladaptation sowie strukturelle Ressourcen sichtbar werden. Auf vier psychodynamischen Achsen zu Beziehungsmustern, intrapsychischen Konflikten, der psychischen Struktur und zu den Behandlungsvoraussetzungen von Kindern und Jugendlichen werden psychodynamische Befunde erhoben, die zur Entscheidung für eine Therapieplanung und – nach Ende der Therapie – zur Evaluation des Therapieerfolges herangezogen werden können.

Der Entwicklungsgedanke durchzieht konsequent alle Ebenen des diagnostischen Prozesses: Bereits die Erhebung diagnostisch relevanter Information, d. h. die Frage des Settings, der zu befragenden Personen sowie die verschiedenen Ebenen, auf denen Informationen erhoben werden (Spiel, Beobachtung, Gespräch, szenisches Verstehen) wurde an die Entwicklung in den einzelnen Lebensphasen angepasst, und die Erhebung relevanter psychodynamischer Informationen in den Achsen Beziehung, Konflikt und Struktur sowie Behandlungsvoraussetzungen jeweils entwicklungsbezogen differenziert. Da Entwicklung immer kontextbezogen betrachtet werden muss, schließt dies den Einbezug entwicklungsrelevanter Bereiche wie Familie, Spiel, Schule, Freundesgruppe etc. mit ein.

Das Anliegen der OPD-E, die Unschärfe und Vieldeutigkeit mancher psychoanalytischer Begrifflichkeiten und Konstrukte durch Operationalisierung zu reduzieren, ist auch für alle Arbeitsgruppen der OPD-KJ ein zentrales Anliegen. Es bleibt aber die Frage nach der Auswahl der Konstrukte Beziehung, Konflikt, Struktur und Behandlungsvoraussetzungen.

Der Versuch einer Operationalisierung theoretischer Konstrukte bringt zwangsläufig Praxisnähe mit sich. Es macht keinen Sinn, Theoreme zu manualisieren, die im Theoretischen verbleiben – dafür genügen Definitionen. Die Reduktion von Unschärfen und Vieldeutigkeiten im Rahmen der OPD-KJ sind von Beginn an der praktischen diagnostischen und psychotherapeutischen Tätigkeit verpflichtet. Diese Setzung ist wichtig, weil es festzuhalten gilt, dass die OPD-KJ kein Versuch einer theoretischen Untermauerung oder gar neuen theoretischen Findung ist. Es geht schlicht um den Versuch, die Interraterreliabilität in der psychodynamischen Beurteilung des psychischen Zustandes von Kindern und Jugendlichen so weit als möglich zu steigern, um die Austauschbarkeit und Transparenz diagnostischer und psychotherapeutischer Prozesse für klinische wie für wissenschaftliche Belange zu erhöhen. Jeder, der sich diesem Anliegen nicht verpflichtet fühlt oder der Meinung ist, insbesondere psychodynamische Prozesse als dyadisch-dialogisches Phänomen seien empirischen Zugängen oder Methoden der Überprüfung von Übereinstimmung möglichst vieler Rater nicht zugänglich, wird die OPD-KJ enttäuscht zur Seite legen müssen. Deshalb ist es wichtig, sich vor der Auseinandersetzung mit der OPD-KJ mit diesen Setzungen vertraut zu machen und die eigene Position in Bezug auf empirische Zugänge zum eigenen Denken und Handeln sowie auf Operationalisierungs- und Manualisierungsversuche zu überprüfen und zu bestimmen.

In psychiatrische und psychologische Untersuchungen von Kindern und Jugendlichen werden in der Regel die wichtigsten Beziehungspersonen, meist die Eltern, intensiv einbezogen. Neben der individuellen Diagnose ist die diagnostische Beurteilung der Beziehungsdynamik Eltern-Kind klinisch relevant. Je jünger der Patient ist, um so verwobener sind die intrapsychischen und die interpersonellen Ebenen. Aus diesem Grund beinhaltet die OPD-KJ eine Beziehungsachse, mit deren Hilfe die Beziehungen des Kindes/Jugendlichen zum Untersucher und zu relevanten familialen Beziehungspersonen sowie die Familiendynamik eingeschätzt werden können.

Mit der Auswahl des Konstrukts Konflikt wurde der Überlegung gefolgt, dass neben interaktionellen Aspekten (Beziehung) sowie Aspekten der psychischen Grundlagen (Struktur) auch wesentliche Aspekte des Unbewussten abgebildet werden sollten. Konflikte repräsentieren sehr viel mehr als Abwehrmechanismen das Unbewusste. Speziell für die Arbeit mit Kindern und Jugendlichen ist die Kombination von inneren und äußeren psychischen Bedingungsfaktoren, von Konflikt und Interaktion, notwendig, um der gesamten psychischen Situation gerecht zu werden. Die Achse Struktur versucht, die individuell typische Dispositon des Erlebens und Verhaltens, die als Handlungsbereitschaft potentielle Interaktionsmöglichkeiten unter Gesichtspunkten der Wahl zur Verfügung stellt, abzubilden.

Die Achse Behandlungsvoraussetzungen bildet hier Bereiche ab, die zusätzlich zu rein psychodynamischen Konstrukten für die Behandlungsplanung von großer Bedeutung sind. Dazu gehören subjektive Dimensionen der Kinder und Jugendlichen, aber auch Ressourcen. Dies war ein besonderes Anliegen, weil sich nur allzu schnell der Blick auf das Pathologische und Intrapsychische defizitär orientiert.

Die OPD-KJ erhebt bezüglich psychodynamischer Konstrukte keinen Anspruch auf Vollständigkeit. Möglicherweise wird die Praxis und die wissenschaftliche Überprüfung zeigen, dass manche Items ungenügend reliabel sind oder wir feststellen müssen, dass die Operationalisierung mancher Items letztlich nicht durchführbar ist oder andere Bereiche sich sinnvoller in manualisierte Achsen transformieren lassen.

Die Achsen im Überblick

Achse «Beziehung»

In der psychodynamischen Diagnostik gehen wir davon aus, dass die psychische Struktur des Patienten und die aktuell wirksamen innerpsychischen Konflikte in der Beziehung zum Diagnostiker/Therapeuten sichtbar werden. In der psychotherapeutischen Behandlung konstellieren sich die inneren psychischen Gegebenheiten des Patienten, unter denen er leidet, in aktuelle Beziehungskonstellationen («Übertragungsneurose»), zu denen sich bestimmte Gegenübertragungspositionen des Therapeuten einstellen. Nun ist diese Dynamik zwischen Übertragung und Gegenübertragung etwas, was sich vom Erstkontakt an in der psychoanalytischen Situation entwickelt. Deshalb finden wir bereits im diagnostischen Prozess, der im Kern von der Beziehungsaufnahme des Patienten mit dem Diagnostiker geprägt ist, erste typische Beziehungskonstellationen, die zu erfassen Ziel der psychodynamischen Diagnostik sind. Das im Rahmen des diagnostischen Prozesses sich entwickelnde Beziehungsgeschehen operationalisiert und möglichst reliabel zu erfassen, ist deshalb anspruchsvoll, weil der Untersucher ja selbst Teil des Beziehungsgeschehens ist und somit die Beschreibung nur schwer von der Subjektivität des Untersuchers getrennt werden kann. Eine Operationalisierung dieser wichtigen diagnostischen Ebene verlangt vom Untersucher, dass er das, was er beim Patienten als Beziehungsangebot und -verhalten beobachtet sowie seine eigene innere Reaktion darauf so beschreibt, dass es für andere nachvollziehbar ist. Nur so kann im Laufe des diagnostischen Prozesses überprüft werden, inwiefern das sich konstellierende Beziehungsgeschehen Ausdruck der in der Innenwelt des Patienten vorhandenen Gegebenheiten und somit diagnostisch verwertbar ist.

Im Gegensatz zum Erwachsenen berichten Kinder und oft auch Jugendliche weniger über sich selbst und ihre Beziehungsprobleme, sondern neigen vielmehr dazu, diese Beziehungsprobleme handelnd in die Beziehung zum Untersucher einzubringen. Dieses Handeln ist entweder unmittelbar in der Beziehung sichtbar oder es zeigt sich im Spiel. Heutzutage verstehen wir das Handeln des Kindes oder Jugendlichen als eine besondere Ausdrucksform des Kindes, welche uns einen unmittelbareren diagnostischen und therapeutischen Zugang zum Patienten ermöglicht. Bei der Einschätzung der Beziehung anhand der OPD-KJ verlassen wir uns weniger auf die von unseren Patienten berichteten typischen Beziehungsepisoden, sondern mehr auf die unmittelbare Beziehungsgestaltung im Kontakt mit uns. Aus der teilnehmenden Beobachtung heraus wird anhand der Operationalisierung die Beziehung dann kodiert. Wir beschränken uns nicht nur auf das dysfunktionale Verhalten, sondern codieren auch – im Sinne von Ressourcen – positives Beziehungsverhalten.

Bei der Gestaltung der Beziehungsachse haben wir uns von dem Modell leiten lassen, dass Beziehungen und die damit verbundenen Affekte immer «zusammengesetzte» Verhaltens- und Gefühlsweisen darstellen. Wir erleben häufig Kinder, die uns zu lieben bereit sind, und spüren doch im diagnostischen Prozess auch die Kehrseite dieser Liebe, nämlich die Aggression und den Hass. Kinder, die von Anfang an massiv auf ihre Autonomie bedacht sind, lassen auch spüren, dass sie den Wunsch nach Abhängigkeit und Geborgenheit ebenso verspüren und nur abwehren müssen. Diese komplexen Gefühle können mit dem Kreismodell des SASB (Benjamin, 1974) beschrieben werden, weil in diesem Modell bestimmte Beziehungskonstellationen auf einander gegenüberliegenden Achsen als komplementäre Vektoren ein und derselben Ebene dargestellt werden. Wir haben uns entschlossen, jede der beschriebenen typischen Beziehungsebenen auf einer Skala von 1 = kaum vorhanden bis 5 = sehr stark vorhanden einzuschätzen und damit dem Rater zu ermöglichen, ein Mischungsverhältnis herzustellen, das den vorhandenen ambivalenten Anteilen der Beziehungsgestaltung gerecht wird. Wir unterscheiden uns hierbei von den Konzepten der Bindungstheorie (Bowlby, Ainsworth), die Beziehungsformen zwischen Kind und Bezugsperson in phylogenetisch sinnvolle («sicher gebunden») und weniger sinnvolle («unsicher gebunden») aufteilen. Wenn ambivalente Beziehungsgefühle nicht zu einem sinnvollen Ganzen integriert werden können und sich im Laufe eines Interviews beispielsweise in unvereinbare Gegensätze aufspalten (das Kind, das zuerst angepasst ist und dann den Therapeuten attackiert), beschreiben wir diese Gegensätze inhaltlich.

Eine adäquate Beziehungsdiagnostik für das Kindes- und Jugendalter setzt voraus, dass die unterschiedlichen Beziehungsebenen des Kindes Berücksichtigung finden. Aus diesem Grund setzt sich die Achse Beziehung aus unterschiedlichen Modulen zusammen. So hat der Untersucher die Möglichkeit, zwischen den Ebenen Kind-Untersucher, Kind-Vater, Kind-Mutter usw. bis hin zu Triaden die Beziehungen anhand der Operationalisierungen zu kodieren. Für das praktische Vorgehen schlagen wir ein schrittweises Vorgehen vor, je nachdem, welche Beziehungsebene dem Untersucher am wichtigsten erscheint. In der Regel wird man von dem Modul Kind-Untersucher ausgehen.

Die Reduktion der Beziehungsebenen im Wesentlichen auf Dyaden bedeutet nicht, dass die Arbeitsgruppe der Meinung ist, dass Kinder wirklich nur in dyadischen Konstellationen aufwachsen. Die Beziehungsrealität spielt sich natürlich viel mehr auf triadischen und polyadischen Ebenen ab. Gerade neuere entwicklungspsychopathologische Arbeiten (Abelin, 1971; Bürgin, 1998a, 1998b; von Klitzing et al., 1999) zeigen, dass die Gesamtbeschreibung der triadischen bzw. polyadischen Beziehungen mehr ist als die Summe dyadischer Beziehungen. Eine Operationalisierung dieser Ebenen würde allerdings die diagnostischen Möglichkeiten der OPD-KJ sprengen. Dennoch verfolgen wir ein anderes theoretisches Modell als die Bindungstheorie, die ganz dem dyadischen Denken verpflichtet ist. Deshalb wurde den dyadischen Beziehungsebenen noch eine Operationalisierung der Triade, wie wir sie z. B. in der Beziehung Vater-Mutter-Kind beobachten, hinzugefügt. In dieser Ebene wird beispielsweise beurteilt, ob die zwischen zwei Beziehungspartnern sich abspielende Beziehungsdynamik so gestaltet ist, dass ein Dritter ausgeschlossen wird oder einbezogen werden kann.

Achse «Konflikt»

Für die Diagnostik in der OPD-KJ spielen zentrale Konflikte eine herausragende Rolle. Dabei handelt es sich um widerstreitende Verhaltenstendenzen oder Motive. Diagnostiziert werden sollen zeitlich überdauernde intrapsychische Konflikte. Sie sind zu unterscheiden von Aktualkonflikten, die äußere Konflikte in der Interaktion zwischen Eltern und Kindern betreffen und die auf der bewussten Ebene angesiedelt sind. Diese Aktualkonflikte können gleichwohl Anlass für die Vorstellung des Kindes bzw. des Jugendlichen sein. Für die OPD-KJ sind jedoch lediglich die zeitlich überdauernden intrapsychischen Konflikte relevant, die widerstreitende Erlebens- und Handlungsperspektiven enthalten, deren balancierende Integration nicht gelingt. Zeitlich überdauernde Konflikte entwickeln sich über Generalisierungs- und Internalisierungsprozesse aus Beziehungserfahrungen, konflikthaften Episoden innerhalb des altersentsprechenden Radius wichtiger Beziehungen eines Kindes oder Jugendlichen. Intrapsychische Konflikte beziehen sich auf Themen, die in jeder menschlichen Entwicklung bewegt und bearbeitet werden, nicht jedoch mit der hier gemeinten entwicklungshemmenden Ausschließlichkeit. Einmal internalisiert, beeinflussen diese Konflikte zukünftige Interaktionen und Beziehungsepisoden. Wichtige Bestimmungsstücke für die Diagnose von Konflikten im Rahmen der OPD-KJ sind demnach die Merkmale

- intrapsychisch
- zeitlich überdauernd
- entwicklungshemmend
- Einfluss auf Beziehungen

Überdauernde intrapsychische Konflikte haben zwei Seiten: Einerseits hemmen sie die Entwicklung, indem sie Motivationen und Affekte eines Kindes oder Jugendlichen in den verschiedenen Lebensbereichen auf ein Konfliktthema fixieren und einschränken. Andererseits sind überdauernde Konflikte Leistungen des Ichs, dem es gelungen ist, konflikthafte Beziehungsepisoden zu generalisieren und zuzuordnen. So können sich überdauernde Konflikte zu Themen entwickeln, die die ganze Lebensgeschichte gestalten und ihr einen subjektiven Sinn geben. Intrapsychische Konflikte sind in den meisten Fällen den betroffenen Kindern und Jugendlichen unbewusst, sie können jedoch auch vorbewusst oder sogar bewusst sein. Solche Konflikte können als ich-dyston oder ich-synton im Sinne einer Charakterpathologie erlebt werden. Bekannte Beispiele hierfür sind die von Selbstwertkonflikten bewegten Schülerkarrieren oder altruistische Lebensgestaltungen auf der Grundlage eines Versorgungs-Autarkie-Konflikts. Bei denjenigen Kindern und Jugendlichen, die zur Diagnostik und Behandlung bei Kinder- und Jugendpsychiatern und Psychotherapeuten vorgestellt werden, überwiegen jedoch die entwicklungshemmenden, unbewussten und ich-dystonen Aspekte überdauernder Konflikte.

Die Voraussetzung dafür, dass die Generalisierungs- und Zuordnungsprozesse, welche die Herausbildung überdauernder intrapsychischer Konflikte möglich machen, stattfinden, ist eine psychische Struktur, die Selbst- und Objektvorstellungen sicher differenzieren kann und über einen intermediären Raum (Winnicott, 1974) zwischen dem Selbst und dem Objekt, das heißt über die Fähigkeit verfügt zu phantasieren, zu symbolisieren und zu spielen. Die beschriebenen psychischen Strukturen sind etwa im Alter von 18 Monaten ausgebildet. Von daher geht die OPD-KJ davon aus, dass es von diesem Alter an, d. h. Altersstufe 1, zur Ausbildung von überdauernden intrapsychischen Konflikten kommen kann. In der Altersstufe 0 sind diese strukturellen Voraussetzungen noch nicht gegeben, obwohl auch in dieser Phase schon erste Generalisierungsprozesse stattfinden und sich Vorläufer intrapsychischer überdauernder Konflikte entwickeln können. Überdauernde intrapsychische Konflikte können anhand eines typischen Leitaffektes identifiziert und in der Gegenübertragung des Untersuchers validiert werden. Die charakteristischen der OPD-KJ Diagnose zugrunde liegenden Themen intrapsychischer Konflikte werden ab Seite 73 dargestellt und der jeweilige aktive und passive Modus im Umgang mit diesen Konfliktthemen – jeweils differenziert nach Altersstufen – erläutert.

Achse «Psychische Struktur»

Eine integrative Perspektive nach dem biopsychosozialen Modell zeigt den Menschen als lebendes System im kontinuierlichen Austausch von Materie, Energie und Information mit seiner Umwelt. In diesen Umweltinteraktionen besitzt der Mensch eine individuell typische Dispositon des Erlebens und Verhaltens, die als Handlungsbereitschaft potentielle Interaktionsmöglichkeiten unter Gesichtspunkten der Wahl zur Verfügung stellt. Eine solche Disposition kann als psychische Struktur bezeichnet werden. Genetische Bereitschaften sowie vielfältige neurobiologische und psychosoziale Entwicklungseinflüsse steuern zur Entwicklung der Disposition im Rahmen eines biographischen Prozesses bei. Bedeutsam ist dabei, dass im aktuellen Kontext vergangene Aktualisierungs- und Repräsentationsprozesse bei der Auslösung rezenter Verhaltens- und Erlebnisweisen eine fundamentale Rolle spielen (Resch 1999). Neben der strukturellen Ausdifferenzierung des Körpers und seiner Funktionen ist die Erweiterung des Repertoires an Erlebnis- und Verhaltensmöglichkeiten in der psychischen Struktur als eine innere Ordnung des Subjektes zu interpretieren, die mit zunehmendem Alter als ein Schatz an gelebten Erfahrungen des Menschen mit sich, der Welt und den anderen verstanden werden kann. Diese dispositionelle Erlebnis- und Handlungsbereitschaft ist entwicklungsförderlich und ermöglicht die Lösung weiterer Entwicklungsaufgaben (Havighurst 1972, Oerter & Montada 1995) im Sinne angemessener Entwicklungsfortschritte. Auch Kinder haben in jedem Entwicklungsalter ein Repertoire an Erlebnis- und Handlungsbereitschaften – also eine psychische Struktur. Diese Struktur ist in jeder Altersstufe durch eine relativ optimale Anpassungsfähigkeit gekennzeichnet. Kindliche Struktur muss daher mit kindlicher Struktur verglichen werden, um eine mögliche Dysfunktionalität zu erkennen. Eine Abwertung kindlicher Anpassungsmöglichkeiten durch Vergleiche mit Erwachsenen erscheint falsch und unangemessen.

Ganz allgemein wird Struktur als Ordnung des Zusammenwirkens von Teilen zu einem neuen Ganzen verstanden. Im psychologischen Sinne bezeichnet Struktur das ganzheitliche Gefüge von psychischen Dispositionen. Dieses umfasst damit alles, was im Erleben und Verhalten des Einzelnen regelhaft abläuft und einen zeitüberdauernden Stil begründet (Shapiro, 1965). Der Strukturbegriff kennzeichnet damit nicht etwas Starres, sondern nur die aktuellen Resultate eines lebenslangen Entwicklungsprozesse (Arbeitskreis OPD, 1996).

In der psychoanalytischen Literatur wird der Strukturbegriff vielfältig verwendet, so wird das topographische Strukturmodell (Es, Ich, Über-Ich) den Begriffen der Charakterstruktur, der Neurosenstruktur und – in moderner Differenzierung psychoanalytischer Konzepte – der Struktur des Selbst in seinen Beziehungen zu den Objekten gegenübergestellt (Rudolf, 1993).

Im Bereich der Psychopathologie hat die Heidelberger Schule (Janzarik, 1987) in Bezugnahme auf Krüger (1924) den Strukturbegriff ganz analog definiert: Struktur wird dabei als ein dauerhaftes, ganzheitliches Gefüge von psychischen Dispositionen aufgefasst. Unter dynamischen Gesichtspunkten wird Struktur als lebendiges System von wertgerichteten Kräften bezeichnet. In seiner strukturdynamischen Konstruktion beschreibt Janzarik, dass die emotionale Erfülltheit und die Gerichtetheit des Lebens als die einander zugeordneten Aspekte gelten können, unter denen Dynamik erfahrbar wird. In Abgrenzung zum psychoanalytischen Denkmodell betont Janzarik, dass es bei der aus der seelischen Struktur heraus erfolgenden Desaktualisierung von Dynamik um eine von den Beziehungen innerhalb des Ganzen abhängige qualitative Transformierung geht. Das Ergebnis sind Aktualisierungsbereitschaften. Als Repräsentation wird alles aufgefasst, was als «Wahrnehmung, Vorstellung, Sprache, Zeichen, schematische Vergegenwärtigung räumlichen und motorischen Charakters geeignet ist, seelische Dynamik zu determinieren, zu artikulieren und zu differenzieren» (Janzarik 1987, S. 18). Der dynamische und der repräsentative Aspekt erscheinen in einer Lebensäußerung; sie sind nicht voneinander zu trennen. Dynamik wird repräsentativ bezeichnet, Repräsentation wird dynamisch befrachtet (Janzarik, 1988, S. 50).

Auch wenn der psychopathologische Denkansatz um Abgrenzung von der Psychodynamik bemüht ist, wird jedoch deutlich, dass der moderne psychodynamische Strukturbegriff der Disposition in Form von Handlungs- und Erlebnisbereitschaften und der psychopathologische Strukturbegriff eine hohe Kompatibilität aufweisen. Integrative Versuche wie der von Ciompi (1982, 1997) machen deutlich, dass ein gemeinsamer Nenner interdisziplinären Verstehens zwischen Psychopathologen, Psychodynamikern, Kognitionswissenschaftlern und Systemtheoretikern möglich erscheint. So hat Ciompi versucht, von einem interaktionistischen Paradigma aus Vorstellungen von Piaget tiefenpsychologische Konzeptionen und einen system-theoretischen Betrachtungsmodus in einen Gesamtzusammenhang zu bringen: unter diesem entwicklungstheoretischen Ansatz kann man davon ausgehen, dass im Zuge der Ontogenese des Menschen ein Gefüge von Umweltinteraktionserfahrungen entsteht, wobei dieses innere Gefüge als Schema die äußeren Gegebenheiten widerspiegelt, d. h. repräsentiert. Der Mensch entwickelt also eine innere Struktur gemäß seinen Interaktionserfahrungen mit der Umwelt.

Aus entwicklungspsychopathologischer Sicht (Resch, 1996) können wir die dispositionale Struktur als Verfügbarkeit adaptiver Verhaltensstrategien in der Interaktion mit physikalischen und psychosozialen Umwelten auffassen. Struktur dient dabei als Organisator des Verhaltens. Sie dient der Verhaltensregulation im Sinne der Anpassung, aber darüber hinaus besitzt sie auch höhere internal regulative Funktionen, die wir mit den Begriffen *Selbstregulation* und *Selbstorganisation* bezeichnen (Rudolf, 1993). Struktur enthält die zu Bereitschaften geronnenen Erlebnisse und Erfahrungen, in der Struktur hat sich Information bezüglich interaktioneller Prozesse verdichtet und bildet damit eine Kapazität. Struktur enthält potentielle Energie, bereitstehende Voreingenommenheiten und Möglichkeiten. Struktur ist damit potentielle Funktion, potentielle Dynamik der Anpassung, Struktur ist aus Funktion gewonnene, kondensierte, in affektlogischen Schemata geordnete Information.

Die psychische Struktur des Kindes entsteht durch zunehmende Differenzierung und Integration der repräsentativen Schemata. Strukturelle Störungen können als Folge von umweltbezogenen Entwicklungsdefiziten durch Mangel- oder Fehlerfahrungen aufgefasst werden, strukturelle Defekte können jedoch auch durch hirnorganische Prozesse, Intoxikationen, Tumoren oder andere neurobiologische Prozesse hervorgerufen werden, die eine Beeinträchtigung von Informationsverarbeitung und/oder Informationsspeicherung bewirken. Wichtig erscheint, dass das Kind in jedem Lebensalter auf seiner Entwicklungsstufe funktionell optimal angepasst ist, sodass strukturelle Defizite nicht an einem Maßstab des Erwachsenenalters gemessen werden dürfen. Strukturelle Defizite, die sich in Störungen der Anpassungsleistungen, in Störungen der Selbstregulation und Selbstorganisation zeigen, können immer nur auf eine altersgerechte Norm bezogen werden.

Achse «Behandlungsvoraussetzungen»

Die Arbeitsgruppe der Achse Behandlungsvoraussetzungen ist davon ausgegangen, dass es über die Dokumentation von Beziehung, Konflikt und Struktur hinaus Dimensionen gibt, die nicht im eigentlichen Sinn als psychodynamisch zu bezeichnen sind, auch in der phänomenologisch orientierten Diagnostik kaum vertreten sind und dennoch wichtige Bestandteile in der Beschreibung einer kindlichen/jugendlichen Persönlichkeit darstellen. Mit der Operationalisierung der Dimensionen Krankheitswahrnehmung, Krankheitshypothesen, Ressourcen und Behandlungsvoraussetzungen im eigentlichen Sinn sollen die anderen Achsen so weit ergänzt werden, dass eine sinnvolle und umfassende Einschätzung der Persönlichkeit des Kindes oder Jugendlichen sowie eine fundierte Therapieplanung möglich wird.

Die subjektiven Dimensionen lehnen sich dabei theoretisch an die Krankheitskonzeptforschung, die Subjektivitätsforschung (Lohaus, 1993; Schulte-Markwort, 1995; Seiffge-Krenke, 2000) sowie die Lebensqualitätsforschung (Bullinger, 1997) an. Ihr zugrunde liegt die Annahme, dass die subjektive Wahrnehmung von Symptomen oder Krankheiten durch das Kind / den Jugendlichen und seine Familie u. U. sehr verlaufsbestimmend werden kann. So kann z. B. die implizite Annahme eines Kindes, seine Symptome seien «die gerechte Strafe» für eigenes Fehlverhalten in der Vergangenheit einer Veränderungs- oder Behandlungsmotivation sehr im Wege stehen. Eine Familie, die davon überzeugt ist, dass die Symptomatik ihres Kindes ausschließlich genetisch verursacht ist, wird wenig Gründe für eine Familientherapie sehen.

Eine Ressourcenorientierung in der kinder- und jugendpsychiatrischen Behandlung ist inzwischen zu einer Selbstverständlichkeit geworden, auch wenn explizit salutogenetische Konzepte bislang für Kinder und Jugendliche wenig ausdifferenziert sind (Reister 1993a). Dennoch gibt es kaum Möglichkeiten, diese systematisch zu erfassen. Wichtige theoretische Bezüge dieser Dimensionen entstammen der Erforschung protektiver Faktoren (stellvertretend: Rutter, 1985). Eine besondere Akzentuierung erfahren die Ressourcen, wie sie in der Achse Behandlungsvoraussetzungen operationalisiert sind, dadurch, dass sie auf einen interaktionellen Rahmen beschränkt bleiben. Die Dimensionen Beziehungen zu Gleichaltrigen, die außerfamiliale Unterstützung, familiale und intrapsychische Ressourcen beziehen sich im Wesentlichen auf die Fähigkeit der Familie bzw. einzelner Familienmitglieder, über Interaktionen

Hilfssysteme zu mobilisieren oder selbst stützende Beziehungen zur Verfügung zu stellen.

Unter spezifischen Behandlungsvoraussetzungen werden in dieser Achse einzelne wichtige Dimensionen subsummiert, die sich unmittelbar auf die Behandlung beziehen. Dazu gehört die Einsichtsfähigkeit in bio-psycho-soziale Zusammenhänge, die spezifische Psychotherapiemotivation (im Unterschied zu einer globalen Veränderungsmotivation) sowie der Krankheitsgewinn (im Unterschied zu Leidensdruck) und die Therapie-/Arbeitsbündnisfähigkeit. Diese Dimensionen lassen sich nicht einem einheitlichen theoretischen Konzept zuordnen, sondern sind eklektisch und auf Entwicklungsdimensionen hin fundiert.

Insgesamt soll die Achse Behandlungsvoraussetzungen den Untersucher in die Lage versetzen, sich nach der psychodynamischen Diagnostik im eigentlichen Sinn ein differenziertes Bild der Bedingungen machen zu können, die für die Aufnahme und Durchführung der Behandlung notwendig erscheinen. Darüber hinaus kann diese Achse – wie jede andere Achse der OPD-KJ – einzeln im Sinne eines Moduls verwendet werden.

Psychoanalytische Konzepte

Wissenschaft ist ein Erkenntnisverfahren, das sich auf den Zusammenhang der Dinge richtet, also ordnet, begründet, klärt, erklärt und auch wertet und somit methodisch erforscht. Obwohl sie eine reine Erkenntnis sein will, ist sie immer – bewusst oder unbewusst – in ein übergeordnetes Weltbild und historisch bedingtes Wertesystem eingebunden, kann also niemals voraussetzungslos sein.

Eines ihrer Hauptmerkmale besteht in einer steten Überprüfung ihrer Voraussetzungen, Methoden und Ergebnisse, d. h. in einer anhaltenden Revisionsfähigkeit.

Als planmäßiges Verfahren der menschlichen Erkenntnis gebraucht sie die Forschung, die aufgrund bestimmter theoretischer Konstrukte mit entweder induktiv-experimentellen Methoden (Naturwissenschaft) oder mehr beschreibenden, verstehenden und deutenden Vorgehensweisen (Geisteswissenschaften) ihren Gegenständen näher zu kommen versucht. Objektivität im Sinne einer Überprüfbarkeit – und wenn möglich Replizierbarkeit – gehören zu ihren grundsätzlichen Forderungen.

Freuds Definition von *Psychoanalyse* umfasste drei Punkte. Sie ist erstens ein «Verfahren zur Untersuchung seelischer Vorgänge…», zweitens eine «Behandlungsmethode neurotischer Störungen…» und drittens eine Summe von psychologischen Einsichten, die zu einer «neuen wissenschaftlichen Disziplin» zusammenwachsen (S. Freud, 1923, S. 211). Der Internationalen Psychoanalytischen Assoziation (IPA) entsprechend stellt die Psychoanalyse heute eine Theorie über die Struktur und Funktion der Persönlichkeit, eine bestimmte psychotherapeutische Methode und schließlich auch eine Anwendung dieser Theorie auf andere Wissenschaftsbereiche dar.

Eine *wissenschaftliche Weltanschauung*, die auf kritischem Denken **und** auf Einbezug der Emotionalität fußt, war für Freud das Ziel. So formulierte er über die Psychoanalyse:

> «... Sie behauptet, dass es keine andere Quelle der Welterkenntnis gibt als die intellektuelle Bearbeitung sorgfältig überprüfter Beobachtungen, also was man Forschung heißt, daneben keine Kenntnis aus Offenbarung, Intuition oder Divination» (S. Freud, S. 171).
>
> «Sie wissen, Wissenschaft ist keine Offenbarung ... Aber so wie sie ist, ist sie alles, was wir haben können» (S. Freud, 1926, S. 218).

Die Psychoanalyse sieht den Menschen als ein Wesen, das Bedeutungen und Innenwelten schafft. Irrationales Verhalten ist ubiquitär und ruft nach Verständnis. Grundsätzlich geht die Psychoanalyse davon aus, dass Wahrnehmungen und Bedürfnisse beim Menschen mit bewussten und unbewussten und zum Teil symbolischen Bedeutungen versehen werden. Wir produzieren also Bedeutungen und verstehen empathisch auch solche bei anderen. Zu den Charakteristika der Psychoanalyse gehört es, diese Tatsache und z. B. auch die Phänomene wie allgemeine psychische Kreativität, Selbst- und Objektrepräsentanzen oder Widerstand und Übertragung in ihrer Relevanz erfasst und weitererforscht zu haben.

Freud konzipierte die Psychoanalyse als eine «Fortsetzung der Biologie», («das an die Biologie angrenzende Stück Lehre ...» (S. Freud, 1920, S. 31)), als eine «naturwissenschaftliche Psychologie» (A. Freud, 1895, S. 387), d. h. als eine empirische Wissenschaft. Vielfach ging er von Modellen zur Funktion des Nervensystems aus:

> «Stellen wir uns auf den Standpunkt eines fast völlig hilflosen, in der Welt noch unorientierten Lebewesens, welches Reize in seiner Nervensubstanz auffängt. Dies Wesen wird sehr bald in die Lage kommen, eine erste Unterscheidung zu machen und eine erste Orientierung zu gewinnen. Es wird einerseits Reize verspüren, denen es sich durch eine Muskelaktion (Flucht) entziehen kann, diese Reize rechnet es zu einer Außenwelt; andererseits aber auch noch Reize, gegen welche eine solche Aktion nutzlos bleibt, die trotzdem ihren konstant drängenden Charakter behalten; diese Reize sind das Kennzeichen einer Innenwelt, der Beweis für Triebbedürfnisse. Die wahrnehmende Substanz das Lebewesens wird so an der Wirksamkeit ihrer Muskeltätigkeit einen Anhaltspunkt gewonnen haben, um ein «außen» von einem «innen» zu scheiden.» (S. Freud, 1915, S. 212)

Psychoanalyse gesellte sich bald in die Nachbarschaft der Semiotik und der Kommunikationswissenschaften, allerdings unter Berücksichtigung einer spezifischen Subjektivität (Gegenübertragung), eines speziellen Kontextes (dyadisches Setting) und einer die Lücken im Bewussten durch besondere Annahmen überbrückenden Hermeneutik. Freuds wissenschaftliche Einstellung dem «gegenwärtigen Stand des Irrtums» gegenüber, wie man Wissenschaft auch definieren könnte, zeigte sich in seiner Haltung gegenüber Empirie, Reflektion und des Wissens um den steten Wandel der jeweiligen Erkenntnis:

> «*Der richtige Anfang der wissenschaftlichen Tätigkeit besteht vielmehr in der Beschreibung von Erscheinungen, die dann weiterhin gruppiert, angeordnet und in Zusammenhänge eingetragen werden. Schon bei der Beschreibung kann man es nicht vermeiden, gewisse abstrakte Ideen auf das Material anzuwenden, die man irgendwoher, gewiss nicht aus der neuen Erfahrung allein, herbeiholt ... Sie müssen zunächst ein gewisses Maß von Unbestimmtheit an sich tragen ... Sie haben also strenge genommen den Charakter von Konventionen, wobei aber alles darauf ankommt, dass sie doch nicht willkürlich gewählt werden, sondern durch bedeutsame Beziehungen zum empirischen Stoffe bestimmt sind ... Erst nach gründlicher Erforschung des betreffenden Erscheinungsgebietes kann man ... sie fortschreitend so abändern, dass sie in großem Umfange brauchbar und dabei durchaus widerspruchsfrei werden. Dann mag es auch an der Zeit sein, sie in Definitionen zu bannen. Der Fortschritt der Erkenntnis duldet aber auch keine Starrheit der Definitionen.*» (S. Freud, 1915, S. 210–11)

Die Psychoanalyse hat im Verlaufe des vergangenen Jahrhunderts große Wandlungen durchgemacht. Die Erarbeitung eines spezifischen Settings nicht nur für Erwachsene, sondern auch für Säuglinge, Kinder und Jugendliche war, unter anderem, ein wesentlicher Schritt in der Entwicklung der analytischen Technik.

Im psychoanalytischen Prozess stellt die Verbalisierung Verknüpfungen her zwischen bisher nicht integrierten, nicht synthetisierten, disparaten, noch nie sagbaren Erlebnismomenten. Ein anfänglich oft noch recht diffuses Feld muss erst in Dinge, Personen, Eigenschaften, Gefühle, Gedanken, Beziehungen und Konflikte strukturiert werden. Durch die Regression im psychoanalytischen Prozess besteht die Möglichkeit, neue, weniger pathologische Strukturierungen des anfänglich unbestimmten Erlebnisfeldes aufzubauen. Möglicherweise gibt es «*phylogenetisch mitgebrachte Schemata, die wie philosophische ‹Kategorien› die Unterbringung der Lebenseindrücke besorgen*» (A. Freud, 1918, S. 155).

Dennoch räumte Freud den *Erfahrungen von außerhalb des analytischen Settings* mindestens gleich große Bedeutung für die Ausgestaltung der Innenwelt eines Individuums ein, wie diesen, die innerhalb des analytischen Settings gewonnen werden konnten. So schrieb er im Vorwort zu den «Drei Abhandlungen ...»:

> «*Verstünden es die Menschen, aus der direkten Beobachtung der Kinder zu lernen, so hätten diese drei Abhandlungen überhaupt ungeschrieben bleiben können.*» (S. Freud, 1920, S. 32)

Die *direkte Kinderbeobachtung* als Wissensquelle blieb aber unsystematisch, bis Kris um 1950 (Yale Study Center) ein entsprechendes Forschungsprogramm entwarf und die Möglichkeit systematischer Längsschnittuntersuchungen begründete (was z. B. durch Pavenstedt, Lustman, Provence, Ritvo und Solnit fortgesetzt wurde). Dadurch erst erlangte die Kinderbeobachtung – neben dem analytischen Prozess als solchem – den Status einer zweiten Quelle analytischen Wissens. Ribble, Fries, Spitz, Bowlby und das Ehepaar Robertson lieferten jeder für sich weitere wichtige Beiträge auf diesem Gebiet.

Eine auf Melanie Klein aufbauende Analytiker-Gruppe in London (mit z. B. Bowlby, Glover, Heimann, Isaacs, Meltzer, Rivière, Rosenfeld, Segal und Strachey) hatte schon früh zum Ziel, die psychischen Vorgänge der frühen Kindheit durch direkte Kinderanalyse nachzuweisen. Eine komplexe Theorie über den Todestrieb und das Schicksal seiner Entwicklung wurde viel systematischer, als Freud dies getan hatte, ausgearbeitet und auch in Verbindung mit einer Entwicklungstheorie gesetzt. Die Todestriebabkömmlinge bedürfen, aus dieser Sicht, zur angemessenen «Metabolisierung», d. h. zur Reduktion ihrer antivitalen toxischen Kräfte, einer Entfernung aus der Innenwelt des Subjektes und einer Art Passage durch die Innenwelt eines zugewandten Gegenübers. Im übrigen standen die Rolle der Phantasie und der sog. inneren Objekte, die Konzeptualisierung einer paranoid-schizoiden und einer depressiven Entwicklungsposition als polare Gegensätze psychischen Funktionierens, der Begriff der projektiven Identifizierung und die Anwendung der Psychoanalyse bei psychotischen Menschen sowie eine spezifische Technik der Deutung im Zentrum dieser Gedanken- und Erfahrungswelt.

Insbesondere Bion und Winnicott leisteten weitergehende eigenständige und viele Analytiker sehr befruchtende theoretische und klinische Beiträge.

Die Klein'sche Schule geht davon aus, dass die Mechanismen der Projektion und Introjektion seit Lebensbeginn vorhanden und Kinder im Alter von 2 bis 3 Jahren bereits fähig sind, in eine Übertragungssituation einzutreten. Objektbeziehungen werden als von der Geburt an existent postuliert und als andauernd durch Real-Erfahrungen modifiziert konzipiert. Das konstante Wechselspiel zwischen äußeren Erfahrungen, welche die innere Welt beeinflussen, und inneren Abläufen, die sich in der äußeren Welt manifestieren und dort ein angemessenes «containment» erfordern, um in transformierter Form re-internalisiert werden zu können, ist ein Kernstück kleinianischen Denkens. Auch das Über-Ich bildet sich – wenngleich noch in recht primitiver Form – nach Ansicht der Kleinianer bereits gegen Ende des ersten Lebensjahres, also viel früher, als Freud dies angenommen hatte. Unbewusste Phantasmen bringt das Kind nicht wie der Erwachsene in Wortassoziationen, sondern im frei gestalteten Spiel zum Ausdruck. (M. Klein, 1961,1962)

Das in der Innenwelt des Kleinkindes aufgebaute Gesamtbild eines bedeutungsvollen Gegenübers, ein Gemisch zwischen Erlebtem und Phantasiertem, nannte Klein «innere Objekte». Der aus der klassischen psychoanalytischen Schule stammende Begriff der Objektrepräsentanzen näherte sich später dem der inneren Objekte ziemlich an.

Ein genügendes Ausmaß an Angst war für Melanie Klein die Voraussetzung und Grundlage für die Symbolbildung und für eine lebendige Phantasietätigkeit. Kommt es zu einer Hemmung oder Beeinträchtigung, Symbole zu bilden oder zu benutzen, so entsteht kein Phantasieleben. Schwerwiegende psychische oder psychosomatische Störungen sind zumeist die Folge.

Anna Freud vertiefte während des zweiten Weltkrieges und danach mit ihrem Kreis an der Hampstead Child Therapy Clinic in London nicht nur die klassisch Freud'schen Konzepte, sondern sie führte auch das Konzept der Abwehrmethoden ein und entwickelte ebenso ein spezifisches Vorgehen für die *Kinderanalyse,* das, durch das Ehepaar Laufer und Ritvo modifiziert, auch für die *Adoleszentenanalyse* wegleitend wurde. (A. Freud, 1966)

Nach der Elaboration einer eigentlichen *Narzissmustheorie* (z. B. durch Kohut und Kernberg) entwickelte sich vor allem in den USA (z. B. durch das Ehepaar Ornstein) der Bereich der *Selbstpsychologie.*

Die verschiedenen Stufen der Selbstentwicklung und eine daraus abgeleitete spezifische Behandlungstechnik bilden ein Kernstück dieser Gruppe.

Die auf Sullivan aufbauenden Anhänger der *Objektbeziehungstheorie* (z. B. Fairbairn, Guntrip) stellen den Beziehungsaspekt und die Intersubjektivität in der Vordergrund ihres analytischen Verständnisses und des technischen Vorgehens.

Die neue *Säuglingsforschung* (z. B. Stern, Emde) hat in den vergangenen 25 Jahren gewaltige Forschritte gemacht und viele Erkenntnisse zu Tage gebracht, die sie zu einer enorm fruchtbaren Quelle für die psychoanalytische Entwicklungspsychologie geworden sind. Der Versuch eines Abgleichs zwischen den beobachtbaren Phänomenen beim realen Kind und seinen Interaktionen mit der Umwelt und dem rekonstruierten Kind aus den psychoanalytischen Prozessen hat nicht nur weitgehende theoretische und technische Implikationen. Er eröffnet auch, ebenso wie z. B. die Ethnopsychoanalyse (z. B. Parin, Morgenthaler, Devereux) und die psychoanalytische Textanalyse, neue *Verbindungen zu anderen Wissenschaftszweigen.*

In diesem Zusammenhang sind besonders auch die *Neurosciences* zu nennen, die über die Gedächtnisforschung oder die Affekte zunehmend mehr Gemeinsamkeiten mit zentralen psychoanalytischen Themen aufweisen. Aber auch z. B. der molekularbiologische Nachweis unmittelbarer biologischer Veränderungen im Gehirn bei Trennung und Wiedervereinigung, die emergente und in neodarwinistischem Sinne für das Überleben nützliche Eigenschaft von Bewusstsein (Damasio), der Zusammenhang zwischen emotionalen und kognitiven Prozessen (LeDoux, 1996), die Integrationsvorgänge in komplexen neuronalen Netzwerken oder die Wichtigkeit der Qualität von «Außenwelt» für die Expression spezifischer genetischer Präkonfigurationen schaffen unzählige Schnittstellen zwischen Tiefenpsychologie und Neurosciences.

Die *Psychoanalyse und die psychoanalytische Psychotherapie* lassen sich somit als empirische Verfahren beschreiben, mittels derer bewusste und vorbewusste (d. h. in ihrem Erscheinungsbild unbewusste) emotionale zwischenmenschliche Prozesse zu erfassen versucht werden. Psychische Bewegungen, bei denen sich intrapsychische Konflikte eines Subjektes mit Hilfe der Übertragung in den interpersonalen Bereich zum Therapeuten umsetzen, stehen im Vordergrund des Interesses. Diese dialogischen Abläufe werden im geschützten therapeutischen Raum durch sprachliche Interventionen der Therapeuten benannt. Die psychische Arbeit der Patienten ermöglicht eine erhöhte Autonomisierung des Subjektes und eine Neubearbeitung bisheriger Konflikt- und Beziehungskonstellationen. Damit solche Prozesse zustande kommen können, müssen ein Arbeitsbündnis, ein bestimmtes analytisches Setting und eine spezifische analytische Haltung bestehen.

Die Indikation für einen psychoanalytisch-psychotherapeutischen Prozess ist während der verschiedenen Entwicklungsstufen differenziert zu stellen. Das Spektrum der Indikationen hat sich in den vergangenen Jahrzehnten sehr erweitert.

Der *psychoanalytisch-psychotherapeutische Prozess* ist durch eine Asymmetrie und ein entsprechendes Gefälle gekennzeichnet. Geschehnisse der inneren Welt, die sich in un- und vorbewussten Phantasmen, Szenarien und Skripts vor allem beziehungsmäßiger (d. h. dyadischer, triadischer oder polyadischer) Art inner-psychisch vorfinden, schreiben sich mittels der Übertragungsvorgänge in die äußere, «reale» Beziehung zum Therapeuten ein. Die eigentliche therapeutische Arbeit wird – bei bestehendem Arbeitsbündnis – stets durch die funktionalen Persönlichkeitsanteile des Patienten geleistet. Das «Tun» des Therapeuten besteht in einem Empfangen, Bewahren und reflektierenden Bearbeiten der affektiv-kognitiven Übertragungsbotschaften des Patienten, die – unter Berücksichtigung von Abwehr- und Widerstandsbewegungen – in überwiegend verbale Interventionen umgewandelt, diesem wieder zur Verfügung gestellt werden (Bürgin, 1990).

In der Psychoanalyse befinden wir uns im *Spannungsfeld zwischen Hermeneutik und empirischer Wissenschaft*. Viele tiefenpsychologische Begriffe haben sich zwar als klinisch nützlich erwiesen, man kann gut mit ihnen arbeiten, sie weisen aber dennoch eine ziemliche Unschärfe auf. Die psychoanalytische Theorie sperrt sich gegen eine einfache Umsetzung in ein empirisches Forschungsdesign üblicher geisteswissenschaftlicher oder naturwissenschaftlicher Art, denn vieles ist nicht direkt beobachtbar, sondern nur erschließbar. Die individuelle Lebensgeschichte bzw. die interindividuellen Beziehungen sind – in einem experimentellen Sinn – nicht replizierbar und damit als solche auch nicht operationalisierbar.

Dennoch versucht die *OPD-KJ*, Teilbereiche der Struktur, der Beziehungsarten und der Konflikte eines Kindes oder Jugendlichen sowie bestimmte Behandlungsvoraussetzungen allgemeiner Art in eine operationalisierte Form zu bringen, sodass eine hohe Einschätzungsübereinstimmung zwischen mehreren Diagnostikern erreicht werden kann. Dieses Vorgehen schafft eine gewisse Überprüfbarkeit von Diagnostik und therapeutischen Verläufen und eröffnet auch Möglichkeiten standardisierter psychodynamischer Forschung sowie Maßnahmen der Qualitätssicherung.

Beziehung der OPD-KJ zum multiaxialen Klassifikationssystem (MAS)

Das Multiaxiale Klassifikationssystem (Remschmidt, Schmidt und Poustka, 2001) gilt im deutschen Sprachraum als das kinder- und jugendpsychiatrische Standardverfahren zur diagnostischen Beschreibung psychisch kranker Kinder und Jugendlicher. Dieses System stellt einen deutlichen Fortschritt gegenüber einer einfachen Diagnosezuordnung dar, da es mit seiner sechsachsigen Klassifikation der Tatsache Rechnung trägt, dass sich die Beschreibung eines psychisch kranken Kindes oder Jugendlichen nicht auf die ICD-10-Diagnose (Achse I) alleine beschränken darf, sondern dass andere Variablen wie Entwicklungsstörungen (Achse II), die intellektuelle Ausstattung (Achse III), somatische Erkrankungen (Achse IV), die psychosozialen Lebensbedingungen (Achse V) und das soziale Adaptationsniveau (Achse VI) mit einbezogen werden müssen.

Die OPD-KJ kann und will keine Alternative zum Multiaxialen Klassifikationssystem sein. Vielmehr versteht sich die OPD-KJ als ein Verfahren, das zusätzliche Informationen in den diagnostischen Prozess einbringt. Sowohl ICD-10, Kapitel V, wie auch DSM-IV gehen von einem nosologischen System aus, nach dem psychische Störungen als abgegrenzte Entitäten durch die Beschreibung von beobachtbarem Verhalten kategorial klassifiziert werden können. Beide Systeme erheben dabei den Anspruch, Diagnosen deskriptiv und weitgehend theoriefrei zu stellen. Aber auch die Herausgeber der deutschen Fassung des Kapitels V der ICD-10 konstatieren, dass diese deskriptive Form der Diagnostik alleine nicht ausreichend ist: «Die Benutzer sollten aber nicht vergessen, dass deskriptive Diagnostik nur einen, wenn auch wesentlichen Teil des nosologischen Verständnisses unserer Patienten umfasst. Weitreichendere Aspekte der Psychopathologie, der Psychodynamik wie auch der Psychophysiologie, vor allem aber die individuellen Besonderheiten des einzelnen Patienten dürfen wir dabei nicht aus dem Auge verlieren.» (Dilling et al., 1993, S. 10)

Die an operationalen Kriterien ausgerichtete psychodynamische Diagnostik der OPD leistet einen wesentlichen Beitrag dazu, die von Dilling und Mitarbeitern benannten weitreichenderen Aspekte im Auge zu behalten. Auch das innere Erleben des Patienten sowie die Resonanz des Untersuchers auf den Patienten werden als wesentliche Informationsquellen in den diagnostischen Prozess mit einbezogen und seine individuellen Besonderheiten stärker berücksichtigt. Gegenüber der in dem MAS verwendeten kategorialen Zuordnung erhält die dimensionale Betrachtung z. B. bei der Beschreibung des Strukturniveaus stärkeres Gewicht.

Um deutlich zu machen, dass OPD-KJ und MAS nicht miteinander konkurrierende, sondern einander ergänzende Systeme darstellen, wurden in Abweichung von der bei der OPD-E gewählten Vorgehensweise die Achsen der OPD-KJ nicht mit Nummern versehen. Für die Bezeichnung der OPD-KJ-Achsen wurden inhaltliche Beschreibungen gewählt.

Zielsetzung der OPD-KJ

Die OPD-KJ dient einer Reihe von Zielen:

1. Dem psychodynamisch orientierten Psychotherapeuten sollen *diagnostische Kategorien* an die Hand gegeben werden, die handlungsanleitend sein sollen für den therapeutischen Prozess, und zwar sowohl bezogen auf die Indikationsstellung als auch auf die Durchführung spezifischer therapeutischer Verfahren.

2. Die operationalisierte Erfassung psychodynamischer Abläufe stellt ein *didaktisches Hilfsmittel* in der psychotherapeutischen Ausbildung dar. Die Anwendung der

OPD-KJ soll dem Ausbildungskandidaten helfen, seine Beobachtungen und Eindrücke zu präzisieren und damit auch mitteilbar zu machen.

3. Im klinischen Alltag stellt die Anwendung der OPD-KJ eine *qualitätssichernde Maßnahme* dar. Die Indikation spezifischer therapeutischer Verfahren kann festgelegt und Veränderungen im Behandlungsverlauf können präzise dokumentiert werden.
4. Wesentliches Ziel ist die Anwendung der OPD-KJ in der *Psychotherapieforschung*. In zunehmendem Maße wird gefordert, dass psychotherapeutische Verfahren empirische Wirksamkeitsnachweise erbringen. Notwendige Verlaufsuntersuchungen können nur dann verwertbare Ergebnisse bringen, wenn eine präzise Operationalisierung der relevanten Konstrukte einen Prä-/Post-Vergleich ermöglicht.

Methode

Bei der OPD-KJ handelt es sich um ein diagnostisches System, das nur von einem intensiv geschulten Diagnostiker, der mit den Grundlagen des psychoanalytischen Verständnisses von Krankheiten vertraut ist, in adäquater Weise verwendet werden kann. Im Gegensatz zu anderen diagnostischen Verfahren wie klinischen Interviews oder Fragebögen handelt es sich dabei nicht um ein theoriefreies Erfragen von Verhalten oder Erleben nach vorgegeben Kategorien. Statt dessen werden vielfältige Informationen im diagnostischen Prozess zusammengefasst, die neben anamnestischen Angaben sowie direkt vom Patienten erhobenen Informationen vor allem das Interaktionsgeschehen zwischen Patient und Untersucher einbeziehen. Auf diese Weise sollen auch unbewusste Konflikte, die der direkten Schilderung durch den Patienten nicht zugänglich sind, sich aber handlungsbestimmend auswirken können, in die Diagnostik mit einfließen.

Die Begriffe der psychoanalytischen Theorien, die in ihrer hundertjährigen Geschichte Bedeutungswandlungen erfahren haben, wurden in der OPD-KJ pragmatisch genutzt, wobei es ein Ziel der Arbeitsgruppe OPD-KJ war, möglichst einen Sprachgebrauch zu wählen, der von allen psychodynamisch orientierten Untersuchern geteilt werden kann. Es ist aber unvermeidlich, dass die erklärenden Konstrukte des Klassifikationssystems OPD-KJ einen jeweiligen Bedeutungsradius haben, der sie von der umschriebenen Schärfe eines quantitativen Items unterscheidet und einen Spielraum des Sinnverstehens bei dem Untersucher offen lässt. Hier wird deutlich, dass psychosoziale Lebenswirklichkeit nicht vollständig, sondern immer nur annähernd quantifizierbar ist.

Die OPD-KJ ist ein theoriegeleitetes diagnostisches Modell. Die Kenntnis der theoretischen Grundlagen der einzelnen Kapitel sowie darüber hinaus Kenntnisse über psychoanalytisches Grundlagenwissen sind Voraussetzung für die Anwendung der OPD-KJ. Allerdings hat die Operationalisierung das Ziel, möglichst wenig Spielraum für individuelle Interpretationen zu lassen, um so mit einer hohen Interraterreliabilität der Vieldeutigkeit mancher psychoanalytischer Konstrukte entgegen zu wirken. Eine erfolgreiche Anwendung der OPD-KJ kann also nur gelingen, wenn dem Anwender das Manual hinreichend vertraut ist. Voraussetzung für die Anwendung der OPD-KJ ist ein intensives Training der Interviewführung und der Gestaltung der Spielsituation.

Die *Datenerhebung* selber ist auf der Grundlage des Manuals geprägt von einer gleichschwebenden Aufmerksamkeit des Untersuchers und unterscheidet sich über weite Strecken von einem standardisierten Interview. Die Datenerhebung ist somit geprägt von der gänzlich qualitativen Grundhaltung (Mayring, 1990) des Untersuchers, die auf das Individuum bezogen ist und nicht direkt themen- oder variablenbezogen sein sollte. Es muss vielmehr darum gehen, dem szenischen Material, das das Kind / der Jugendliche im Gespräch oder Spiel entfaltet, ausreichenden Raum zu geben und erst im Anschluss das Wahrgenommene anhand der Operationalisierung zu kodieren. Im Unterschied zu anderen klinischen Klassifikationssystemen ist der theoretische Unterbau der OPD-KJ explizit die im Verlauf der letzten 100 Jahre entstandene und weiterentwickelte Theorie der Psychoanalyse. Es geht also darum, nicht nur die bewussten Mitteilungen einer zu untersuchenden Person, sondern auch unbewusst von ihr mitgeteilte Beziehungsaspekte, inszenierte Handlungsentwürfe und Motivationsaspekte aufzugreifen, die sich in der gemeinsamen Beziehung zwischen Untersucher und Kind/Jugendlichem abbilden.

Im Feld der *Datenauswertung* dann treten Fragen nach der Verallgemeinerung, der Regelhaftigkeit und der sinnvollen Klassifizierung und Quantifizierung von Einzelfällen in den Vordergrund. Hier wird das aus der Theorie der Psychoanalyse entwickelte Klassifikationssystem der OPD-KJ deduktiv an die erhobenen sprachlichen und szenischen Daten herangetragen und für ihre Interpretation verwendet. Das Klassifikationssystem umfasst vier Achsen und innerhalb jeder Achse stehen Einzelfall und Allgemeinheit in spezieller Beziehung zueinander. Eine Schulung in dieser Datenerhebungs- und Auswertungsmethodik ist unumgänglich.

Entwicklungskonzepte, Altersstufen und Entwicklungskontexte

Die Konzeption von Entwicklung, die der OPD-KJ zugrunde liegt, orientiert sich an den Stadien der kognitiven Entwicklung nach Piaget (1973), integriert aber auch Aspekte zweier weiterer Entwicklungskonzeptionen: des Konzepts der *Entwicklungslinien* aus der psychoanalytischen Entwicklungstheorie (A. Freud, 1965) und der *Entwicklungsaufgaben* aus der Entwicklungspsychologie (Havighurst, 1953; 1972).

Anna Freud lag daran, systematische Entwicklungsverläufe zusammenzustellen, die als Entwicklungsnorm von pathologischen Entwicklungsverläufen abgegrenzt werden können, dabei arbeitete sie die Interaktionen zwischen Ich und Es auf verschiedenen Entwicklungsniveaus heraus. Eine prototypische Entwicklungslinie lässt sich von der vollständigen emotionalen Abhängigkeit des Säuglings über Teil-Objektbeziehungen zu reifen Objektbeziehungen ziehen. Eine weitere Entwicklungslinie verläuft von dem gemeinsam mit der Mutter geteilten Körper des Babys zur körperlichen Selbstbestimmung im Jugendalter; eine dritte Entwicklungslinie von der egozentrischen Weltsicht des kleinen Kindes zu Empathie, Reziprozität und Kameradschaft mit anderen. Eine letzte Entwicklungslinie verläuft schließlich vom ersten erotischen Spiel am eigenen Körper oder dem Körper der Mutter über die Übergangsobjekte zu Spielsachen, Spielen, Hobbys und zur Arbeit. Das Konzept der Entwicklungslinien integriert also kognitive, soziale und emotionale Lernprozesse und enthält Annahmen über eine angemessene Sequenzierung. So kann das Kind sich erst dann in der Schule integrieren, wenn es gelernt hat, Trennungen von den Eltern für eine gewisse Zeit zu ertragen. Anna Freud hat ferner darauf hingewiesen, dass man nicht unbedingt von einer Korrespondenz zwischen den verschiedenen Entwicklungslinien ausgehen kann. Man erwartet zwar bei einer harmonischen Persönlichkeitsentwicklung korrespondierende Entwicklungsniveaus auf der körperlichen und Beziehungsebene. Aber es gibt zahlreiche Kinder, die sehr irreguläre Verhaltensweisen haben, indem sie in einigen Bereichen deutlich akzeleriert und in anderen eher kaum entwickelt sind, ohne dass man dies als pathologisch ansehen muss. Anna Freud weist in diesem Zusammenhang darauf hin, dass man die Familie und die Umgebung genauer analysieren muss, um zu klären, ob die Entwicklung des Kindes in allen Bereichen auch ausreichend stimuliert wird.

Das Konzept der *Entwicklungsaufgaben* von Havighurst (1953; 1972) teilt mit Anna Freuds Konzept die Idee einer normativen Entwicklung, einer Kontinuität und Sequenzierung. Einzigartig ist allerdings seine Betonung der aktiven Leistung des Individuums bei der Entwicklung: Durch die Lösung der altersspezifischen Entwicklungsaufgaben treibt man die eigene Entwicklung voran. Dieser Fokus auf der Aktivität, auf der Bewältigung wird auch in den zwei verschiedenen Verlaufsformen deutlich, nämlich erfolgreiche Weiterentwicklung oder Entwicklungsstillstand bzw. -rückstand. Bei der Lösung der altersspezifischen Entwicklungsaufgaben müssen Anforderungen aus drei Bereichen (körperliche Verfassung, gesellschaftliche Normen und individuelle Fähigkeiten) integriert werden. Havighurst orientiert sich an einer Sechser-Gliederung des menschlichen Lebenslaufes (early childhood: Geburt bis 5/6 Jahre; middle childhood 5/6 Jahre bis 12/13 Jahre; adolescence 12/13 Jahre bis 18 Jahre; early adulthood 18 bis 35 Jahre; middle adulthood 35 bis 60 Jahre und late maturity 60 Jahre und älter) und hat für jede dieser sechs Entwicklungsphasen mehrere altersspezifische Entwicklungsaufgaben definiert, die über die Lebensspanne miteinander vernetzt sind. Die acht Entwicklungsaufgaben des Jugendalters (u. a. die Neukonzeptualisierung des Selbst, die Entwicklung eines reifen Körperkonzeptes, die Ablösung von den Eltern und die Entwicklung reifer Beziehungen zu engen Freunden sowie der Beginn heterosexueller Beziehungen) beispielsweise basieren auf Entwicklungsaufgaben der späten Kindheit (z. B. Erlernen körperlicher Geschicklichkeit, Aufbau einer positiven Einstellung zu sich als einem wachsenden Organismus, Lernen einer angemessenen männlichen oder weiblichen Rolle, Erreichen persönlicher Unabhängigkeit); ihre Realisierung stellt wiederum die Voraussetzung für die Inangriffnahme der phasenspezifischen Entwicklungsaufgaben des frühen Erwachsenenalters dar.

Sehr viel deutlicher als bei Anna Freud wird in Havighursts Konzeption der normative Anspruch der Gesellschaft an Entwicklung – viele Entwicklungsaufgaben enthalten normative Erwartungen wie Schuleintritt, Übergang in eine weiterführende Schule, Schulabschluss, Heirat, Geburt von Kindern; explizit operationalisiert ist auch die Sequenzierung der Entwicklungsaufgaben. Im Vergleich zu den Entwicklungslinien sind die Entwicklungsaufgaben insbesondere in der Kindheit und im Jugendalter (vgl. Seiffge-Krenke, 1998a) relativ gut untersucht. Anna Freuds Betrachtung des Entwicklungsverlaufs ist psychodynamischer, komplexer und damit schwerer zu operationalisieren. Eine Entwicklungslinie umgreift die Entwicklung in einem bestimmten inhaltlichen Bereich, wobei die Kriterien für gelungene Entwicklung in jedem Alter ganz andere sein können.

Die Altersstufen

Grundlage für die OPD-KJ waren beide Entwicklungskonzeptionen, zusätzlich wurden die Piaget'schen Stufen der kognitiven Entwicklung (Piaget, 1973) herangezogen, um eine angemessene zeitliche Einteilung der Altersfenster zu erhalten. Die wesentlichen Annahmen Piagets, wie die der stufenweisen Entwicklung und der Universalität der Phasenverläufe, wurden übernommen, auch wenn es sich um eine verkürzte und globale Sicht von Entwicklungsverläufen handelt, denn tatsächlich besteht eine enorme Varianz innerhalb der einzelnen Stufen. Dennoch scheint die Piaget'sche Konzeption als Rahmenkonzept sinnvoll, denn die Stufen 0 (Geburt bis 1,6 Jahre), 1 (1,7 bis 6 Jahre), 2 (6 bis 12 Jahre) und 3 (ab dem 12. Lebensjahr) haben einen mittleren Differenzierungsgrad und lassen sich an wichtigen normativen Einschnitten festmachen (Toddler-Stadium, Vorschulzeit, Schulzeit und Beginn der körperlichen Reife). Des Weiteren kovariieren sie mit wichtigen Veränderungen in der sozio-emotionalen Entwicklung, wie der Empathieentwicklung, der Perspektivenübernahme (Saarni & Thompson, 1999), der Beziehungsentwicklung in der Familie (Hill & Holmbeck, 1986) und zu Freunden (Selman, 1980) sowie Entwicklungsschritten in der Krankheitswahrnehmung (Eiser, 1990) und Stressbewältigung (Seiffge-Krenke, 1995). Eine Orientierung an der kognitiven Stufenfolge, die – wie im Folgenden angedeutet – auch eine Orientierung an affektiven und sozialen Entwicklungsprozessen einschließt, scheint daher sinnvoll.

Stufe 0 (etwa 0 bis 1,6 Jahre): Das neugeborene Kind kommt mit einer Vielzahl angeborener Verhaltensdispositionen auf die Welt, aus denen heraus es von Anfang an die Beziehungen zu seinen primären Bezugspersonen aktiv mitgestaltet. Je jünger der Säugling ist, desto mehr vollziehen sich die Regulierungen wichtiger bio-psychischer Systeme (Affekte, Lust-Unlust, Motorik, Verhalten, Tag-Nacht-, Hunger-Sättigungs-Rhythmen, Verhalten, Sexualität) im Rahmen dieser Beziehungen. Die ersten 18 Monate stellen eine Zeit dar, die von rasanten Veränderungen des Selbsts und der

Beziehungen geprägt ist: Vorstufen der Objektbeziehung und Auftauchen des Selbsterlebens (Lächeln, frühe Formen des Dialoges), Differenzierung affektiven Erlebens und der Beziehungsgestaltung (z. B. Fremdeln und Angst), Frühformen der Symbolisierung und Identifizierung («Nein»-Sagen) und beginnende Autonomieentwicklung (mit zunehmender Mobilität). Es ist davon auszugehen, dass sich im Rahmen dieser Entwicklungen eine immer differenziertere subjektive Innenwelt des Kindes mit frühen Formen von Repräsentationen und Phantasien heranbildet. Jedoch ist der unmittelbare Zugang zu dieser Innenwelt durch Sprache, Spiel und zeichnerische Gestaltung noch nicht eröffnet, sodass das subjektive Erleben des Kindes vom Untersucher nur indirekt mittels Identifikation erschlossen werden kann. Ein solcher Zugang ist zwar klinisch bedeutsam, entzieht sich aber weitgehend der Objektivierung, sodass eine auf das Individuum bezogene Operationalisierung (Konflikt, Struktur, Krankheitserleben) in diesem Altersfenster nicht möglich ist. Die Einschätzung der dyadischen und triadischen Eltern- Kind- Beziehungen mit Hilfe der Beziehungsachse ist dagegen möglich und klinisch relevant.

Stufe 1 (etwa 1,6 bis 6 Jahre): Diese Periode entspricht im Wesentlichen der präoperationalen Entwicklungsperiode des Kleinkind- und Vorschulkindalters. Die Selbst-Objekt-Differenzierung ist erfolgt, Intentionalität und Sprache können vorausgesetzt werden, Rollenwechsel und Rollenspiel sind möglich. Obwohl das Kind viele verschiedene Emotionen benennen und erkennen kann, ist die Fähigkeit zur Emotionsregulierung noch sehr rudimentär. Beziehungen zu anderen, besonders zu Freunden, werden auf der Ebene der größtmöglichen Ähnlichkeit und des einseitigen persönlichen Nutzens gesehen. Auf dem kognitiven Gebiet sind sowohl empirische Denkfähigkeiten wie Kausalität und Logik als auch magisches Denken mit Finalismus, Animismus und kognitivem Egozentrismus zu beobachten. Vor allem unter verstärktem affektivem Druck können empirisch-logische Denkleistungen durch magisches Denken ersetzt werden. Dies kann, u. a. bei der Zuschreibung der Ursachen für Krankheit, zu der Wahrnehmung einer Krankheit als Strafe führen.

Stufe 2 (etwa 6 bis 12 Jahre): Diese der konkret operatorischen Stufe grob entsprechende Zeitperiode ist durch die soziale Perspektivenübernahme gekennzeichnet. Das Kind ist in der Lage, Erfahrungen und Beziehungen von unterschiedlichen Standpunkten aus zu betrachten. Private und allgemein verbindliche Erlebniswelten differenzieren sich. Gefühle werden als etwas begriffen, das von externen und/oder internen Ereignissen ausgelöst werden kann. Gefühle sind vom Kind kontrollierbar; diese Fähigkeit zur Emotionsregulierung und damit auch zum Verbergen von Emotionen ist als Zeichen von Reife anzusehen. Auf der Ebene der Beziehungen zu Freunden ist der Austausch von materiellen Gütern wichtig. Das Kind stabilisiert seine Identität und seinen Selbstwert in Familie und Gleichaltrigengruppe durch Vergleich unterschiedlicher Eigenschaften und Leistungen. Auf der kognitiven Ebene entwickeln sich klassifikatorische Fähigkeiten, Seriation, Größenrelationen und Beherrschung des Zahlenraums. Als Ursache für Krankheiten können externe und interne Ursachen angenommen werden.

Stufe 3 (etwa ab dem 12. Lebensjahr): Diese Entwicklungsstufe entspricht der formal operatorischen Stufe nach Piaget (1973). Das Kind / der Jugendliche hat selbstreflexive Fähigkeiten und metakognitive Prozesse höherer Ordnung erworben, Fähigkeiten, die zu extremer Beschäftigung mit sich selbst – aus der Sicht anderer – führen kann. Die Einsicht in Gefühle und psychologische Prozesse bei anderen, verbunden mit der zunehmenden Ablösung von den Eltern, den Erwachsenen kann zu starker Kontrolle von Informationen und im Besonderen von Gefühlen führen. Ganz generell werden in dieser Entwicklungsstufe psychische Perspektiven wichtig. Dies gilt für Beziehungen, aber auch für Prozesse der Krankheitsentstehung. Bei Freundschaftsbeziehungen hat der intime reziproke Austausch eine große Bedeutung. Auf dem kognitiven Sektor sind die Fähigkeiten zu Abstraktion, zum Denken in Möglichkeiten und Hypothesen hervorzuheben, aber auch die Fähigkeit zum Zeitbezug und zur Planung langfristiger Vorhaben. Die Bewältigungsfertigkeiten sind zunehmend durch eine Vielzahl differenzierter Strategien und deren flexiblen Einsatz gekennzeichnet.

Entwicklungsgedanke und Erhebung diagnostischer Information

Entwicklungspsychologische Aspekte fanden des Weiteren Berücksichtigung in dem Setting der diagnostischen Situation sowie in der Bedeutung, die einzelnen Informanten bzw. Informationsquellen zukommt. So wurden, in Abhängigkeit von der kognitiven Reife bzw. dem Entwicklungsniveau des Kindes, unterschiedliche diagnostische Möglichkeiten einbezogen, die das Gespräch mit dem Kind und seinen Eltern ergänzen und erweitern können, so u. a. das Spiel, die Beobachtung, die Auswertung z. B. der szenischen Darstellung. Wie dort erläutert, steht im Zentrum der Diagnose das Kind bzw. der Jugendliche. In Abhängigkeit vom Entwicklungsalter können dann in unterschiedlich großem Umfang Ergänzungen durch Informationen aus anderen Medien und/oder dem Elterngespräch herangezogen werden. Damit setzt die OPD-KJ empirische Befunde um, die belegen, dass die Übereinstimmung zwischen Eltern und Jugendlichen in der Beurteilung psychopathologischer Symptome nur äußerst gering ist (mittlere Korrelation $r = 0.28$). Während für Kleinkinder und Schulkinder die Elterneinschätzung nach wie vor von großer Bedeutung ist, wird mit zunehmendem Alter der Self-Report der Jugendlichen unverzichtbare Informationsquelle (Achenbach, McConaughy & Howell, 1987; Seiffge-Krenke, Roth & Kollmar, 1997).

Die Erhebung der diagnostisch relevanten Informationen folgt also ebenfalls einem klaren Altersbezug: Für die Altersstufe 0 (etwa 0 bis 1,6 Jahre) wird die Beobachtung der Eltern-Kind-Interaktion, für die Altersstufe 1 (etwa 1,6 bis 6 Jahre) die Beobachtung der Eltern-Kind-Interaktion und das Spiel, die Stufe 2 (etwa 6 bis 12 Jahre) die Beobachtung der Eltern-Kind-Interaktion, das Spiel und Gespräch des Untersuchers mit dem Kind, und für die Altersgruppe 3 (etwa ab dem 12. Lebensjahr) das Gespräch mit dem Untersucher empfohlen. Das Gespräch mit den Eltern bzw. die Fremdanamnese sowie die Beobachtung der sich entfaltenden Szenen gilt altersübergreifend für alle Stufen.

Dieses Angebot greift die entwicklungsbedingten Veränderungen in der Kommunikation und Präsentation von psychisch relevanten Inhalten auf. Erst ab der mittleren Kindheit sind Kinder in der Lage, Beziehungen und Konflikte mit einer angemessenen Referenz zum Gegenüber zu verbalisieren. Die zunehmende Fähigkeit zur Introspektion, Selbstreflexion, zur Empathie und Verbalisierung gefühls- und beziehungsbezogener Inhalte erlaubt es bei älteren Kindern, im Gespräch wesentlich mehr diagnostische Information zu erheben. Von daher ist die Komunikation mit einem Kind der Altersstufe 1 und insbesondere 2 gut möglich. Bezüglich der Altersstufe 2 ist allerdings zu bedenken, dass etwa im Alter von 10 Jahren, wenn eine Unterscheidung zwischen privaten und öffentlichen Informationen wahrgenommen wird, wichtige Inhalte möglicherweise nicht spontan mitgeteilt werden, weil Erwachsene nicht mehr als bevorzugte Adressaten für solche vertraulichen, intimen Informationen angesehen werden. Dies gilt verstärkt für die Adoleszenz, wo sich Äußerungswunsch und -hemmung die Waage halten können – insbesondere bei hochbelasteten Jugendlichen (Seiffge-Krenke, 1998 b). Diagnostische Informationen können aber der Szene entnommen werden, die sich zwischen Untersucher und Kind bzw. zwischen Untersucher, Eltern und Kind entfaltet. Auch hier kann das Spiel gelegentlich zum Einsatz kommen, um auf der Handlungsebene Dinge zu verdeutlichen, die verbal auf Grund des starken Bedürfnisses nach Kontrolle eher verschwiegen werden.

Das Spiel eignet sich demnach als diagnostisches Medium im Rahmen der OPD-KJ besonders gut, weil es die charakteristische Ausdrucksform in der frühen und mittleren Kindheit darstellt, zu einem Zeitpunkt, zu dem die Introspektions- und Verbalisierungsfähigkeit noch eingeschränkt ist. Unter psychodynamischer Perspektive besonders interessant ist zum einen der Wechsel des Realitätsbezugs (Elkonin, 1980), d. h. im Spiel konstruiert das Kind eine andere Realität, sowie die Wiederholung und das Ritual. In allen Spielformen zeigen sich Wiederholungen von Handlungen, oft in exzessiver Form. Schon S. Freud (1920) hat beschrieben, dass die Wiederholung ein Mechanismus der Bewältigung von Problemen und Alltagserfahrungen ist. Durch die Wiederholung macht sich das Kind zum «Herrscher der Situation» und fügt der passiven Erfahrung ein aktives Gegenstück hinzu. Es gibt einen klaren Altersbezug, der Veränderungen in den Spielformen im Verlaufe der frühen Kindheit bis in die Adoleszenz aufzeigt (Van der Kooij, 1991), der in etwa den gewählten Altersstufen folgt. Ungeachtet dieser unterschiedlichen altersspezifischen Akzentuierungen bleiben jedoch die charakteristischen Merkmale (Veränderung der Realitätsebene, Wiederholung, Regelgeleitetheit und Wendung ins Aktive) erhalten und sind von großer diagnostischer Bedeutung sowohl für die Einschätzung der Struktur des Kindes (Selbst- und Objektwahrnehmung, Impulssteuerung, Umgang mit negativen Affekten, Abwehrmechanismen) als auch zur Abgrenzung zwischen interpersonellen und intrapsychischen Konflikten sowie zur Einschätzung der zeitlich überdauernden pathogenen Konflikte, die die Entwicklung behindern und zu einem eher passiven oder aktiven Modus ausgestaltet werden können. Die Frage, welche Beziehungskonstellationen im Spiel inszeniert werden – und welche nicht – und in welcher emotionalen Qualität (Affiliation und Interdependenz) dies geschieht, ist aufschlussreich zur Einschätzung von Aspekten der Beziehungsachse.

Diagnostisch relevant in Bezug auf die Einschätzung des Krankheitserlebens ist das Spiel ferner bzgl. der Hinweise auf Ressourcen, die das Kind besitzt, seiner Fähigkeit zur Symbolisierung, die altersentsprechend ausgebildet sein muss. Zu Beginn der Altersstufe 1, dem Altersfenster 1,6 bis 6 Jahre, muss ein Gegenstand im Spiel nämlich noch sehr viele reale Ähnlichkeiten mit dem symbolisierten Gegenstand aufweisen, in späteren Entwicklungsphasen begnügt sich das Kind mit einer funktionellen Ähnlichkeit. Des Weiteren ist die Beobachtung, welchen Regeln das Spiel folgt und wie rigide oder flexibel das Regelverständnis ist, wichtig zur Einschätzung der Fähigkeit zum zukünftigen Arbeitsbündnis (vgl. Kernberg, P. 2000).

Die Bedeutung des Entwicklungskontextes

Entwicklung ist immer nur im Kontext beschreibbar. Dies gilt umso mehr für Kleinkinder, Schulkinder und Jugendliche, deren Entwicklung noch nicht abgeschlossen ist und die in ihren Entwicklungsmöglichkeiten, ihren Ressourcen sehr stark vom Kontext abhängig sind. Unterschiedliche Kontexte wie Schule, Freunde oder die Familie fördern und begrenzen unterschiedliche Entwicklungsmöglichkeiten; entsprechend kann ein Kind / ein Jugendlicher in einem Kontext sehr gute Entwicklungsmöglichkeiten realisieren, in einem anderen Kontext aber durchaus sehr eingeschränkt und defizitär funktionieren. Da die OPD-KJ ressourcenorientiert ist, soll eine zu einseitige Fokussierung auf Familie als Kontext für Entwicklung (und Dysfunktionalität) vermieden und die Breite möglicher Kontexte integriert werden. Im Folgenden werden exemplarisch einige kontextspezifische Entwicklungsmöglichkeiten und -behinderungen präsentiert.

Familie

Gemessen an dem Einfluss, den die Familie auf die psychische Entwicklung von Kindern und Jugendlichen ausübt, ist der Einfluss anderer Personen im Leben von Kindern und Jugendlichen, wie etwa Freunden, sekundär. Dies ist der Fall, weil Eltern und Geschwister die überragenden Gestalten der frühen Kindheit sind und Beziehungen zu Gleichaltrigen und anderen Erwachsenen auf dieser Grundlage aufbauen. Eltern nehmen dabei sowohl in direkter Weise (z. B. durch Kontaktanbahnung und Ratschläge) als auch in indirekter Weise (etwa als Folge der Bindungsqualität oder Erziehungsstil) Einfluss darauf, wie Kinder und Jugendliche Schule erleben und meistern, mit welchen Gleichaltrigen bzw. Erwachsenen ihre Sprösslinge umgehen und wie Probleme, etwa unter Freunden, gemeistert werden (Seiffge-Krenke & von Salisch, 1996).

Die Familie ist eine Zwangsgemeinschaft und bestimmt durch ihren strukturellen Rahmen die Qualität der Beziehungen und ihre Ressourcen das Leben von Kindern und Jugendlichen in außerordentlicher Weise. Die Attachment-Forschung hat deutlich gemacht, dass die Qualität der Bindung an die Eltern in den ersten Lebensjahren prägend für spätere Sozialbeziehungen ist, aber auch die Fähigkeit zur Exploration und kompetenten Lebensbewältigung bestimmt. Längsschnittstudien haben übereinstimmend die hohe Stabilität von sicheren bzw. unsicheren Bindungsmustern aus der frühen bis in die späte Kindheit belegt und enge Zusammenhänge zwischen den Bindungsmustern der Eltern und denen ihrer Kinder erbracht (Cassidy & Shaver, 1999). Allerdings sind die Befunde zur Stabilität von Bindungsstilen im Jugendalter widersprüchlich; es deutet einiges darauf hin, dass sich hier Veränderungen vollziehen, u. a. bedingt durch die Ablösung von den Eltern (Grossmann et al., 1997).

In der Folge der frühen Hospitalismus-Studien von René Spitz wurde in zahlreichen Studien die Bedeutung des familiären Kontextes für die Entwicklung von Kindern und Jugendlichen beschrieben. Zwei wesentliche Dimensionen, Wärme und Kontrolle oder Strukturierung, erwiesen sich als bedeutsam, unabhängig vom Alter der Kinder. Es gibt aber auch eine altersabhängige Entwicklungsdynamik insofern, als in jedem Alter eine neuen Balance von Verbundenheit und Autonomie gefunden werden muss (Grotevant & Cooper, 1985).

Zahlreiche Untersuchungen beschäftigen sich vor allem mit der Bedeutung von Müttern für die Entwicklung von Störungen bei Kindern und Jugendlichen, eine Sichtweise, die als Mother Blaming kritisiert wurde (Phares & Compas, 1992). Untersuchungen zum Kindesmissbrauch und zu Gewalt in Familien bringen die Funktion von Vätern dagegen sehr eng in Zusammenhang mit spezifischen Störungen, die mit Sexualität und Aggression zu tun haben, während etwa die protektive, autonomiefördernde Funktion von Vätern lange Zeit übersehen wurde (Seiffge-Krenke, in Druck). In ähnlicher Weise ist die Bedeutung und der Einfluss von Geschwistern wenig beachtet worden (Sohni, 1999). In den letzten Jahren wurde verstärkt untersucht, welche Entwicklungsbedingungen und -einschränkungen Kinder und Jugendliche vorfinden, deren Eltern alkohol- oder drogenabhängig, schwer körperlich krank oder psychisch (etwa durch eine Depression) beeinträchtigt sind (Remschmidt & Mattejat, 1994).

Schule

Die Schule stellt einen Kontext für Entwicklung dar, der das Kind, den Jugendlichen in starkem Maße prägt. Ähnlich wie in der Familie handelt es sich um eine Zwangsgemeinschaft, deren Rahmen vom Kind oder Jugendlichen nicht verändert werden kann. In diesem Zusammenhang ist zu unterstreichen, dass normative Erwartungen der Gesellschaft, die für alle Entwicklungsaufgaben gelten, hier besonders deutlich werden. «Schulreife» oder «Schulfähigkeit» signalisieren die normativen Erwartungen der Umwelt (Oerter & Montada, 1995). Die Schule stellt neue Entwicklungsaufgaben. Erikson (1950/1976) weist der schulischen Kindheit (im Alter von 6 bis 12 Jahren) als zentralen Konflikt Fleiß und Leistung vs. Minderwertigkeit zu. Havighurst (1953) nennt explizit den Erwerb der Kulturtechniken Lesen, Schreiben und Rechnen als Entwicklungsaufgabe. Neben leistungsbezogenen Entwicklungsaufgaben werden soziale Aufgaben der Kooperation sowie des Spielens und Arbeitens im Team genannt. Kompetenzen wie Arbeitshaltung und Motivation sind ebenfalls zu nennen. Spätestens vom Schuleintritt an wird es unmöglich, Entwicklungsverläufe unabhängig vom Schulbesuch zu beschreiben. Die Übernahme der schulischen Arbeitsstruktur, die Integration in die Schulklasse werden zu bestimmenden Aspekten des Selbst als Leistungs- und soziales Selbst. Schulische Anforderungen und Versagenserlebnisse sind für Kinder und Jugendliche lebensbestimmend. Ein erheblicher Teil der häufigen psychosomatischen Beschwerden insbesondere im Jugendalter (Holler-Nowitzki, 1994), aber auch in der Kindheit, sind eng verknüpft mit schulischen Leistungsanforderungen. Schulversagen, schlechte Noten und Probleme mit Lehrern und Mitschülern sind einer der häufigsten Vorstellungsgründe für Kinder und Jugendliche in Beratungsstellen. Ablehnungen durch Klassenkameraden weisen eine hohe zeitliche Stabilität auf und stehen ebenfalls mit psychischen und körperlichen Symptomen in Beziehung.

Die Schule bietet aber auch zahlreiche Lernmöglichkeiten, die u. a. defizitäre Erfahrungen im Elternhaus, in der Familie kompensieren können. Der Umgang mit Altersgenossen, mit denen sie Entwicklungsstand und Lebenswelt teilen, bietet Kindern und Jugendlichen spezielle Anregungen für ihre psychische Entwicklung, vor allem deshalb, weil ihnen die gleichberechtigte Aushandlung von entwicklungsrelevanten Themen hilft, Anforderungen und Übergänge zu meistern. Darüber hinaus bilden die Heranwachsenden Beziehungen untereinander aus, in denen Über- und Unterordnung oder Kontrolle und Unterstützung nicht wie in der Familie durch Rollen vorgegeben, sondern relativ gleichverteilt sind und wechselseitig ausgeübt werden – dies gilt zumindest für das informelle Beziehungsnetz, das den Augen der Lehrer entzogen ist.

Spiel und Freizeit

Wie oben dargestellt, ist das Spiel primäre Ausdrucksform vor allem in der frühen und mittleren Kindheit und deshalb für uns von besonderer diagnostischer Relevanz. In der mittleren und späten Kindheit ist das Spiel eine der wichtigsten Freizeitbeschäftigungen. Der Kontext des Spieles ermöglicht Weiterentwicklung und schafft Ressourcen, da er durch die Auseinandersetzung mit Normen und Regeln und im Austausch mit etwa gleichaltrigen Freunden wesentliche Entwicklungsimpulse gibt. Die altersbezogenen Veränderungen im Spiel verdeutlichen dies: So ist das sensomotorische Spiel im ersten und zweiten Lebensjahr des Kindes durch Freude an Körperbewegungen mit stark perseverierendem Charakter gekennzeichnet, während etwa das Symbol- oder Fiktionsspiel, das ab dem Alter von 1 Jahr auftritt, in der frühen und mittleren Kindheit einen deutlichen Fokus auf geschlechtspezifische Spielformen (Puppenspiel, Cowboyspiel) aufweist. Das Regelspiel ist im Vorschulalter noch relativ selten und wird in der späten Kindheit und Jugend mit seinem starken Wettkampfcharakter für den Leistungsvergleich zwischen Partnern bestimmend.

Generell unterscheidet man bei der Bearbeitung typischer Probleme im Spiel zwischen Entwicklungs- und Beziehungsthematiken (Oerter & Montada, 1995). Bei den Entwicklungsthematiken steht an erster Stelle das Ausspielen von Macht und Kontrolle; kleinere Kinder drücken ihre Allmachtsphantasien z. B. darin aus, dass sie selber vorgeben zu fliegen oder Tiere fliegen lassen. Eine zweite große Gruppe von Spielinhalten befasst sich mit Beziehungsthematiken. Damit sind Erfahrungen und Probleme gemeint, die das Kind in seinen Sozialbeziehungen mit den Eltern, Geschwistern und Gleichaltrigen erlebt. Das Regelspiel mit seinem Wettkampfcharakter ermöglicht Erfahrungen der Leistungsmessung, des Leistungsvergleichs, aber auch des Gewinnens und Verlierens und umfasst damit Struktur- aber auch Beziehungsgesichtspunkte. Von der mittleren und späten Kindheit bis in die Adoleszenz hinein ist das Aushandeln von Konflikten in Spiel und Freizeit eine wichtige Lernerfahrung. Peers sind einander ebenbürtig, weil sie auf der gleichen oder nahe beieinander liegenden Stufen der kognitiven, emotionalen und moralischen Entwicklung argumentieren. Deshalb gelingt es ihnen nach Piaget (1973) besonders gut, Anstöße zu geben, die die Entwicklung des Kindes und Jugendlichen vorantreiben; die gemeinsam geteilten Regeln können leichter akzeptiert werden als die von Erwachsenen gegebenen Regeln und Entwicklungsanreize.

Gleichaltrige und Freunde

Lernen, mit den gleichaltrigen Peers auszukommen, ist nach Havighurst (1953; 1972) eine eigenständige Entwicklungsaufgabe der Kindheit, weil sie Kindern hilft, soziale Fertigkeiten und Wertmaßstäbe zu entwickeln. Da Peers in etwa das gleiche Alter haben, stehen sie vor vergleichbaren Entwicklungsaufgaben und müssen normative Übergänge wie Schulanfang und Schulwechsel, körperliche Reife etc. ungefähr zum gleichen Zeitpunkt bewältigen. Sie können sich auch bei kritischen Lebensereignissen beistehen, die zwar nicht normativ sind, aber dennoch häufig vorkommen, wie etwa die Geburt eines Geschwisters (Kramer & Gottman, 1992) oder Streit und Trennung der Eltern (Cummings, 1987). Die gleiche Stellung gegenüber diesen Entwicklungsaufgaben und Lebensereignissen schafft einen Fundus von Gemeinsamkeiten zwischen den Gleichaltrigen, der mit den Eltern nicht geteilt wird. Diese geteilte Lebenswelt hat zur Folge, dass die Gleichaltrigen eine große Vertrautheit miteinander ausbilden, sich gut in ihre Altersgenossen einfühlen können (von Salisch, 2000) und dass sie im Spiegel der Gleichaltrigen Erfahrungen über sich selbst sammeln.

Im Vergleich zu Peers sind Freunde von noch größerer Bedeutung, sowohl für die Frage der Entwicklungsförderung als auch für einen maladaptiven Outcome. Insbesondere die Ablehnung durch Freunde, der Verlust von Freunden hat nachhaltige Effekte und führt noch bis zu zwei Jahren später zu Anstiegen in internalisierenden Symptomen (Hoza et al., 1995). Andererseits ist zu bedenken, dass psychische Symptome, wie depressive Stimmungen, es erschweren, befriedigende Freundschaften aufrechtzuerhalten (Quiggle, Garber, Panak & Dodge, 1992).

Die Freundesnetze von Schulkindern sind altershomogen und enthalten überwiegend Mitglieder des gleichen Geschlechts; nur 3% der Kinder benennen andersgeschlechtliche Kinder als ihre Freunde. Freundschaftsbeziehungen sind mäßig stabil; 50% der Beziehungen, die in der 4. Klasse bestanden, wurden zwei Jahre später bestätigt (Krappmann & Oswald, 1995). Für Heranwachsende sind zunehmend gemischt-geschlechtliche Gruppierungen charakteristisch, die ersten romantischen Beziehungen finden allerdings im Schutz der engen Freundschaftsbeziehungen statt (Seiffge-Krenke, 1995).

Auch bei den Freundschaftsbeziehungen lässt sich wiederum ein klarer Altersbezug mit starken qualitativen Veränderungen feststellen: In der Vorschulzeit entstehen Freundschaften durch körperliche Nähe und die gemeinsamen Spielaktivitäten, in der mittleren Kindheit sind Zugehörigkeit und soziale Akzeptanz ein wichtiges Entwicklungsthema und bestimmen die Freundschaften mit. In der Adoleszenz bestimmt die sich verändernde Identität die Freundschaftsbeziehungen und Intimate Sharing, der Austausch von intimen Informationen, wird zum zentralen Kriterium für Freundschaftsbeziehungen (Selman, 1980). In dieser dritten Stufe nach Selman (ab dem Alter von 12 Jahren) wird der Freund zu jemandem, der einen besser versteht als die anderen (insbesondere auch die Eltern) und dem man sich offenbart. Gegenseitiges Verstehen wird wichtiger als eine aktuelle Hilfeleistung. Psychologische Dimensionen spielen demnach ab der Präadoleszenz in Freundschaften eine zunehmend wichtigere Rolle.

Befunderhebung

Aufgrund der realen Abhängigkeiten der Kinder und Jugendlichen ist es unabdingbar, dass wichtige Bezugspersonen als Informanten, von konflikthaften Beziehungsepisoden Betroffene und nicht zuletzt als Personensorgeberechtigte in jede Untersuchung einbezogen sind. Dies stellt hohe Anforderungen an die Neutralität und Abstinenz des Untersuchers und Therapeuten. Sie hat jedoch den Vorteil, dass dominante und auch abgewehrte Objektbeziehungsmuster nicht nur in der sprachlich vermittelten Beschreibung und Reflexion, sondern direkt in Lebensgröße sichtbar werden. Das bedeutet aber auch, dass die Befunderhebung bei Kindern und Jugendlichen anders gestaltet werden muss als bei Erwachsenen. Sie besteht in der OPD-KJ aus mehreren Settings, die je nach Fragestellung und Beziehungskonstellation einzusetzen sind.

Kernstück der Befunderhebung bildet das Gespräch oder Spiel des Untersuchers mit dem Kind oder Jugendlichen, wobei Gesprächsanteile und Spielanteile je nach Alter des Patienten variieren.

In dem Gesprächsanteil geht es wie in dem diagnostischen Interview um Beziehungsepisoden, Selbstwahrnehmung und Objektwahrnehmung in den für den Patienten wichtigen Lebensbereichen sowie Motivation, Einsicht und subjektive Behandlungsvoraussetzungen. In Anlehnung an Dührssen (1981) und Erikson (1966) definiert die OPD-KJ, wie bereits dargestellt, folgende wichtige Lebensbereiche, die Gesprächsinhalte sein sollen:

- Familie
- Gleichaltrige, Freunde, Partner
- Kindergarten, Schule, Ausbildung
- Besitz
- Spiel, Freizeit
- Krankheit

Im Spiel mit dem Untersucher soll das Kind oder auch der Jugendliche die Möglichkeit haben, seine subjektive Realität, in der Anteile seiner äußeren und inneren Welt nebeneinander existieren, dem Untersucher zu zeigen und ihn einzubeziehen. Diese besondere Bedeutung der Situation soll dem Kind bewusst gemacht werden, d. h. es soll wissen, dass es sich nicht um eine beliebige Spielsituation handelt, sondern dass der Untersucher etwas erfahren und erleben möchte, was dem Kind wichtig ist. Die aktive Teilnahme des Untersuchers am Spiel ist vorgesehen. Die Spielinitiative und Spielauswahl sollte jedoch dem Kind vorbehalten sein, damit die Reaktion des Untersuchers auf das Spielangebot des Kindes erkennbar bleibt und die Art der Beziehungsgestaltung sichtbar wird. Als Beurteilungskriterien des kindlichen Spiels nennt Streeck-Fischer (1999):

- Verhältnis Phantasie/Realität
- körperliche Handlung
- Als-ob-Fähigkeit, Spieldauer/Sequenz, Spielinhalt, Spielqualität
- Spielentwicklungsalter

Im Kontext von Forschungsfragen, bei denen Reliabilität von Bedeutung ist, soll dieses Setting so gestaltet werden, dass dem Kind ein Spiel mit dem Szenokasten (v. Staabs) angeboten wird. Dies setzt allerdings beim Patienten die Fähigkeit zum Spiel auf einer Mikroebene mit Spielfiguren voraus.

Das Setting kann je nach Fragestellung ergänzt werden durch ein Spiel zu dritt in altersentsprechend wechselnden Konstellationen: z. B. Elternpersonen mit Kind, Elternperson, Untersucher und Kind, Untersucher, jugendlicher Patient und Partner.

Die Aufzeichnung dieses Settings sollte per Video erfolgen.

Ergänzt wird dieses Kernstück der Diagnostik bei Kindern und Jugendlichen durch ein Gespräch des Untersuchers mit dem Patienten und den Elternpersonen, das möglichst am Anfang des diagnostischen Prozesses stehen sollte. Hier können Fakten und Rahmenbedingungen aus der äußeren Realität benannt werden oder Beziehungskonstellationen im Sinne der szenischen Information (Argelander, 1970) deutlich werden, die dem Untersucher im weiteren Verlauf die Einschätzung ermöglichen, wieweit die individuelle Perspektive des Patienten und seine innere Welt mit ihren Wünschen und Vorstellungen mit der äußeren, mit anderen geteilten Realität vereinbar ist.

Am Ende der Untersuchung sollte ein abschließendes Gespräch des Untersuchers mit den Elternpersonen stehen, im dem noch fehlende Informationen ergänzt werden können und die Beziehungsgestaltung der Elternpersonen untereinander und in Bezug auf den Untersucher Raum findet.

Die Aufzeichnung der Gespräche am Anfang und am Ende des diagnostischen Prozesses kann in Form eines selektiven und/oder kommentierten Protokolls erfolgen.

Die OPD-KJ nimmt eine einzeleinheitliche Operationalisierung des Untersuchungsganges nicht vor. Die Grundideen der einzelnen Achsen dienen vielmehr als

Setting	Personen	Erhebung	Aufzeichnung	Auswertung
1	Kind/Jugendliche(r) Elternpersonen Untersucher	Gespräch	Protokoll	
2	Kind/Jugendliche(r) Untersucher	Spiel projektives Verfahren Gespräch	Video Protokoll	Interpretation des sprachlichen und szenischen Materials gemäß OPD-KJ
2 a	Kind/Jugendliche(r) Elternpersonen/ Untersucher	Spiel zu dritt		
3	Elternpersonen Untersucher	Gespräch	Protokoll	

Abbildung 1: Verschiedene Vorgehensweisen bei der Befunderhebung

Leitfaden für Interview und Spiel. In allen Abschnitten der Befunderhebung können sich Informationen zu dysfunktionalen Beziehungsmustern und über die realen psychosozialen Lebensbedingungen eines Patienten ergeben. Informationen über repetetive, erlebens- und verhaltensbestimmende, das Leben in mehreren wichtigen Bereichen beeinträchtigende intrapsychische Konflikte und über das Integrationsniveau der psychischen Struktur als ganzheitliches Gefüge von Dispositionen, die dem Kind oder Jugendlichen zur Verfügung steht, sind vor allem im zweiten Abschnitt der Untersuchung zu erwarten. Im dritten Abschnitt kann der Untersucher Informationen erhalten über intrapsychische Konflikte und psychische Strukturen der Elternpersonen, die wichtige Rahmenbedingungen für die Entwicklung von Kindern und Jugendlichen darstellen.

Bei patientenbezogenen diagnostischen und therapeutischen Fragestellungen kann die Datenerhebung im Ablauf eines üblichen klinischen Untersuchungsganges erfolgen. Im Kontext von Forschungsfragen können die einzelnen Achsen und Module der OPD-KJ je nach Problemstellung unabhängig voneinander oder kombiniert in speziell standardisierten Untersuchungsabläufen angewendet werden.

Achse «Beziehung»

Theoretischer Hintergrund

Einleitung: Beziehungsdiagnostik

In der Psychoanalyse hat die Beschreibung und Identifizierung von interpersonellen Beziehungsmustern eine lange Tradition. Bedeutsame bewusste oder unbewusste Erlebens- und Verhaltensweisen in der interpersonalen Beziehungsgestaltung treten immer wieder auf (Wiederholungszwang und Übertragung) und sind somit auch prinzipiell einer Erfassung zugänglich.

Die meisten psychodynamisch oder interpersonell orientierten Psychotherapien sowie einige Methoden der kognitiven Verhaltenstherapie sehen heute in verfestigten und dysfunktionalen zwischenmenschlichen Beziehungsmustern eine wesentliche Bedingung psychogener Erkrankungen (Strupp & Binder, 1995). Solche verselbstständigten Muster entstehen aus intrapsychischen, lebensgeschichtlich gewachsenen «Schemata», d. h. sie sind «Spuren» von Beziehungserfahrungen. Diese Schemata werden in einem Beziehungsprozess mit anderen Menschen ständig bestätigt bzw. modifiziert. Theoretische Grundlage dieser Sichtweise sind die psychoanalytische Objektbeziehungstheorie, die Systemtheorie und die interpersonelle psychoanalytische Psychotherapie von Sullivan (1953). Solche inneren Schemata kristallisieren sich aus redundanten Beziehungserfahrungen, insbesondere mit den relevanten Bezugspersonen der Kindheit und Jugend. Auf der intrapsychischen Ebene des Kindes werden sie zu verinnerlichten «Selbst-Objekt-Affekt-Schemata» (Kernberg, 1984; Stern, 1985). Dabei ist wesentlich, dass das Kind sich nicht nur mit der betreuenden Person und den familialen Beziehungen und Funktionen identifiziert, es gestaltet, beeinflusst und verändert diese Beziehungen auch von Anfang an. Das Kind identifiziert sich also mit Beziehungsmustern, zu deren Konstituierung es selbst maßgebend beigetragen hat (Cierpka, 1992).

Die subjektiv verarbeiteten Erfahrungen in zwischenmenschlichen Beziehungen werden beim Kind als Bereitschaft verinnerlicht, bestimmte Übertragungskonstellationen in den Beziehungen mit der interpersonellen Welt zu realisieren (sog. Übertragungsbereitschaft, vgl. Geyer et al. 1992). Konflikthafte Beziehungen mit den relevanten Beziehungspersonen können das Beziehungserleben- und verhalten in erheblichem Maße einschränken, wenn sie nicht entwicklungsgerecht gelöst werden. Zudem können intrapsychische Verzerrungsmomente dazu beitragen, dass maladaptive Wechselwirkungen in den familialen und anderen zwischenmenschlichen Beziehungssystemen entstehen. So können beispielsweise die entwicklungsgerechten Erwartungen eines Kindes auf affektive Zuwendung durch die Mutter von vornherein durch deren Depressivität zum Scheitern verurteilt sein und zu einer negativen Selbsteinschätzung beim Kind führen. Solche Beziehungen können als dysfunktionale Beziehungen bezeichnet werden.

Die klinische Bedeutung der Diagnostik von dysfunktionalem Beziehungsverhalten liegt darin, dass die sich wiederholenden zwischenmenschlichen Verwicklungen im Zusammenhang mit der Entstehung und Aufrechterhaltung der psychischen Symptomatik stehen. Die therapeutischen Bemühungen fokussieren entsprechend die Repräsentanzen maladaptiver, konflikthafter Beziehungsmuster.

Die psychodynamische Diagnostik in der Kinder- und Jugendlichenpsychiatrie und -psychotherapie untersucht sowohl die Beziehungsgestaltung zwischen dem Kind, den Eltern und den Geschwistern als auch zwischen dem Kind und dem Untersucher. Unabhängig vom zentralen Anliegen der Identifizierung und Beschreibung dysfunktioneller Muster sollte der Untersucher nach Anzeichen Ausschau halten, die Ausdruck von Ressourcen in den Beziehungen des Patienten sind.

Versuche, die Beschreibungen von typischen Mustern zu schematisieren, haben zu Problemen geführt, die dadurch zu erklären sind, dass verschiedene Psychoanalytiker die beobachteten Phänomene unterschiedlich interpretiert haben (Seitz, 1966). Diese Probleme von Konsensus und Interraterreliabilität lassen sich minimieren, wenn die zu untersuchenden Konstrukte möglichst beobachtungsnah operationalisiert werden (Thomä, Grünzig, Böckenförde & Kächele, 1976).

In den vergangenen zwei Jahrzehnten gab es zum einen ein gesteigertes wissenschaftliches Interesse an Beziehungen bei anderen, nicht psychoanalytischen Psychotherapie-Richtungen (z. B. der kognitiven Verhaltenstherapie und der systemischen Familientherapie), zum anderen fand eine Entwicklung von Mess-Methoden statt, welche die zwischenmenschliche Kommunikation valide zu erfassen versuchen. Diese Methoden unterscheiden sich hinsichtlich der Komplexität, ihrer Mess-Ebenen und dem damit einhergehenden Einfluss subjektiver Faktoren (vgl. Luborsky & Crits-Christoph, 1990). Schauenburg et al. haben 1994 in einer Übersicht diejenigen Verfahren zusammengestellt, die der psychoanalytischen Tradition entstammen. Nach Darstellung und Würdigung zahlreicher Verfahren kommen sie zu dem Ergebnis, dass die Strukturale Analyse sozialen Verhaltens (SASB, Benjamin, 1974, 1982, 1987, 1988, 1993; Tress, 1993) und das Zentrale Beziehungskonfliktthema (ZBKT, Luborsky & Crits-Christoph, 1990) die am besten erforschten und am häufigsten angewandten Verfahren sind.

«Das Beziehungsverhalten und das resultierende Beziehungsmuster sollen so formuliert werden, das vor allem vom Untersucher (…) beobachtbares und vom Patienten geschildertes Verhalten erfasst wird.» (Arbeitskreis OPD, 1996, S. 53)

Zusätzlich zu dem aktuellen in der Untersuchungssituation gezeigten habituellen Beziehungsverhalten müssen bei Kindern und Jugendlichen auch die Beziehungen zu den Hauptbezugspersonen berücksichtigt werden müssen.

Es ist nicht das Ziel operationalisierter Diagnostik von Beziehungen zu einer nosologischen Beziehungsdiagnose zu kommen; vielmehr sollte die Erfassung von Beziehungen Teil (eine Achse) eines multiaxialen Klassifikationssystems sein. Vom Ansatz her ist sie am ehesten dem Diagnose-System «Zero to Three», das 1994 vom National Center for Clinical Infant Programs entwickelt wurde (ZTT-DC: 0-3, 1994), formal vergleichbar, wenn auch die theoretischen Vorannahmen unterschiedlich sind.

Repräsentanzen und Interaktionen

Die operationalisierte Einschätzung von Beziehung anhand beobachtbarer Interaktionen ist Bestandteil der OPD-KJ, weil wir von einem bedeutsamen Zusammenhang zwischen intrapsychischen Repräsentanzen und interpersonalen Beziehungen ausgehen. Dieser Zusammenhang wird vor dem Hintergrund von Freuds Theorie über das Zusammenspiel von Trieb, Selbst- und Objektrepräsentanz konzeptualisiert (S. Freud, 1905, 1914, 1923).

Nach dieser Theorie sind Triebe Phänomene im psycho-biologischen Übergangsbereich. Ein Trieb ist immer zielgerichtet. Die Vorstellung, die ihn repräsentiert, hat eine Quelle (das Zentrum der Selbstrepräsentanz), eine Richtung (von innen nach außen) und ein Ziel (ein bedeutvolles Gegenüber [Objekt] und später die Objektrepräsentanzen). Die ersten szenischen Interaktionsabläufe können als Urphantasmen bezeichnet werden. Diese Triebäquivalente dürften vom ersten Lebenstag an vorhanden sein. Möglicherweise bestehen angeborene, genetisch fixierte «Hülsen» solcher Repräsentanzen mitsamt prototypischen sozialen Interaktionen. Sie werden durch die Realerfahrungen individuell spezifisch «gefüllt». Die genetisch fixierte Triebausstattung färbt und beeinflusst als primäres Beziehungsgerüst alle Interaktionen mit dem realen Objekt.

Angeborene Präkonzeptionen im Bion'schen Sinne (Bion, 1962) stehen dem Säugling von Anfang an zur Verfügung, um sich in der Welt zu orientieren. Sie paaren sich mit den geeigneten Realisierungen und werden dadurch zu Konzeptionen, die durch fortwährende Integrations- und Desintegrationsbewegungen erneut den Status von Präkonzeption erhalten. Das reale bedürfnisbefriedigende Objekt ist das erste Ziel des Triebes.

Die Objektrepräsentanzen entwickeln sich aus dem Wechsel zwischen An- und Abwesenheit der Realobjekte. Die Repräsentanz der nicht vorhandenen Objekte, das heißt die Reproduktion einer Perzeption, wird durch den Triebwunsch aufgerufen. Verlangen oder Begehren erfüllen sich nur mittels des Anderen. Sind die realen Objekte vorhanden, so sind die Repräsentanzen beim Säugling, da nicht mehr besetzt, wie weg, und umgekehrt. In diesen Bewegungen von Innen nach Außen und zurück werden die realen Objekte zu Substituten der Repräsentanzen, die Repräsentanzen zu Substituten der Realobjekte. Die Bedürfnisspannung ruft nach einer gewissen Zeit die Repräsentanzen mittels eines halluzinativen Aktes auf und besetzt sie. Die Grundbedürfnisse nach sensorischer Stimulation, Nahrungsaufnahme, Wärme, Schutz und Regulation manifestieren sich in Erregung, Begehren, Verlangen und Wunsch und sind zentrifugal gerichtet.

Das primäre Begehren ist das nach einer fusionären Einheit zwischen Triebquelle und Triebziel, zwischen Subjekt und Objekt, zwischen Selbst- und Objektrepräsentanzen. Innere und äußere Realität werden in stetem Wechselspiel verknüpft, getrennt und wieder verknüpft. Die Szenerie der Phantasie stellt eine ständige Begleiterin realer Erfahrungen dar und steht mit diesen in andauernder Wechselwirkung, d. h. die äußere Realität wirkt über das Erleben auch stets auf die unbewussten Phantasien ein.

Es ist höchst wahrscheinlich, dass die frühen Interaktionssequenzen im Vergleich zu späteren eine sehr einfache Struktur aufweisen. Interaktionsrepräsentanzen sind durch Abstraktions- und Verdichtungsvorgänge, durch anhaltende Reorganisationen und aufgrund von Mitregulationen durch die Realobjekte Abstraktionen, die nie genau so geschehen sind, wie sie erinnert werden.

Die Tendenz zu einer Re-Inszenierung intrapsychischer Beziehungsrepräsentanzen in der äußeren Welt bewirkt das Phänomen der Übertragung. Diese hat somit eine Neigung, sich in jeder Situation äußerer Interaktion (und besonders natürlich bei längeren Beziehungen) als spezifische emotionale Tönung und/oder als jeweils besondere Bedeutungszusprechung der realen Beziehungsabläufe von beiden Protagonisten her einzustellen. Sie entspricht gleichsam einer speziellen, farblich und formlich die Wahrnehmung mehr oder weniger stark verzerrenden Brille.

Im diagnostischen oder im therapeutischen Setting wird sie – als Teil einer Kommunikationssequenz – beobachtbar und benennbar. Die reale Interaktion selbst modifiziert aufgrund des intrapsychischen Erlebens in mehr oder weniger großem Ausmaß die Beziehungsrepräsentanzen der entsprechenden Beziehungspartner. Somit kann bezüglich des Verhältnisses von intrapsychischen zu interpersonellen Abläufen von schlaufenförmigen, gegenseitig auf sich einwirkenden Geschehnissen gesprochen werden.

Dyaden und Triaden

Wir gehen davon aus, dass der Säugling von Anfang an zu triadischen oder polyadischen Beziehungen befähigt ist (Bürgin, 1998 a, b; von Klitzing et al., 1999; Fivaz-Depeursinge & Corboz, 1999). Die Bevorzugung der dyadischen Beziehungsform ergibt sich aus ihrer verhältnismäßig einfachen Struktur. Tri- oder polyadischen Formen zerfallen leicht in mehrere dyadische, da sie viel schwieriger zu stabilisieren sind.

Der Säugling bevorzugt im Alltag dyadische Beziehungsformen, weil diese für eine längere Aufrechterhaltung deutlich weniger Anstrengung erfordern. Die Präferenz für einen gleich bleibenden Beziehungspartner bzw. -partnerin ist offensichtlich, weil nur damit Kontinuität im Aufbau intrapsychischer Beziehungsrepräsentanzen in der Innenwelt möglich wird. Versuche zu wechselnder gegenseitiger Einflussnahme auf das Gegenüber – aufgrund der eigenen Bedürfnislage und der spezifischen Bemächtigungswünsche jedes einzelnen – mit der Entwicklung von Übergriffigkeit oder von Respekt vor der Eigenständigkeit des Anderen kennzeichnen viele dyadische Abläufe.

Tri- und polyadische Interaktionen aber sind äußerst stimulativ, da sie dem Säugling Hilfen vermitteln für das Verständnis und den Aufbau von komplexeren Beziehungsformen bis hin zu Beziehungsnetzwerken. So bekommen die dyadischen wie auch die tri- und polyadischen Interaktionen und Beziehungsrepräsentanzen – in Parallelität zur Ich-Entwicklung des Kindes mit all seinen kognitiven, affektiven und motorischen Fähigkeiten und Bedürfnissen und zum Beziehungsangebot in der Außenwelt – im Verlaufe der psychischen Entwicklung zunehmend komplexere Formen und Bedeutungen sowie andere Intensitäten des emotionalen Anstrichs und der Umsetzung in Handlung.

Das subjektive Selbst beginnt sich zwischen dem 6. und 18. Monat zu manifestieren (Stem, 1985). Das Kind erlebt, dass es ein eigenes Seelenleben hat und entdeckt, dass dies auch für die anderen Realpersonen seines Beziehungsnetzes zutrifft. Gemeinsames subjektives Erleben schafft Intersubjektivität und Intermediärräume geteilter Bedeutungen, obwohl gleichzeitig auch Gewissheit besteht, dass die Gefühle und Absichten der anderen Personen von den eigenen unterschiedlich sind.

Bei der primären Intersubjektivität gibt es ein Mit-teilen, aber noch keine Kommunikation über ein Drittes. Gelingt es, sich im lebendigen Spiegel eines Gegenübers wiederzufinden, so kann nichtfusionär imitiert und verglichen werden. Bei der sekundären Intersubjektivität werden von beiden oder mehreren Bezugspersonen Informationen über etwas Drittes ausgetauscht, es entsteht eine Metakommunikation. Erst wenn das reale Gegenüber mit einer Innenwelt von der gleichen Art wie die eigene ausgestattet werden kann, vermag sich das Kleinkind vorzustellen, dass auch das Gegenüber Beziehungen zu verschiedenen Objekten und damit auch untereinander haben kann.

Diese frühen präödipalen Drei- oder Vielsamkeiten entwickeln sich über die postödipalen in die adoleszenten und adulten Formen. Je nach den libidinösen und aggressiven Besetzungen werden unterschiedliche dyadische Beziehungskonfigurationen hervorgehoben oder treten wieder in den Hintergrund. Je nach affektiver Nähe oder Distanz gestalten sich die Beziehungsdrei- oder -vielecke symmetrisch-ausgeglichen oder asymmetrisch-unausgeglichen. Den Realobjekten kommt bei diesen Vorgängen eine sehr große Bedeutung zu, da sie anhaltend mitregulieren und damit gleichsam direkt in die innere Beziehungswelt des Kleinkindes eingreifen. Auch in einer dyadischen Beziehung existiert stets eine virtuelle dritte Person in der Innenwelt des Gegenübers.

Circumplexmodelle interpersonellen Verhaltens

Die interpersonellen Kreismodelle des Beziehungsverhaltens (Leary, 1957; Kiesler, 1983; Benjamin, 1974) sind die heuristische Grundlage, um dieses habituelle Beziehungsverhalten inhaltlich zu klassifizieren. Diese Kreismodelle haben in der klinischen Psychologie eine lange Tradition. Sie implizieren, dass in sozialen Beziehungen Interaktionspartner ihr Beziehungsverhalten jeweils auf die Definition des Status und der gewünschten Nähe ausrichten. Gemeinsam ist diesen Modellen eine Anordnung des Verhaltens auf einer Kreisfläche (siehe Abb. 2). Wenn dem Beziehungsverhalten Ähnlichkeiten und Polaritäten zugrundegelegt werden, kommt man zu einer Anordnung der Interaktionsstile auf einem Kreis (Plutchik, 1997). Diese Anordnung ist durch zwei orthogonale und bipolare Dimensionen bestimmbar: *Kontrolle* (dominant/kontrollierend versus submissiv/unterwürfig) und *Affiliation* (liebevoll/zugewandt versus feindselig/distanziert). Qualitäten interpersonellen Verhaltens sind als Mischungsverhältnisse dieser beiden Grunddimensionen und damit als Orte auf der durch sie gebildeten Kreisfläche bestimmbar. Diese circumplexen Modelle – und die aus ihnen abgeleiteten Messinstrumente – sind innerhalb der Persönlichkeitspsychologie, der Sozialpsychologie und der klinischen Psychologie gut untersucht und validiert (Wiggins, 1991).

Die Abbildung zeigt Kieslers empirisch-konzeptuelle Rekonstruktion des ursprünglichen Circumplexmodells von Leary (1957). Dabei stellt die waagerechte Achse die Dimension der Affiliation dar. Hier geht es um die Thematik der freundlichen Zuwendung auf dem rechten Pol versus der feindseligen Abwendung auf dem linken Pol. Die senkrechte Achse stellt die Dimension der Interdependenz oder Kontrolle dar: hier geht es um Autonomie und Kontrolle auf dem oberen versus Abhängigkeit und Unterwerfung auf dem unteren Pol. Die auf den 45° Winkeln liegenden Kategorien ergeben jeweils Mischungen aus den beiden Dimensionen der Affiliation und Kontrolle. Das Ausmaß von Freundlichkeit/Feindlichkeit oder von Kontrolle/Unterwerfung ist an diesen Orten jeweils geringer als an den Extrempolen der beiden Achsen.

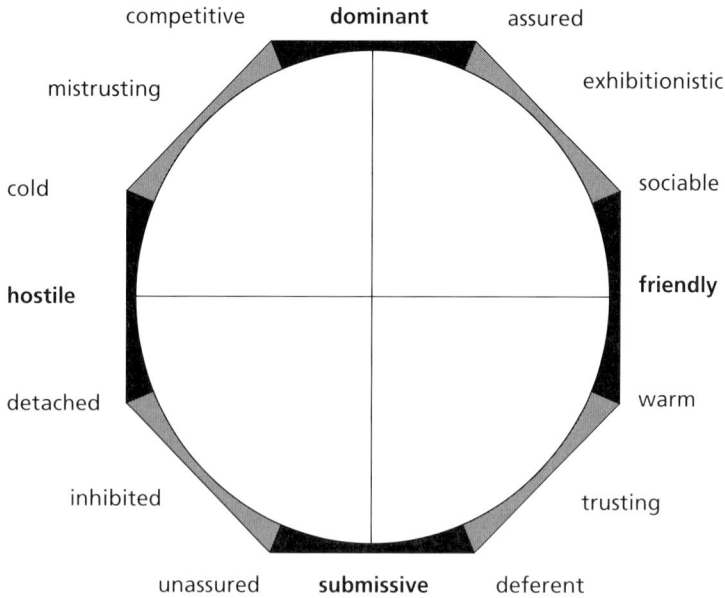

Abbildung 2: Das interpersonelle Circumplex nach Kiesler (1983)

Circumplexmodell der OPD-KJ

Eine besonders wichtige Grundlage für das Circumplexmodell der OPD-KJ stellt die strukturelle Analyse sozialen Verhaltens (SASB, Benjamin 1974; Tress, 1993) dar. In ihr wird das Beziehungsverhalten auf drei unterschiedlichen Ebenen – Gerichtetheiten der Interaktion – beurteilt, nämlich der transitiven Ebene, der intransitiven Ebene und der selbstbezüglichen Ebene.

Ausgangspunkt des hier vorgelegten Konzeptes sind die vom Arbeitskreis OPD (1996) beschriebenen Kategorien interpersonellen Verhaltens, die sich auf die interpersonellen Positionen im habituellen Beziehungsverhalten des Patienten beziehen. Dabei hat es sich für die OPD-KJ als notwendig erwiesen, weit reichende Modifikationen vorzunehmen.

Hierfür sind folgende Prämissen gültig:

1. Beziehungen und ihre Ausgestaltungen sind alters- und entwicklungsabhängig.

2. Beziehungen zu den (Haupt-) Bezugspersonen sind von wesentlicher Bedeutung. Dies beinhaltet, dass nicht nur dyadische, sondern triadische Beziehungen beschrieben werden müssen.

3. Die Beschreibung der Kategorien soll funktional sein und darf sich nicht auf maladaptive Muster beschränken; die Erfassung von Ressourcen ist sinnvoll.

4. Die Beziehungsmuster werden so formuliert, dass beobachtbares bzw. verbal geschildertes Erleben und Verhalten berücksichtig wird. Darüber hinausgehend gibt es die Möglichkeit, symbolisch dargestelltes Material aus Spiel- bzw. projektiven Verfahren zu beschreiben, wenn dieses anamnestisch bzw. mit dem Kind selbst gesichert werden kann.

Die triadische Sichtweise weicht von der Modellstruktur des SASB und der OPD-E etwas ab. Sie erscheint für die OPD-KJ aber deshalb sinnvoll, weil sie als zusätzliche Information den Blick auf das ganze Beziehungssystem des Kindes eröffnet und auch den realen Abhängigkeiten des Kindes von den Erwachsenen Rechnung trägt (ein Umstand, der in dieser Form in der OPD-E nicht vorhanden ist). Der triadische Gesichtspunkt lässt sich auch bei einer Präsenz von nur zwei Personen (z. B. Mutter und Kind) vertreten, insbesondere, wenn das Kind Symbolspiele macht, entsprechende Geschichten erzählt, aber auch beim verbalen Erwähnen von Dritten. Obwohl das Konzept der Triangulation im psychoanalytischen Sinne den intrapsychischen Prozess, triadische Beziehungen zu erfahren und zu repräsentieren, bezeichnet (Abelin, 1971; von Klitzing, 2000), sollte man sich für die OPD-KJ an die beobachtbaren Phänomene halten.

Das Beziehungsverhalten wird auf drei unterschiedlichen Kreisen – Gerichtetheiten der Interaktion – beurteilt, nämlich dem objektgerichteten Kreis, dem subjektgerichteten Kreis und dem selbstbezüglichen Kreis.

Der *objektgerichtete Kreis* beschreibt die Kommunikation, die auf den Interaktionspartner hin ausgerichtet ist. Hier wird beschrieben, wie auf den Interaktionspartner Einfluss genommen wird oder wie über ihn eine qualifizierende Aussage gemacht wird. (Beispiel: Mutter verhält sich gegenüber ihrem Kind vorwurfsvoll und entwertend.)

Der *subjektgerichtete Kreis* beschreibt die Reaktion auf eine Botschaft des Interaktionspartners oder Äußerungen, die sich lediglich auf die eigene Befindlichkeit beziehen. (Beispiel: Kind wirkt gelangweilt und missmutig in der Untersuchungssituation.)

Beim *selbstbezüglichen Kreis* macht sich die Person selbst zum Gegenstand einer qualifizierenden Äußerung. Sie behandelt sich selbst lobend oder kontrollierend wie eine dritte Person. (Beispiel: Jugendliche zeigt autoaggressives Verhalten.)

Der Untersucher ist im Allgemeinen bemüht, auch beim Auftreten negativer oder sehr positiver Affekte sein Beziehungsverhalten zu kontrollieren. Da seine Resonanz auf den Patienten oder die Familie ein wichtiges diagnostisches Hilfsmittel darstellt, soll der Untersucher sein Erleben bzw. seine eigenen Impulse und Affekte als *Resonanz des Untersuchers* mit subjektgerichtetem und objektgerichtetem Kreis ebenfalls einschätzen.

Für jeden Kreis wird der Grad der *Affiliation* (liebevolle Freundlichkeit versus Feindseligkeit) und der Grad der *Interdependenz* (Unabhängigkeit gewähren bzw. unabhängig sein versus Kontrolle ausüben bzw. sich unterwerfen) bestimmt.

Operationalisierung

Die Fähigkeit zum sprachlichen Ausdruck ist abhängig von Alter und Entwicklungsstand des Kindes bzw. Jugendlichen. Im Gegensatz zur OPD bei Erwachsenen, die ihre Informationen im Interview, aus den gesprächsweise geschilderten Beziehungserfahrungen und den szenisch-interaktionellen Informationen in einem bis drei Gesprächen gewinnt, werden deshalb in der OPD-KJ die einschätzungsrelevanten Daten aus verschiedenen Quellen erhoben. Im Wesentlichen sind das neben verbalen Berichten die aktuell beobachtbare Beziehungsgestaltung, das Symbolmaterial aus Spielszenen, ggf. auch aus projektiven Untersuchungsverfahren, sowie die Anamnese.

Settings
Die Befunderhebung stützt sich dabei auf folgende Situationen:

1. Kind oder Jugendlicher gemeinsam mit maßgeblichen Beziehungspersonen (z. B. Eltern). Im Rahmen dieses Settings kann die Beobachtung von Beziehungspersonen und Kind beim Spiel zu dritt erfolgen.

2. Beziehungspersonen mit dem Untersucher (ohne Kind oder Jugendlichen)
3. Kind oder Jugendlicher alleine mit dem Untersucher, altersentsprechend mit Spielangebot

Informationsquellen
1. Zentral für die Einschätzung sind *die beobachtbaren Beziehungen in der Untersuchungssituation.* Es geht dabei um die unmittelbare, aktuelle Beziehungsgestaltung des Kindes oder Jugendlichen und ggf. der Eltern oder anderer relevanter Beziehungspersonen untereinander und in Bezug auf den Untersucher.
2. Ergänzend zur beobachtbaren Verhaltensebene werden *die Erlebensweisen und Reaktionen des Untersuchers, seine innere Resonanz* auf das Beziehungsangebot des Kindes oder Jugendlichen und der anwesenden Familiengruppe zur Beurteilung herangezogen.
Als Resonanz bezeichnen wir spezifische Reaktionen, Impulse, Gefühle bzw. inneres Erleben des Untersuchers, die der jeweilige Gesprächsteilnehmer bzw. ein Interaktionspaar oder eine Familie beim Untersucher auslösen. Diese spezifische Resonanz ist dem Untersucher bewusst, zugänglich und direkt an sich selbst beobachtbar bzw. wahrnehmbar. Dies entspricht einer sehr weiten Definition des Begriffs der Gegenübertragung. Da Gegenübertragung in der Psychoanalyse jedoch unterschiedlich definiert wird, verwenden wir den Begriff Resonanz. Der Untersucher muss sich kritisch fragen, ob es sich statt einer spezifischen Resonanz nicht auch um Phänomene eigener Übertragung handeln könnte, wenn er sich z. B. als sehr ablehnend oder wohl wollend gegenüber einer Person empfindet. Eine solche übertragungsbedingte ablehnende oder wohl wollende Haltung würde die beobachtbaren Interaktionen und deren Einschätzung durch den Untersucher beeinflussen.
Die Information über die Resonanz gibt neben der beobachteten Interaktion wichtige Auskünfte über die Beziehungsgestaltung. Seine bei sich beobachtete Resonanz, z. B. auf ein Elternteil, kann der Untersucher damit vergleichen, wie andere, zum Beispiel das Kind, sich mit der betreffenden Person verhalten. Hier kann es Entsprechungen geben, aber die Resonanz kann auch konträr zu diesen Interaktionen sein und diese somit relativieren.
3. Abhängig vom Alter können bei Kindern eigene *Berichte,* erzählte Beziehungserfahrungen und Geschichten, in denen sich das Kind oder der Jugendliche verbal über seine Beziehungen zu wichtigen Anderen äußert, zur Anwendung der OPD-KJ herangezogen werden. Einbezogen werden ferner Berichte der Eltern oder anderer wichtiger Beziehungspersonen über bedeutungsvolle oder häufig wiederkehrende Beziehungserfahrungen des Kindes oder Jugendlichen bzw. mit dem Kind/Jugendlichen.
4. Als weitere Datenquelle zur Einschätzung der Beziehungsachse werden *die Beziehungskonfigurationen von Symbolfiguren* aus Spielszenen, projektiven Unter-

suchungsverfahren, zeichnerischen oder anderen Ausdrucksmitteln dann zur Beurteilung herangezogen, wenn ihre Bedeutung durch verschiedene Quellen, das anamnestische Material und die Beziehungserfahrungen des Kindes oder Jugendlichen gestützt ist. Ein evidenter Bezug muss also gegeben sein.

Unterschiede zur Beziehungsachse der OPD-Erwachsene
Im Gegensatz zum Erwachsenen neigen Kinder und oft auch Jugendliche weniger dazu, über sich selbst und ihre Beziehungsprobleme zu berichten, sondern viel mehr dazu, diese Beziehungsprobleme unmittelbar handelnd in die Beziehung zum Untersucher/Therapeuten einzubringen. Bei der Einschätzung entlang der Beziehungsachse der OPD-KJ verlassen wir uns deshalb weniger darauf, dass uns unsere Patienten typische Beziehungsepisoden von sich erzählen, sondern mehr darauf, dass der Patient eine solche typische Beziehungsepisode mit dem Untersucher oder mit wichtigen Beziehungspersonen direkt und unmittelbar gestaltet. Als teilnehmende Beobachter versuchen wir dann das, was in der Beziehung unmittelbar geschieht, zu operationalisieren. Ein weiterer Unterschied zur OPD-Erwachsene besteht darin, dass wir bei Kindern und Jugendlichen uns nicht nur auf das dysfunktionale Verhalten beschränken, sondern dass wir auch – im Sinne von Ressourcen – positives Beziehungsverhalten kodieren. Hierzu haben wir uns deswegen entschlossen, weil angesichts der rasanten Entwicklung im Kindes- und Jugendalter dysfunktionales und funktionales Verhalten manchmal schwer voneinander zu trennen sind und weil wir im therapeutischen Prozess ja gerade auf funktionale Aspekte des Ichs aufbauen.

Im Gegensatz zur OPD-Erwachsene wird in der OPD-KJ jede der beschriebenen typischen Beziehungsebenen auf einer Skala von 1 = kaum vorhanden bis 5 = sehr stark vorhanden eingeschätzt und damit dem Einschätzer ermöglicht, ein Mischungsverhältnis herzustellen, welches den vorhandenen ambivalenten Anteilen der Beziehungsgestaltung gerecht wird. Wir gehen nämlich davon aus, dass Beziehungen und die damit verbundenen Affekte immer «zusammengesetzte» Verhaltens- und Gefühlsweisen darstellen. Wir erleben häufig Kinder, die uns von vornherein zu lieben bereit sind, und spüren doch im diagnostischen Prozess auch die Kehrseite dieser Liebe, nämlich die Aggression und den Hass. Kinder, die von Anfang an massiv auf ihre Autonomie bedacht sind, lassen auch spüren, dass sie den Wunsch nach Abhängigkeit und Geborgenheit ebenso verspüren und nur abwehren müssen.

Einschätzungsskalen und Anleitung

Einführung
Im Kreismodell wird der Grad der Affiliation auf der horizontalen Achse und der Grad der Interdependenz auf der vertikalen Achse aufgetragen.

Im Kreis sind jeweils acht Orte mit einer Beschreibung und Zuordnungsziffer über den Grad der Affiliation (liebevolle Freundlichkeit versus Feindseligkeit) und Interdependenz (Unabhängigkeit gewähren bzw. unabhängig sein versus Kontrolle ausüben bzw. sich unterwerfen) definiert. Für jeden Punkt wird beurteilt, ob das Verhalten oder die Resonanz nicht beurteilbar, wenig/nicht vorhanden, mittel vorhanden oder stark vorhanden ist

Zusätzlich zu der Beurteilung der diversen dyadischen Beziehungen werden auch die triadischen berücksichtigt. Hierzu wurde das Kreismodell, das sich auf dyadische Strukturen bezieht, modifiziert. Auf der horizontalen Achse wird ebenfalls die Affiliation eingestuft. Die vertikale Achse beschreibt die Flexibilität bzw. Rigidität der jeweiligen Triade.

Je nach Untersuchungssituation werden unterschiedlich viele Beziehungen (z. B. Kind zu Mutter, Mutter zu Kind und Kind zu Untersucher, Resonanz des Untersuchers bezogen auf die Mutter und das Kind jeweils subjekt- und objektgerichtet) beurteilt (anamnestisch, beobachtet, symbolisiert). Das Synopsenblatt liefert eine Übersicht, welche Beziehungskonstellationen berücksichtigt und beurteilt wurden.

Das Beziehungsverhalten wird analog zum SASB-Modell (Benjamin, 1974) auf drei unterschiedlichen Kreis-Ebenen – Gerichtetheiten der Interaktion – beurteilt, nämlich dem objektgerichteten Kreis, dem subjektgerichteten Kreis und dem selbstbezüglichen Kreis:

- Der *objektgerichtete Kreis* beschreibt die Kommunikation, die auf den Interaktionspartner hin ausgerichtet ist. Hier wird beschrieben, wie auf den Interaktionspartner Einfluss genommen wird oder wie über ihn eine qualifizierende Aussage gemacht wird.
  Beispiel: Mutter *verhält sich gegenüber* ihrem Kind vorwurfsvoll und entwertend.

- Der *subjektgerichtete Kreis* beschreibt die Reaktion auf eine Botschaft des Interaktionspartners oder auf Äußerungen, die sich lediglich auf die eigene Befindlichkeit beziehen.
  Beispiel: Kind *wirkt* missmutig sich verschließend *in der Beziehung* zum Untersucher.

- Beim *selbstbezüglichen Kreis* macht sich die Person selbst zum Gegenstand einer qualifizierenden Äußerung. Sie *behandelt sich* selbst lobend oder kontrollierend wie eine dritte Person.
  Beispiel: Jugendliche zeigt autoaggressives Verhalten.

Die subjektive Ebene der Resonanz stellt eine zusätzliche Quelle für diagnostisch relevante Informationen dar.

Das *subjektive Erleben* (Impulse, Emotionen etc.) des Untersuchers in Beziehung zum Patienten wird deshalb als *Resonanz des Untersuchers* mit subjektgerichtetem und objektgerichtetem Kreis beurteilt.

Für jeden Kreis wird getrennt der Grad der *Affiliation* und der Grad der *Interdependenz* bestimmt.

Im Folgenden werden Anweisungen zu jeder Einschätzungsebene (A, B, C, D) und zu jeder Skala gegeben. Die Skalen der Einschätzungsebene «A – Kind gegenüber Erwachsenen/Untersucher» sind bereits einer empirischen Erprobung unterzogen und aufbauend auf dieser überarbeitet worden.

Anleitung zur Einschätzungsebene A: Dyaden

- Kind verhält sich zu …; Beobachtung

Einführung

Als Bezugs- und Vergleichsgröße (Referenz) dient eine fiktive, geschlechts- und störungsunabhängige Altersnorm. Das heißt, wir orientieren uns an einem durchschnittlich bei einem Kind oder Jugendlichen diesen Alters in dieser Situation zu erwartenden Verhalten. Es ist zu vermeiden, sich am Durchschnitt der Patienten mit der jeweiligen Störung («für einen Autisten ist der Patient recht zugewandt») und am klinischen Erfahrungshorizont des Beurteilers («gemessen an meinen sonstigen Patienten ist sie sehr liebevoll») zu orientieren. Die formulierten Items dürften am ehesten zu Schulkindern passen, aber auch zu Vorschulkindern und Adoleszenten. Die Beschreibung eines Items entspricht einer gestalthaften Einheit und ist nicht als eine Addition der beiden Eigenschaftswörter zu sehen: z. B. bedeutet 1.4 «freundlich anleitend» freundlich *und* anleitend. Ist jemand freundlich, leitet aber dabei nicht an, so muss eine 1 kodiert werden.

Im objektgerichteten Kreis wird eingeschätzt, wie das Kind mit dem Gegenüber (hier dem Untersucher) umgeht. Der subjektgerichtete Kreis erfasst dagegen die Reaktion auf das Verhalten des Gegenübers oder Aspekte der Selbstregulation und der inneren Beziehung, welche sich aber ebenfalls im Rahmen der Beziehung zum Gegenüber entfaltet. Es geht also um ein «Selbstsein mit» («well being with»). Grundsätzlich muss bei der Beurteilung der Items der Kontext miteinbezogen werden, das heißt, die Beurteilung erfolgt jeweils im Verhältnis zu einer in der jeweiligen Situation (z. B. Erstinterview) zu erwartenden durchschnittlichen Haltung.

Kommentare und Beispiele zu den einzelnen Items
1.1 Gewähren lassend
Dies bedeutet eine Haltung, in der das Kind zulässt, dass der Untersucher etwas macht. Wenn ein Kind also in einer Untersuchungssituation Gleichgültigkeit darüber zeigt, was der Untersucher sagt und tut, so kann ein hoher Wert in Item 1 kodiert werden.

«Gewähren lassend» ist zu verstehen im Sinne von dem Gegenüber Freiraum geben bis hin zu das Gegenüber ignorieren. Aktive Verweigerung der Mitarbeit und eigenes Bestimmenwollen dagegen würde mit 1 kodiert.

Eine passive Verweigerung kann sowohl durch einen hohen Anteil an gewähren lassendem Verhalten als auch durch einen hohen Anteil an bestimmend, kontrollierendem Verhalten gekennzeichnet sein.

Lässt ein Kind gleichgültig alle Fragen über sich ergehen, ohne Einfluss auf den Untersucher zu nehmen, ist es gewähren lassend. Bringt es durch seine Passivität den Untersucher dazu, sich wunschgemäß zu verhalten (zum Beispiel sehr viel zu fragen, was das Kind genießt), ist es durchaus in geringem oder mittleren Ausmaß bestimmend, kontrollierend.

1.2 Interessiert zugewandt
Hier spielen beobachtbare Phänomene wie Blick, Entfernung, Körperhaltung, Stimme, Inhalt eine Rolle. Eine interessierte Zugewandtheit des Kindes kann auch daraus abgeleitet werden, dass das Kind durch seine Aktivität den Untersucher ermutigt, mit seinen Fragen und seiner Art des Vorgehens weiterzufahren. Induziert das Kind eine Erschwernis im Fortgang des Interviews, so würde dies ein geringes Maß an interessierter Zugewandtheit bedeuten.

Beispiel: Während des Interviews entfernt sich ein Kind, welches zuvor interessiert mit dem Untersucher im Gespräch war, plötzlich vom Untersucher, baut aktiv eine räumliche Distanz auf, was den Untersucher nicht gerade ermutigt, mit seinem bisherigen Dialogangebot weiterzufahren. Ein solches Verhalten würde als Reduktion einer interessierten Zugewandtheit kodiert. Wenn allerdings das Kind zwar Entfernung aufbaut, dabei beispielsweise durch eine spielerische Handlung (Werfen eines Balls, etc.) weiterhin Interesse zeigt und den Untersucher sogar noch stärker einbindet, würde das als eine Zunahme der interessierten Zugewandtheit kodiert.

1.3 liebevoll behandelnd
Dieses Item kann umschrieben werden mit der Aussage: sich freundlich um die Befindlichkeit des Gegenübers kümmern. Dazu gehören also Interesse und Freundlichkeit. Wenn man beurteilt, wie liebevoll behandelnd das Kind in einem Erstinterview ist, so muss als Maßstab eine durchschnittliche Bezogenheit in einem Erstinterview angesehen werden. Man kann also dieses «liebevoll behandelnd» nicht gleichsetzen mit einer liebevoll behandelnden Beziehung zu einem Elternteil oder einem Liebespartner. Bei einem Kind, das mimisch und gestisch (lächeln, körperliche Nähe suchen bei jüngeren Kindern) sich annähert und gut mit dem Untersucher kooperiert, wird dieses Item hoch eingeschätzt.

Zur Unterscheidung 1.2 und 1.3
Grundsätzlich fokussiert 1.2 mehr auf den Verlauf der Untersuchung und 1.3 mehr auf den emotionalen Kontakt zum Gegenüber. Ist ein Kind beispielsweise weniger am Inhalt dessen, was der Untersucher sagt oder tut, interessiert, sondern mehr an Harmonie mit dem Untersucher, so wäre 1.3 höher und 1.2 niedriger zu bewerten.

1.4 freundlich anleitend
Diese Formulierung bezieht sich auf den Dialog oder den Handlungsdialog zwischen Kind und Untersucher; sie bedeutet, dass das Geschehen in eine Richtung gelenkt wird (bei gleichzeitig vorhandenem positivem Affekt) bzw. auf das Gegenüber freundlich Einfluss genommen wird. Ein Vorschulkind, das seine Wünsche dem Untersucher offen mitteilt, z. B. in einer Spielszene den Untersucher auffordert: «Du bist jetzt die Kuh», und ein Jugendlicher, der immer wieder deutlich macht, dass er über andere als vom Untersucher angesprochene Themen sprechen möchte, werden hier hoch bewertet.

1.5 bestimmend, kontrollierend
Dieses Item ist hoch anzukreuzen, wenn das Kind Handlungen des Untersuchers zu durchkreuzen versucht und den Ablauf dominiert.

1.6 vorwurfsvoll entwertend
Dieses Item ist entsprechend seinem Ort auf dem Kreismodell durch Kontrolle und negativen Affekt gekennzeichnet. Bei jüngeren Kindern ist die Bezeichnung im Innenkreis «feindliche Bemächtigung», also eine Bemächtigung mit erkennbar negativem Affekt, eine passendere Beschreibung. Auch wenn ein Kleinkind zur Mutter «du Blöde, geh weg!» sagt oder wütend beißt und es auf diese Weise versucht, Aktionen der Mutter zu bestimmen, wird es hier hoch bewertet.

1.7 aggressiv/feindselig behandelnd
Aggressives Verhalten mit einer gezielt und absichtsvollen Komponente wird mit einer 5 geratet. Bei einem Kind, das den Interviewer «auflaufen» lässt, kann Aggressivität zwar eine Rolle spielen, sollte hier aber nur hoch eingeschätzt werden, wenn Aggressivität verbal oder im Verhalten auch eindeutig beobachtbar ist. Ärgerliche Blicke, Murren o. ä. werden entsprechend der Intensität des Affektausdrucks miteinbezogen.

1.8 desinteressiert abgewandt
Ein Kind, das auf der nonverbalen Ebene sich freundlich zeigt, z. B. oft lächelt und gestisch und mimisch den Untersucher zum Weitermachen auffordert, gleichzeitig aber auf das verbale oder Spielangebot des Untersuchers nicht eingeht, bekommt sowohl bei interessiert zugewandt 1.2 als auch bei desinteressiert abgewandt 1.8 einen hohen Wert.

2.1 eigenen Handlungsimpulsen folgend
Wie bei den übrigen Items orientiert sich die Einschätzung an beobachtbaren Gegebenheiten (Verhalten, sprachliche Äußerungen, Mimik, Prosodik). Es geht nicht um intrapsychische Phänomene wie Triebimpulse. Ein Kleinkind beispielsweise, das sowohl die Umgebung erkundet als auch sich am Untersucher orientiert (social referencing), erhält den Wert 3, da es sowohl eigene Impulse in die Interaktion einbringt, als sich auch immer wieder von Impulsen des Gegenübers leiten lässt.

Ein autistisches Kind, das unbezogen seinen Handlungsimpulsen nachgeht, wie auch ein hyperkinetisches Kind, das sich spontan und unbeeinflussbar verhält, bekommen hier gleichermaßen hohe Werte.

2.2 offen und unbefangen
Wenn ein Kind in einem Erstinterview beispielsweise bereits am Anfang ganz persönliche Informationen über sich selbst einbringt, z. B. über seine Familie, seine Beziehungen und seine Ängste, so ist das ein Hinweis für ein hohes Maß an Offenheit und Unbefangenheit. Für eine 5 muss bei der Schilderung die deutliche emotionale Beteiligung hörbar oder ersichtlich sein.

2.3 freudig im Kontakt
Freudig im Kontakt sein, bedeutet einen gewissen Genuss, wenn z. B. ein Kind im Spiel mit dem Untersucher aufblüht, wobei dieses ‹Aufblühen› deutlich in Verbindung mit dem Gegenüber steht. Für eine hohe Bewertung muss die Freude immer im Kontakt zum Gegenüber bestehen, sie kann nicht einfach kodiert werden, wenn das Kind sich über etwas anderes freut.

Beispiel für eine mittlere Bewertung: Ein Kind malt in einer Untersuchungssituation eifrig, schaut aber zwischendurch den Interviewer immer wieder an, und es wird deutlich, dass es die Kommentare des Gegenübers aufnimmt, so kann beispielsweise eine 3 kodiert werden. Eine 4 oder eine 5 würde aber bedeuten, dass das Kind deutlich Lust oder gar Begeisterung im Kontakt mit dem Untersucher zeigt.

2.4 vertrauensvoll und angepasst
Hier geht es um ein freundliches ‹Mitgehen› des Kindes, das ohne Scheu auf den Untersucher und dessen Wünsche eingeht und sich in die Situation einfügt.

2.5 fremden Handlungsimpulsen sich fügend
Dieses Item beschreibt die ausgeprägte Anpassung und Unterordnung unter die Vorhaben und Wünsche des Untersuchers. Ein positiver oder negativer Affekt wird dabei nicht vorausgesetzt.

2.6 unzufrieden gefügig
Hier ist die Anpassung und Unterordnung mit einem negativen Affekt gemischt, wie etwa bei einem depressiven Mädchen, welches nur einsilbig antwortet, wobei es in seiner Mimik auch einen gewisse Unzufriedenheit ausdrückt, z. B. missmutig das Gesicht verzieht. Nachgiebigkeit in Kombination mit leichtem Unmut ist unzufrieden gefügig.

2.7 wütend im Kontakt
Eine Abwendung des Kindes kann ein Zeichen für Wut sein. Wenn allerdings das Kind wütend wird und dabei z. B. erkennbar ist, dass es nicht ärgerlich auf den Untersucher ist, sondern wütend über seinen Vater, von dem es gerade erzählt, so ist das kein Hinweis für Wut im Kontakt.

2.8 missmutig sich verschließend
Hier ist eine Beziehungskategorie angesprochen, in der sich sowohl eine relative Unabhängigkeit als auch ein deutlich negativer Affekt dem Untersucher gegenüber zeigt. Ein Kind, das sich unzugänglich und abweisend verhält und dabei trotzig oder unglücklich wirkt, wird hoch eingestuft.

- **Erwachsener verhält sich zu Kind; Beobachtung**

Einführung

Die hier gegebenen Kommentare und Anleitungen beziehen sich vor allem auf die Beziehung Untersucher-Kind. Sie müssen für andere dyadische Beziehungen (z. B. Mutter-Kind, Vater-Kind etc.) angepasst werden.

Als Referenz dient das durchschnittlich zu erwartende Verhalten eines Untersuchers einem Kind dieser Altersgruppe gegenüber (ohne Berücksichtigung der Störung des Kindes).

Im objektgerichteten Kreis wird kodiert, wie der Untersucher mit dem Kind bzw. Jugendlichen umgeht und auf es/ihn einwirkt. Der subjektgerichtete Kreis erfasst dagegen Aspekte der Selbstregulation und der inneren Beziehung, wie sie sich im Rahmen der aktuellen Beziehung zum Gegenüber entfaltet. Es geht also um ein Selbstsein mit (well being with) bzw. um eine Reaktion des Untersuchers auf das Verhalten des Kindes oder des Jugendlichen. Grundsätzlich muss bei der Beurteilung der Items der Kontext miteinbezogen werden, das heißt, die Beurteilung erfolgt jeweils im Verhältnis zu einer in der jeweiligen Situation (z. B. Erstinterview) zu erwartenden durchschnittlichen Haltung.

1.1 Gewähren lassend
Der Untersucher lässt das Kind so sein, wie es ist.

Die Einschätzung ist unabhängig von der emotionalen Einstellung des Untersuchers. Ein Untersucher erhält hier hohe Werte, wenn er auf Impulse des Kindes einfach nicht reagiert, aber auch, wenn er dem Kind einen grossen Freiraum gibt. Ein Untersucher, der z. B. einem expansiven Kind keine Grenzen setzt oder den unablässigen Redestrom eines Jugendlichen dahinplätschern und über sich ergehen lässt, bekommt hier hohe Werte.

1.2 interessiert zugewandt
Bei diesem Item wird ein hoher Wert vergeben, wenn der Untersucher sich freundlich und aufmerksam gegenüber den Äusserungen und Aktivitäten des Kindes verhält. Er geht akzeptierend auf das Kind ein, auch, wenn es andere Absichten als er selbst verfolgt, und ermuntert es.

1.3 liebevoll behandelnd
Eine hohe Einschätzung ergibt sich, wenn der Untersucher dem Kind Akzeptanz und Wohlwollen zeigt, es z. B. liebevoll anlächelt und Freude zeigt an dem, was das Kind tut und sagt, es z. B. tröstet oder dem Kind durch Mimik und Verhalten zeigt, dass er gern in seiner Nähe ist.

Unterscheidung von 1.2 und 1.3
Item 1.2 fokussiert mehr auf die positiv erlebte «gemeinsame Sache» und bezieht ein Interesse mit ein, während 1.3 die positive Beziehungsqualität als solche in den Vordergrund stellt.

1.4 freundlich anleitend
Hier werden hohe Werte vergeben, wenn der Untersucher dem Kind in freundlicher und unterstützender Weise zeigt, was er erwartet, und wenn er die Situation entsprechend strukturiert.

Es gibt hier einen hohen Wert, wenn der Untersucher das Kind immer wieder deutlich auf die für ihn wichtigen Fragestellungen hinlenkt, dabei einen freundlichen Kontakt zum Kind hält und sich dem Kind konzentriert und freundlich zuwendet.

1.5 bestimmend, kontrollierend
Ein hoher Einschätzungswert ergibt sich, wenn der Untersucher dem Kind seine Vorstellungen aufdrängt und es hartnäckig und unflexibel darauf verpflichtet, obwohl es bereits klar zu erkennen gab, dass es etwas anderes ausdrücken möchte. Eine 2 wird kodiert, wenn der Untersucher sagt, was er vom Kind erwartet und es gelegentlich auf ein begonnenes Thema zurücklenkt.

1.6 vorwurfsvoll, entwertend
Hiebei geht es um die Frage, ob der Untersucher das Kind bedrängt und versucht, es in eine bestimmte Richtung zu lenken. Bei hohen Werten finden sich in Sprache, Mimik oder Verhaltensreaktion Hinweise auf vorwurfsvolle, unfreundliche und entwertende Tendenzen.

Ein hoher Einschätzungswert ergibt sich, wenn der Untersucher in ungeduldiger und unwirscher Weise dem Kind bestimmte Handlungen untersagt oder Grenzen vorwurfsvoll setzt, z. B. ärgerlich und vorwurfsvoll dem Kind sagt: «Du weißt doch, dass Du hier nicht ...» oder in abfälliger Wiese sagt: «Das müsstest Du aber wissen!» Eine 2 wird vergeben, wenn der Untersucher sich gelegentlichen in einer Mischung aus ungläubigem Erstaunen und impliziter Kritik oder Ähnlichem äußert: «Was, das weißt du nicht?» oder wenn ein Untersucher mimisch (z. B. durch Stirnrunzeln) immer wieder kritische Distanz ausdrückt.

1.7 aggressiv, feindselig
Ein hoher Einschätzungswert ergibt sich, wenn der Untersucher ein Kind, das Schaden anrichten will, aufgebracht packt oder sich zu offen aggressiven oder entwertenden Äusserungen hinreissen lässt. Ein niedriger Wert ergibt sich, wenn der Untersucher ohne deutlichen Anlass leicht ungeduldig wirkt, ebenso, wenn ein Untersucher mimisch bzw. stimmlich Ärger oder Missfallen über das unangemessene Verhalten des Kindes ausdrückt. Zeigen sich in den Äußerungen des Untersuchers Verachtung und Ablehnung, kann von einem mittleren bis hohen Ausprägungsgrad ausgegangen werden.

1.8 desinteressiert abgewandt
Ein hoher Wert wird vergeben, wenn der Untersucher den Kontakt mit dem Kind vermeidet oder keinen Zugang zu ihm sucht, z. B. das Kind ohne die notwendige Unterstützung lässt oder seine Bedürfnisse verkennt.

Dies ist z. B. der Fall, wenn ein Untersucher nicht zuhört, abgelenkt ist und zeigt, dass er mit seinen Gedanken woanders ist. Vergisst er wesentliche Äußerungen des Kindes und geht auf Spiel- oder Kommunikationsangebote gar nicht ein, wird eine 5 kodiert. Wenn ein Untersucher Äußerungen des Kindes ohne ersichtlichen Grund immer mal wieder missversteht, wird ein niedriger Wert kodiert.

2.1 eigenen Handlungsimpulsen folgend
Ein hoher Wert wird vergeben, wenn der Untersucher handelt, wie er möchte, und unabhängig vom Kind seine Ziele oder seine eigenen Standpunkte verfolgt.

Kommt ein Untersucher immer wieder auf ein Thema zurück, das ihm wichtig ist, wird ein mittlerer Wert vergeben. Bleibt ein Untersucher starr bei seinem Befragungsschema, auch wenn das Kind oder der Jugendliche ein anderes wichtiges, ergiebiges Thema oder eine andere Reihenfolge anstrebt, wird eine 5 kodiert.

2.2 offen und unbefangen
Ein hoher Wert wird vergeben, wenn der Untersucher freundlich gestimmt ist und offen ausdrückt, was er meint, möchte und empfindet.

Wenn ein Untersucher offen über seine positive Resonanz dem Patienten gegenüber spricht, wird ein hoher Wert kodiert. Ein mittlerer Wert wird bei einem Untersucher vergeben, der freundlich sein Erleben mit kleinen Äußerungen (ein erstauntes «Ja?» oder ein bedauerndes «Oh je») zu erkennen gibt, oder wenn ein Untersucher seinem eigenen Empfinden entsprechend immer mal wieder freundliche Laute oder Gesten von sich gibt.

2.3 freudig im Kontakt
Ein hoher Wert wird vergeben, wenn der Untersucher sich wohl in der Situation fühlt und den Kontakt mit dem Kind genießt.

Wenn der Untersucher entspannt ist und immer wieder freundlich lächelt, wird eine 3 oder 4 kodiert. Strahlen, entzücktes Auflachen und liebevolle Blicke führen zur Maximaleinstufung.

2.4 vertrauensvoll und angepasst
Ein hoher Wert wird vergeben, wenn der Untersucher die Initiative des Kindes aufnimmt und dem Kind gerne die Führung überlässt.

Wenn ein Untersucher dem Kind unbekümmert die Gestaltung der Spielsituation oder des Gesprächs weitgehend überlässt und selbstverständlich von eigenen Zielsetzungen absieht, wird ein hoher Wert kodiert.

2.5 fremden Handlungsimpulsen sich fügend
Ein hoher Wert wird vergeben, wenn der Untersucher sich nach dem Kind richtet und die Interessen des Kindes vorgehen lässt.

Wenn ein Untersucher sich den Wünschen oder Initiativen des Kindes ohne Einschränkungen unterordnet und die eigenen Absichten nicht zu erkennen gibt, keine Fragen stellt, keine Initiative zur Exploration ergreift und keine lenkenden Kommentare abgibt, wird eine Maximalbewertung vergeben. Wenn ein Untersucher durchaus sein Anliegen verfolgt, sich aber auch an das Kind anpasst und z. B. auf die Beantwortung von Fragen verzichtet, wird eine mittlere Bewertung vergeben.

2.6 unzufrieden gefügig
Ein hoher Wert wird vergeben, wenn der Untersucher den Impulsen des Kindes folgt und notgedrungen und unfroh auf eigene Ziele verzichtet.

Macht ein Untersucher bei den Angeboten des Kindes weitgehend mit, zeigt dabei aber mimisch oder sprachlich Anzeichen von Unzufriedenheit, wird ein mittlerer Wert vergeben.

Unwilliges, missmutiges Sich-Einlassen bei gleichzeitiger Unterordnung unter die Initiative des Kindes, erbringt einen hohen Wert.

2.7 wütend im Kontakt
Ein hoher Wert wird vergeben, wenn der Untersucher dem Kind gegenüber emotionale Ablehnung zeigt.

Wenn ein Untersucher sich den Äußerungen des Kindes gegenüber ohne ersichtlichen Anlass immer wieder skeptisch zeigt, werden abhängig von der Häufigkeit hier niedrige oder mittlere Werte vergeben. Auch bei einem Untersucher, der sich angespannt und misstrauisch verhält, wird ein mittlerer Wert vergeben. Ein Untersucher, der die Produktionen des Kindes mit entwertenden Kommentaren versieht oder im Kontakt mit dem Kind Ärger zeigt, führt zu einer Maximalbewertung.

2.8 missmutig sich verschliessend
Ein hoher Wert wird vergeben, wenn ein Untersucher nicht oder unwirsch auf das Kind reagiert und zu sehr mit sich und seinen Angelegenheiten beschäftigt ist, um das Kind zu verstehen.

Fehlende Reaktionen und Verweigerung des Responses mit ärgerlichen Affekten führen ebenfalls zu hohen Bewertungen.

Anleitung zur Einschätzungsebene B
Resonanz des Untersuchers

Einleitung
Die Interaktion mit den Patienten, das gemeinsame Gespräch, Spielinhalte und typische Szenen lösen beim Untersucher eigene emotionale Reaktionen aus. Diese liefern, Selbsterfahrung und supervidierte Reflexion vorausgesetzt, wertvolle Informationen

für Diagnostik und Therapieplanung. Unter psychodynamischem Aspekt kann die kontrollierte und reflektierte Reaktion des Untersuchers als eine zentrale Quelle von Informationen gelten, insbesondere über beziehungsrelevante Themen.

Nicht nur die Gegenübertragung im klassischen Sinne (Heimann, 1950; Racker, 1959), auch direkt erlebbare eigene Emotionen und Irritationen sowie indifferente Affektlagen des Untersuchers fließen in die Beurteilung ein. Im Sinne des Circumplexmodells können sowohl angenehme und positiv gefärbte als auch aggressive oder schwankende Impulse je nach Ausprägungsgrad berücksichtigt werden.

Zur besseren Differenzierung der Interaktionen in einem Mehrpersonensystem kann die Resonanz auf mehreren Ebenen dargestellt werden: zum einen bezogen auf das Kind / den Jugendlichen, zum anderen auf die Eltern oder Bezugspersonen jeweils einzeln, aber auch auf die Beziehung zwischen diesen sowie auf die Mutter-Kind oder Vater-Kind-Dyade.

Besonders bei Patientengruppen mit mehreren agierenden Teilnehmern oder in unübersichtlichen Situationen, beispielsweise bei Patienten mit Persönlichkeitsentwicklungsstörungen, Delinquenz oder posttraumatischen Störungen, ist eine Erfassung der Resonanz des Untersuchers auf mehrere relevante Personen hilfreich.

Anweisungen und Beispiele zu den einzelnen Items

Es sind jeweils die stärksten und deutlichsten Ausprägungen dargestellt (entspricht Kodierung 5). Bei geringerer Ausprägung sind entsprechend 2 bis 4 zu kodieren, bei Nichtvorhandensein 0.

1. Objektgerichteter Kreis
1.1 geschehen lassend
Dieser Item wird hoch eingeschätzt, wenn der Untersucher einen freien und offenen Dialog oder Trilog mit selbstständiger und unabhängiger Beteiligung aller Personen je nach Alter und Entwicklungsstand empfindet. Relevante Themen können in einem positiven Klima angesprochen werden, der jeweilige Fokus der Aufmerksamkeit wird gemeinsam explizit oder implizit definiert, es gibt keinerlei durch den Patienten oder andere Personen erzeugten Strukturierungsimpulse beim Untersucher.

1.2 Interessiert zugewandt
In der Interaktion entsteht beim Untersucher der Wunsch nach Verständnis für das Gegenüber, es wächst wohl wollendes Interesse und der eigene Wunsch, die geschilderte Problematik in allen relevanten Nuancen zu erfassen und zu kennen.

1.3 Zuneigung empfindend
Bei Informationen über oder beim Gedanken an den Patienten und/oder seine Familie ist der Untersucher positiv gestimmt, erwartet eine für ihn selbst anregende Begegnung, die auf einem positiven Grundgefühl und erlebter Sympathie beruht. Innerhalb der Stunde überwiegen eindeutig positive Affektlagen, Offenheit gegenüber den Inhalten des Patienten und Freude über die gemeinsame Interaktion. Das Ende der Stunde wird als Unterbrechung einer fruchtvollen Begegnung erlebt.

1.4 Freundlich anleitend
Die Unterstützung des Patienten erfolgt direkt, wohl wollende Erklärungen werden gegeben, freundliche Anregungen ausgesprochen und der Patient ermuntert, auf die Ideen des Therapeuten einzugehen bzw. eigene Ideen weiterzuverfolgen. Im Untersucher entsteht ein Gefühl des Anregen-Müssens, der Notwendigkeit zur praxis- und verhaltensnahen Aktivierung. Dies kann verbal oder im Spiel erfolgen. Hier ist insbesondere die Altersabhängigkeit, beispielsweise bei der Nutzung von Sceno-Spielmaterial, zu beachten sowie soziokulturell bedingte Kommunikationsmuster und Temperamentsunterschiede zwischen unterschiedlichen Untersuchern.

1.5 Bestimmend kontrollierend
Ohne regelmäßige und zeitnahe strukturierende Interventionen bzw. Fragen entsteht im Untersucher ggf. zunehmend das Gefühl, die Interaktion nicht mehr aktiv im Sinne seines Auftrags mitgestalten zu können. Ein Gefühl der Hilflosigkeit oder auch Angst vor einer Eskalation der Situation ist ebenso wahrzunehmen wie die Anteilnahme an einer Verunsicherung und Labilisierung des Patienten im Verlaufe eines offenen und unstrukturierten Gesprächs.

1.6 Vorwurfsvoll entwertend
Es fällt dem Untersucher schwer, verbale und nonverbale Äußerungen des Patienten unkommentiert zu lassen. Es entsteht im Untersucher Ärger auf den Patienten zusammen mit einem ggf. zunehmenden und drängenden Wunsch nach handlungsleitender Intervention und Anregung. Ein Spannungszustand im Untersucher wächst, sodass eher eigene Ideen und Verhaltensvorschläge oder auch Vorhaltungen in den Vordergrund treten. Die für den Therapeuten scheinbar offenkundigen Fehleinschätzungen des Patienten legen direkte Ratschläge nahe. Es entstehen missmutige Gefühle über Fähigkeiten, Motivation und Haltung des Patienten.

1.7 Verärgert wütend
Eine ggf. gereizte und zumindest latent aggressive Grundstimmung führt zu scharfen, pointierten, im besonderen Fall sogar ironisch-entwertenden oder zurechtweisenden Interventionen des Untersuchers oder zu einer inneren Distanzierung von der Problematik des Patienten.

1.8 Desinteressiert abgewandt
Im Verlauf des Patientenkontaktes spürt der Therapeut eine deutliche Ermüdung und ein wachsendes Desinteresse (nicht Belastung) durch die Äußerungen des Patienten. Auch dramatische Themen können den Untersucher nicht aktivieren und es entwickelt sich eine relative Gleichgültigkeit gegenüber dem Leid des Patienten. Der Untersucher ermüdet, seine Gedanken schweifen ggf. zu anderen Patienten oder eigenen Themen ab.

2 Subjektgerichteter Kreis
2.1 selbstständig
Eine innere Freiheit an Hypothesenbildung, das Zulassen positiver wie negativer Impulse, Gefühle und Gedanken sowie eine Ergebnisoffenheit des eigenen Bemühens bestimmen das Selbsterleben des Untersuchers. Der Untersucher erlebt sich als freier, autonomer und kreativer Mitgestalter der Interaktion und fühlt sich zu keinerlei Tun oder Lassen genötigt.

2.2 Offen und unbefangen
Spontane, offene und unbefangene Äußerungen und Empfindungen sind leicht möglich und prägen je nach Ausmaß die Interaktion. Eigene Vorstellungen können weitgehend ohne innere Zensur und Steuerung in die Interaktionen eingebracht werden.

2.3 Sich geschätzt und wohl fühlend
Eine positive Selbsteinschätzung des Untersuchers hinsichtlich seiner fachlichen und kommunikativen Fähigkeiten korrespondiert mit einem als positiv und wertschätzend erlebten Feed-back seitens des Patienten. Eigene Sicherheit und ein angenehmes Selbstgefühl prägen die Beziehung aus dem Blickwinkel des Untersuchers. Er fühlt sich wohl und ist mit sich und dem Verlauf der Stunde zufrieden.

2.4 Vertauensvoll mitgehend
Die Kreativität und Stärke des Patienten ist für den Untersucher eine spürbare und sich in der Interaktion deutlich zeigende Quelle der Sicherheit. Er kann sich voller Vertrauen auf das Spiel oder Gespräch einlassen. Er hat das sichere Empfinden, dass es in diesem Fall zu einer positiven Entwicklung kommt. Es besteht Vertrauen in die Ressourcen des Patienten, da diese direkt spürbar und/oder bereits in der Interaktion unter Beweis gestellt sind.

2.5 Sich fügend
Der Untersucher erlebt sich als aufmerksam und in deutlicher Weise wachsam gegenüber den Bedürfnissen, Wünschen und Ideen des Patienten. Er erlebt diese als irritierbar, fragil oder zumindest unausgereift und verspürt den Impuls, die mäßig ausgeprägten Ressourcen zu schonen und den Patienten nicht zu überfordern. Er fühlt sich dadurch unter Druck gesetzt, was zu unsicherer Zurückhaltung führen kann, sodass Klärungen, Konfrontationen oder allzu irritierende eigene Vorstellungen vermieden werden.

2.6 Unzufrieden unter Druck fühlend
Der Untersucher erlebt die Beziehung zum Patienten oder seiner Familie als derart brüchig und so wenig tragfähig, dass bereits geringste Irritationen zu einem als schädlich betrachteten Beziehungsabbruch führen können. Er vermeidet daher aktiv Klärungen und Konfrontationen, geht auf kritische Äußerungen ausweichend, rechtfertigend oder ignorierend ein und kann sich gegenüber fachlich wie subjektiv als

ungünstig oder inadäquat erscheinenden Wünschen und ggf. Forderungen des Patienten nicht abgrenzen. Dabei empfindet der Untersucher bei sich negative Affekte wie Selbstzweifel, Zweifel am Patienten, Ablehnung des eigenen Vorgehens. Er ist mit sich, dem Verlauf der Stunde und dem Patienten unzufrieden.

2.7 Sich missachtet fühlend und Widerwillen empfindend
Aggressivität, destruktive Ideen und Entwertungen dem Patienten und seiner Problematik gegenüber führen zu einer von Ärger und Missmutigkeit geprägten Stimmung und Haltung des Untersuchers. Aversive Impulse bis zum Ekel, der Wunsch nach Kontaktabbruch durch den Patienten oder zumindest nach vorzeitigem Ende der Stunde prägen die Interaktion und das Selbsterleben des Untersuchers.

2.8 Missmutig sich verschließend
Der Untersucher hört zwar zu oder spielt mit, erlebt bei sich aber ein Gefühl von Desinteresse oder Lustlosigkeit. Die Problematik erscheint als Bagatelle oder irrelevant bzw. zu fremdartig, um in der gemeinsamen Beziehung wichtig zu sein. Im Extremfall geht der Untersucher eigenen Ideen und Gedanken nach, ist emotional vom Patienten getrennt, lustlos gereizt oder will mit diesem Patienten überhaupt nichts zu tun haben.

Anleitung zur Einschätzungsebene C
Selbstbezüglicher Kreis

Einführung
Zentraler Fokus beim selbstbezüglichen Kreis ist die intrapsychische Situation und nicht – wie beim objekt- bzw. subjektgerichteten Kreis – die Interaktion. Dieser selbstbezügliche Fokus der Beobachtung zielt darauf ab, wie die Person sich selbst zum Gegenstand einer qualifizierenden Äußerung macht, d. h. wie sie mit sich selbst umgeht. Gleichsam aus der Position einer außenstehenden Person soll beurteilt werden, wie jemand mit sich selbst umgeht, beispielsweise lobend oder strafend. Die formulierten Items beziehen sich auf Kinder und Jugendliche.

Im übrigen gelten hier die bei der «Anleitung zur Einschätzungsebene A: Dyaden» gemachten Ausführungen: Die Beschreibung der Items entspricht einer gestalthaften Einheit; die Orientierung erfolgt an einem durchschnittlich zu erwartenden Verhalten bei Personen diesen Alters unter Berücksichtigung der Kontextvariablen.

Beim intrapsychischen Fokus ist es besonders wichtig, sich zu vergegenwärtigen, dass sich die Einschätzung an beobachtbaren Gegebenheiten oder Verhaltensweisen (Verhalten, Sprache, Mimik etc.) orientiert. Das beobachtete Verhalten ist als solches zu kodieren und nicht etwa Hypothesen bezüglich den dem Verhalten zugrunde liegenden intrapsychischen Phänomenen wie beispielsweise (abgewehrten) Triebimpulsen.

Anweisungen und Beispiele zu den einzelnen Items

Es sind jeweils die stärksten und deutlichsten Ausprägungen dargestellt (entspricht Kodierung 5). Bei geringerer Ausprägung sind entsprechend 2 bis 4 zu kodieren, bei Nichtvorhandensein 0.

1. Frei und sorglos

Das Kind verhält sich unbekümmert und spontan. Es nutzt bestimmte Möglichkeiten, lässt andere außer Acht. Dies kann auch bedeuten, dass es bestimmte Chancen oder Situationen nicht nutzt oder Konsequenzen nicht berücksichtigt.

Hohe Werte würde hier ein Kind bekommen, das (im Erstinterview) offen, aber ohne größere innere Anteilnahme über sich und seine Probleme berichtet (ohne sich um Fragen zu kümmern).

2. Zufrieden mit sich

Die Beobachtung nonverbaler Signale ist hier bedeutsam. Das Kind wirkt im Einklang mit sich selbst, erscheint ausgeglichen. Es finden sich positiv getönte Gefühlsäußerungen. Dieses Item wird hoch eingeschätzt, wenn ein Kind Freude zeigt, wenn ihm etwas gelingt und nicht weiter bekümmert ist, wenn ihm etwas misslingt.

3. Sich Genuss verschaffend

Das Kind genießt die Situation und hat Spaß daran. Es sucht sich das aus, was ihm gefällt oder gut tut.

Eine hohe Bewertung würde hier ein Kind bekommen, das voller Freude in ein Spiel vertieft ist, wie auch ein anderes, das deutlich Spaß oder Begeisterung im Kontakt mit dem Gegenüber zeigt. Die Interaktion selbst wird an anderer Stelle berücksichtigt (vgl. Einschätzungsebene A).

4. Für sich sorgend

Der Aspekt des Sorgens und Pflegens des eigenen Wohlergehens tritt hier in den Vordergrund. Es finden sich insbesondere in den nonverbalen Reaktionen Hinweise auf eine gewisse Anstrengung. Dieses Item wird hoch eingeschätzt, wenn das Kind etwas dafür tut – oder tun muss –, um sich wohl zu fühlen.

5. Sich kontrollierend

Dieses Item wird hoch eingeschätzt, wenn das Kind sich in der Situation sehr stark kontrolliert. Es achtet streng darauf, Normen und Regeln einzuhalten, und versucht, das Richtige zu tun. Eine niedrige Bewertung wird gegeben, wenn das Kind wenig Anstrengung unternimmt, seine Impulse, Affekte und Handlungen zu begrenzen und zu regulieren.

6. Sich Vorwürfe machend

Dieses Item wird hoch eingeschätzt, wenn das Kind eigene Äußerungen und eigene Verhaltensweisen in der Regel selbstkritisch und negativ konnotiert. Dies zeigt sich auch in nonverbalen Ausdrucksweisen, insbesondere der Mimik. Ärger wird gegen die eigene Person gerichtet. Neben Vorwürfen finden sich auch Selbstzweifel und Selbstentwertungen.

7. Sich quälend
Dieses Item wird hoch eingeschätzt, wenn Aggressionen sich gegen das Kind selbst richten. Dieses missachtet seine Grundbedürfnisse, überlastet und verausgabt sich. Es finden sich verbal deutliche Selbstentwertungen und massive Selbstvorwürfe bzw. Schuldzuweisungen, nonverbal autoaggressive Verhaltensweisen. Wenn das Kind sich im Selbsterleben immer rasch zum Opfer macht, führt dies ebenfalls zu einer hohen Kodierung.

8. Sich vernachlässigend
Dieses Item wird hoch eingeschätzt, wenn das Kind sich nicht darum kümmert, wie es sich fühlt und wie es ihm geht. Es gefährdet sich durch Leichtsinn und mangelnde Vorsicht. Die Wirkung nach außen bzw. auf andere wird nicht berücksichtigt. Aspekte der Kleidung/Körperhygiene können bei älteren Kindern/Jugendlichen hier gewisse Hinweise geben.

Anleitung zur Einschätzungsebene D: Triaden
Einführung
Triaden, die direkt beobachtet werden können, triadische Interaktionen aus der Anamnese und auch triadische Abläufe in symbolischen Szenen (Spiel und Testung) können eingeschätzt werden. Um diese Ebene einschätzen zu können, bedarf es eines anhaltenden Wechsels zwischen einem dyadischen und einem triadischen (2 + 1 oder 3) Gesichtspunkt der einschätzenden Person. Die Einschätzung der emotionalen Bezogenheit der Interaktionspartner, der Flexibilität im Wechsel von zwei zu drei und umgekehrt sowie der fiktiven Altersnorm für Zwei- und Dreisamkeiten stehen als Beurteilungskriterien zur Einschätzung im Vordergrund.

Die Beschreibungen pro Item sind hier fast ausnahmslos nicht in den verschiedenen Ausprägungen (z. B. 5) aufgeführt. Sie stehen für die typische Gestalt des Items und werden mit einer 5 kodiert, wenn sie die Triade dominieren. Wenn in der Triade keine oder maximal eine Beobachtung für ein Item zutreffen, wird hier eine 1 kodiert. Für eine Kodierung von 2 müssen mindestens zwei Beobachtungen vorliegen.

1. Es finden beliebige Besetzungswechsel im Beziehungsdreieck statt.
   Das beliebige und unvorhersehbare Ein- und Ausschließen eines Beziehungspartners aus der Dreisamkeit steht im Vordergrund. Es ist kennzeichnend für die interaktionalen Verläufe. Bei starker Ausprägung entspricht das Merkmal einer «chaotischen Dreisamkeit».

2. Die Bedürfnisse aller werden respektiert. Ein Dritter / eine Dritte ist interessiert auf die andern beiden bezogen.

Die Interaktionen finden hauptsächlich in dyadischer Form statt, wobei die dritte Person aber nicht ausgeschlossen wird. Es handelt sich zumeist um wechselnde Dyaden. Ein zugewandtes Interesse der dritten Person ist erkennbar.
Zum Beispiel sprechen Eltern miteinander und das Kind hört interessiert zu, dann haben vor allem Mutter und Kind Kontakt, was vom Vater aufmerksam verfolgt wird, und schließlich unterhalten sich Vater und Kind und die Mutter nimmt, obwohl sie in der Tasche nach etwas sucht, erkennbar am Inhalt des Gesprächs teil.

3. Rhythmisch wechselnd finden in der Triade liebevolle und lebendige Dialoge statt. Das Hauptkennzeichen hier ist der liebevolle und lebendige Affekt unter allen Beteiligten. Es kann sich um eine Aktivität aller zusammen handeln oder um wechselnd dyadische Interaktionen mit klarer positiv-emotionaler Zuwendung oder Einschluss der dritten Person. Es können durchaus Spannungen erkennbar werden. Diese sind aber von einem liebevollen Affekt getragen.

4. Der Dritte / die Dritte interessiert sich für die andern beiden. Er/Sie möchte und darf am Austausch Teil haben.
Es handelt sich um eine verhältnismäßig fixe überdauernde Dyade. Die dritte Person zeigt Interesse an der Interaktion der beiden anderen und kann dort einbezogen werden. Die beobachtbaren Affekte enthalten einen freundlichen Ton.
Beispielsweise sprechen Eltern miteinander, das Kind zeichnet für sich. Es verfolgt aber offensichtlich den Gesprächsablauf, wirft einmal auch etwas ein, was von den Eltern anerkennend aufgenommen wird. Das Kind fährt fort zu zeichnen und die Eltern unterhalten sich weiter.

5. Die Besetzungen im Beziehungsdreieck sind starr und werden mit Anstrengung aufrecht erhalten.
Ein überdauernd starres Interaktionsmuster mit wenig Affekten ermöglicht zwar wechselnde Dialoge, diese haben aber keinerlei Änderungen zur Folge und weisen die Qualität einer angestrengten Gleichbehandlung des Bestehenden auf. Zwanghaft bemüht, bleiben die Interaktionen von karger Emotionalität.

6. Der Dritte / die Dritte wird ausgeschlossen oder schließt sich selbst aus.
Das Ausschließen oder z. B. ein entsprechender Rückzug, Abwendung oder Verstummen der dritten Person haben einen mindestens leicht feindseligen, rigiden Charakter. Die ausgeschlossene oder sich ausschließende Person bleibt stets dieselbe.

7. Immer wieder wird eine Dritte / ein Dritter ausgeschlossen oder schließt sich selber aus.
Hier steht der aggressiv-feindselige Affekt der ausschließenden Dyade oder des sich selbst ausschließenden Individuums im Vordergrund. Kennzeichen ist weiterhin, dass unterschiedliche Interaktionspartner ausgeschlossen werden oder sich ausschließen.

8. Willkürlich und unberechenbar wird der/die eine oder andere ausgeschlossen oder schließt sich selbst aus.
Es vermag sich in diesem Fall keine stabile Triade auszubilden. Leicht gereizt und/oder enttäuscht zieht sich immer wieder eine der drei Personen aus der Interaktion zurück oder wird ausgeschlossen.

Spezifische Hinweise zur Befunderhebung

Die Beziehungsachse der OPD-KJ kann sowohl in der klinischen Praxis als auch in wissenschaftlichen Forschungsprojekten angewendet werden. Da Kinder und Jugendliche in der Praxis fast nie allein und losgelöst von ihrem familialen und sonstigen Beziehungsumfeld untersucht werden, ergeben sich sehr viele Beziehungskonstellationen, die beurteilt werden können und sollen. Da jeder dyadischen Beziehung vier Skalen zugrunde gelegt werden (jeweils objektgerichteter und subjektgerichteter Kreis für beide Beziehungspartner), zudem noch die Resonanz des Untersuchers, die Eltern-Kind-Konfiguration (Triade) als Ganzes und die selbstreflektiven Kreise beurteilt werden können, wirkt die Zahl der Skalen unüberschaubar.

Für den klinischen Alltag sollten diese Skalen modulartig angewendet werden, d. h. der/die Untersucher/in sollten den Ausschnitt des Beziehungsgefüges beurteilen, der ihnen gemäss ihrer Untersuchungskonstellation zugänglich ist. Ein Minimalstandard für die klinische Untersuchung besteht in der Untersuchung des Kindes und seiner beiden Eltern. Dies würde zu einem maßgeschneiderten Modul führen, in welchem das Kind in Bezug zu jedem seiner Eltern beurteilt wird, ebenso die Eltern in Bezug zum Kind sowie die Triade als Ganzes. Hierzu käme die Resonanz des Untersuchers zum Kind, zum Vater und zur Mutter und zur Familie als Ganzes sowie die selbstreflektiven Kreise für Kind, Vater und Mutter. Dieses klinische Grundmodul könnte dann noch ergänzt werden, je nachdem, ob Geschwister eine Rolle spielen oder andere wichtige Beziehungspersonen wie Großeltern etc. Der Kliniker wählt also die Beziehungsachsen aus, denen er sich in seiner Untersuchung zugewendet hat.

Anders sieht die Anwendung im Rahmen von wissenschaftlichen Forschungsprojekten aus. Hier müsste die Auswahl und Gestaltung der Module je nach Fragestellung maßgeschneidert und auch standardisiert werden. Jede untersuchte Person und jede untersuchte Familie müsste dann in einem standardisierten Set von Skalen beurteilt werden. Nur so kann man zu vergleichbaren Ergebnissen kommen, die statistisch ausgewertet werden können. Eine weitere Besonderheit wird es im Forschungsrahmen geben: Werden Untersuchungen auf Video aufgenommen, so kann es neben dem Untersucher/Untersuchten noch diejenige Person geben, die das Video anschaut und beurteilt (Einschätzer). Für eine solche außenstehende, «beobachtende» Person gäbe es dann noch zusätzliche Möglichkeiten: Sie kann die Resonanz des Untersuchers in Identifikation mit dem Untersucher beurteilen. Das würde bedeuten, dass sie einschätzt, wie sie sich anstelle des Untersuchers fühlen würde. Sie kann aber auch die Beziehung des Untersuchers zu den verschiedenen Personen wie Kind und Eltern «objektiv», d. h. von außen beobachtend einschätzen. Im klinischen Rahmen könnte diese Art der beobachtenden Einschätzung auch dem Supervisor zufallen.

Aspekte der empirischen Überprüfung

Die Ergebnisse erster systematischer Machbarkeits- und Reliabilitätsprüfungen sind bereits in die vorliegende Version der Beziehungsachse eingeflossen. In diesen Pilotstudien wurde das Augenmerk zunächst auf die Einschätzungsebene «Kind verhält sich gegenüber Untersucher» anhand von auf Video aufgezeichneten Erstinterviewsituationen ausgerichtet. Die Erstinterviews mit Kindern und Jugendlichen mit verschiedenen psychischen Störungen wurden von erfahrenen Klinikern durchgeführt und eingeschätzt. Die Rater wurden dabei gebeten, der Arbeitsgruppe aufkommende Widersprüche und Schwierigkeiten beim Einschätzungsprozess zurückzumelden. Diese Rückmeldungen flossen wiederum in die Verbesserung des Instruments ein.

In einer ersten systematischen Reliabilitätsuntersuchung, die aber immer noch als Pilotprojekt anzusehen ist, haben 20 kinderpsychiatrisch/psychologisch ausgebildet und erfahrene Kliniker 10 auf Video aufgezeichnete Erstinterviewsituationen eingeschätzt, nachdem sie ein Trainingsseminar der Beziehungsachse absolviert hatten. Sie wurden dabei aufgefordert, das Verhalten des Kindes gegenüber dem Untersucher anhand der jeweils 8 Skalen des objektgerichteten und des subjektgerichteten Kreises einzuschätzen. Da es sich hierbei um kontinuierliche Skalen (1 bis 5) handelt, wurde zur Beurteilung der Objektivität (Beurteilungsübereinstimmung) für jede Skala der entsprechende Intraclass-Korrelationskoeffizient (ICC n = 10, 20 Rater) berechnet. Dabei schnitten die verschiedenen Skalen unterschiedlich ab (niedrigster ICC .16; höchster ICC .80). Als Ergebnis dieser ersten Inter rater-Reliabilitätsstudie wurden zwei Tendenzen deutlich:

1. Die Einschätzungen der Skalen auf der horizontalen Achse der Affiliation (liebevoll/feindlich) führte zu höheren Beurteilerübereinstimmungen als die Skalen auf der senkrechten Achse der Interdependenz (Unabhängigkeit/Kontrolle).

2. Die Einschätzung der durch aggressive Affekte geprägten Verhaltensweisen führte zu einer höheren Übereinstimmung als die Einschätzung der durch positive Affekte geprägten Verhaltensweisen. So wies das Item 1.7 (feindselig behandelnd) einen ICC von .72 und das Item 2.7 (wütend im Kontakt) einen ICC von .80 auf, wogegen das Item 1.3 (liebevoll behandelnd) einen ICC von .46 und das Item 2.3 (freudig im Kontakt) einen ICC von .53 erreichte.

Diese Ergebnisse lassen sich folgendermaßen interpretieren: Grundsätzlich sind Affekte im Verhalten wichtige Merkmale, an welchen sich klinische Beurteilungen ausrichten. Die «affektfrei» konzeptualisierten Items der vertikalen Achse (Interdependenz) sind daher offenbar schwieriger einzuschätzen. Dass die Einschätzung der mit aggressiven Affekten verbundenen Verhaltenweisen höhere Übereinstimmungen aufweisen als solche mit positiven Affekten, mag daran liegen, dass Kliniker mehr geschult sind, normabweichendes, störendes Verhalten zu erfassen, und weniger darauf vorbereitet sind, libidinöse Tendenzen des Patienten wahrzunehmen. Zum anderen mag die inhärente Normierung, die ja jeder Skaleneinschätzung zugrunde liegt, im Bereich der positiven Affekte Mühe bereiten. Es ist für den Kliniker wohl gewohnter, einzuschätzen, ob ein Kind im Vergleich zu einer durchschnittlichen Erstinterviewsituation dem Untersucher gegenüber besonders aggressiv ist, als zu beurteilen, ob die in dieser Situation aufkommenden positiven Affekte für ein Erstinterview übermäßig stark oder übermäßig schwach ausgeprägt sind. Möglicherweise ist auch generell die Varianz positiver Affekte in einem Kontakt zu einer noch unvertrauten Person geringer als die Varianz aggressiver Affekte – zumindest bei klinisch auffälligen Kindern.

Aufgrund der Ergebnisse dieser ersten Reliabilitätsprüfung wurden einzelne Items und deren Anleitungen revidiert. Insbesondere bei der vertikalen Ebene der Interdependenz wurde versucht, die Items beobachtungsnah und operational zu formulieren und damit weniger anfällig für subjektive Interpretationen zu machen. Wie immer bei einer solchen Ausrichtung führt diese Einengung auf das Beobachtbare auch zu einer Einschränkung der Information, was aber im Sinne einer nachvollziehbaren Operationalisierung in Kauf genommen werden muss.

Das jetzt vorliegende Instrument der Beziehungsachse ist aus einer Fülle von theoretischen und klinischen Überlegungen heraus entstanden. Es ist einer ersten empirischen Überprüfung unterzogen worden, die erwartungsgemäß zu Anpassungen geführt hat. Als nächster Schritt soll die Beziehungsebene «Kind verhält sich gegenüber Untersucher» einer größeren Interrater-Reliabilitätsprüfung unterzogen werden, wobei dann auch andere Instrumente als Vergleich in das Design miteinbezogen werden können (z. B. CBCL (Achenbach, 1991), MAS (Remschmidt und Schmidt, 1994), Story-Stem-Narrative (Bretherton, I., Oppenheim, D. & Prentiss, C., 1990; von Klitzing, K., Kelsay, K., Emde, R. N., Robinson, J. & Schmitz, S., 2000)).

Grundsätzlich wird für weitere empirische Überprüfungen der Beziehungsachse ein stufenweises Vorgehen vorgeschlagen:

1. Konzentrierung auf eine Beziehungsebene im Sinne eines Moduls

2. Überprüfung der Machbar- und Anwendbarkeit der Skalen anhand auf Video aufgezeichneter klinischer Situationen. Gegebenenfalls Präzisierung des Glossars, ausgehend von den ersten Anwendbarkeitsstudien.

3. Intensives Training, sowohl theoretisch als auch praktisch

4. Überprüfung der Inter-Rater-Reliabilität durch Einschätzung einer größeren Zahl von auf Video aufgezeichneten klinischen Situationen durch gut trainierte Rater, evtl. auch Überprüfung der Test-Retest-Reliabilität

5. Validitätsprüfung durch Studien, in welchen andere klinische Instrumente einbezogen und mit der Beziehungsachse verglichen werden. Vergleich der Beziehungsachse mit anderen Achsen.

Achse «Konflikt»

Theoretischer Hintergrund

In der psychoanalytischen Theorie, insbesondere im Krankheitsmodell, nehmen Konflikte als Ursache psychischer Störungen eine zentrale Stelle ein (vgl. Loch, 1986; Mentzos, 1987). Psychodynamische (unbewusste intrapsychische) Konflikte sind unbewusste innerseelische Zusammenstöße entgegengerichteter Motivationsbündel, Strebungen oder Verhaltenstendenzen, z. B. der basale Wunsch nach Versorgung *und* der basale Wunsch, autark zu sein. Zeitlich überdauernde psychodynamische Konflikte im Sinne der OPD sind gekennzeichnet durch festgelegte Erlebnismuster eines Menschen, die in entsprechenden Situationen immer wieder zu ähnlichen Verhaltensmustern führen, ohne dass dies bewusst wäre. Sie sind dysfunktional, d. h. sie behindern die Entwicklung und stören das zwischenmenschliche Zusammenleben.

Für die Konzeptualisierung und Operationalisierung der psychodynamischen Konflikte für das Kindes- und Jugendalter sind diejenigen psychoanalytischen Theorien von besonderer Bedeutung, in deren Mittelpunkt Entwicklungsaspekte und Beziehungsaspekte stehen. Hier sind besonders die Objektbeziehungstheorien (O. F. Kernberg, 1975; Mahler et al., 1978; Winnicott, 1951, 1956, 1958), die Ergebnisse von Familiendiagnostik (Cierpka, 1996) und Familientherapie (Stierlin, 1970) sowie die Ergebnisse der Säuglingsbeobachtung und Säuglingsforschung (Stern, 1992; Lichtenberg, 1991) zu nennen. Dabei wurden u. a. folgende Elemente dieser Theorien bei der Konzeptualisierung der Konfliktachse herangezogen:

- die Hervorhebung der angeborenen psychischen Strukturen
- die Bedeutung der Integration der Persönlichkeit, welche die Verbindung der Konfliktachse mit der Strukturachse markiert
- die Bedeutung des Gleichgewichts zwischen Ich und Selbst
- die Hervorhebung des kreativen zielgerichteten Aspekts des Unbewussten
- die Erweiterung des Regressionsbegriffs sowie
- die grundlegende Bedeutung der frühen Erfahrung von Bindung und Lösung. Die Ergebnisse von Familiendiagnostik und Familientherapie belegen die besondere Bedeutung überdauernder intrapsychischer Konflikte von Elternpersonen für die Entwicklung von Kindern und Jugendlichen. Für die Verarbeitung von Konflikten ist vor allem Anna Freuds (1936) Systematisierung der Abwehrmechanismen heranzuziehen.

Zeitlich überdauernde intrapsychische Konflikte enthalten widerstreitende Erlebens- und Handlungsperspektiven, deren Integration nicht gelingt. Sie wirken sich hemmend auf die Entwicklung eines Kindes aus. Grundsätzlich enthalten intrapsychische Konflikte Themen, die in jeder menschlichen Entwicklung bewegt und bearbeitet werden, nicht jedoch in der hier gemeinten entwicklungshemmenden Ausschließlichkeit. Die Ausbildung eines intrapsychischen Konflikts bedeutet jedoch auch eine thematische Zentrierung, die prägenden Einfluss auf eine Lebensgeschichte hat. Konflikt, Struktur und Beziehung sind in der psychoanalytischen Theorie keine voneinander unabhängigen Konstrukte. Konflikte werden durch das ihnen zugrunde liegende Integrationsniveau der Struktur bestimmt und bilden sich in charakteristischen Beziehungsepisoden ab. Die Ausbildung eines intrapsychischen Konflikts wird moduliert durch das Integrationsniveau der psychischen Strukturen. Bei einer fragmentierten, desintegrierten psychischen Struktur kann keine Zentrierung auf ein Konfliktthema mehr erfolgen. Ebenso kann kein Konfliktthema ausgestaltet werden, wenn die entwicklungsbedingten Voraussetzungen noch nicht gegeben sind.

Es ist davon auszugehen, dass sich überdauernde intrapsychische Konflikte in einer *Stufenfolge* entwickeln. Über sich wiederholende Interaktionsabläufe werden kognitiv und affektiv komplexe innere Muster aufgebaut, die kontinuierlich abgeglichen und erweitert werden. Innere, vom realen interaktiven Geschehen abgelöste, evozierbare Muster von Beziehung können nach derzeitigem Kenntnisstand erst mit der Entwicklung von Symbolisierung und Phantasie entstehen (Winnicott, 1958; Streeck-Fischer, 1999). Hierbei handelt es sich um erste innerpsychische Vorstellungen vom Objekt und Selbst, die konflikthaft sein können, aber erst sicher überdauern werden, wenn die konfliktzentrierten interaktiven Angebote im Kontext wichtiger Beziehungen weiter erfolgen. Die Disposition der Kinder scheint dabei zu entscheiden, ob es zu einer frühen, wenig flexiblen Konfliktausprägung kommt oder eine vorhandene Flexibilität auch Korrekturen zulässt. Es ist zu vermuten, dass sich Konflikte intrapsychisch konstellieren, wenn Bedürfnisse von den wichtigen Bezugspersonen eines Kindes unangemessen, unzureichend oder übermäßig aufgenommen und befriedigt werden. Demnach können innere überdauernde Konfliktvorläufer ab dem zweiten Lebensjahr vorhanden sein.

Die überdauernden intrapsychischen Konflikte, die in den verschiedenen Lebensaltern eines Kindes oder Jugendlichen diagnostiziert werden, sind jedoch nicht ausschließlich auf frühe Störungen von Bedürfnissen und Motivationen eines Kindes zurückzuführen. Ihre Entstehung ist abhängig von dem Kräfteverhältnis zwischen den jeweiligen Adaptation fordernden Lebensbedingungen einerseits und kindlichen Bedürfnissen und Motivationen andererseits.

Von den überdauernden intrapsychischen Konflikten zu unterscheiden sind Aktualkonflikte oder äußere Konflikte, die sich zwischen Eltern und Kindern abspielen und im Jugendalter besonders häufig sind. Mit Beginn der Pubertät nehmen die äußeren Konflikte in der Interaktion zwischen Eltern und Jugendlichen, die nicht notwendigerweise dysfunktional sind, zu (Smetana, Yau & Hanson, 1991), wobei in aller Regel höhere Konfliktraten mit der Mutter als mit dem Vater berichtet werden. Die höchste Rate von Konflikten ist in der Mutter-Tochter-Dyade zu beobachten (Seiffge-Krenke, 1997). Einhergehend mit der zunehmenden Verselbstständigung und der wachsenden Ebenbürtigkeit in der Beziehung erfolgt dann in der mittleren bis späten Adoleszenz eine deutliche Abnahme an Eltern-Jugendlichen-Konflikten (Baumrind, 1991).

Während die frühen entwicklungspsychologischen Ansätze die Eltern-Jugendlichen-Konflikte durchweg negativ beurteilten und von einer unüberwindbaren «Generationen-Kluft» sprachen, belegt die neuere empirische entwicklungspsychologische Forschung auch die *entwicklungsfördernde Funktion* dieser Eltern-Kind-Konflikte («ohne Konflikte keine Fortentwicklung») sowie ihre Universalität. Gegenwärtig wird weniger die Tatsache von Eltern-Kind-Konflikten als solche bewertet, sondern ihre relative Häufigkeit. Die einzigen Unterschiede, die man nämlich zwischen Familien mit klinisch auffälligen Kindern und Jugendlichen und Familien mit klinisch unauffälligen Kindern und Jugendlichen fand, war die Häufigkeit von Konflikten. Die Konfliktrate in diesen klinisch auffälligen Familien lag bis zu 7-mal höher als in Normalpopulationen.

In seiner Zusammenfassung von 60 Jahren Familienforschung kommt Montemayor (1986) zu dem Schluss, «that parents and adolescents quarrel since decades about chorus, dishes, and galoshes» S. 29). Auch wenn sich diese empirischen Untersuchungen nur selten auf psychoanalytische Konzepte beziehen, weisen die großen Ähnlichkeiten in den Konfliktanlässen sowie deren enorme zeitliche Stabilität darauf hin, dass hinter diesen Aktualkonflikten überdauernde intrapsychische Konflikte stehen. In der Regel stellen die oben beschriebenen äußeren Konflikte den Anlass für eine Vorstellung dar; es sind jedoch die dahinter stehenden, zeitlich überdauernden intrapsychischen Konflikte, die die Entwicklung behindern und daher eine Behandlung erfordern.

Für die Diagnostik der OPD-KJ sind folgende *Themen* intrapsychischer Konflikte relevant:

- Abhängigkeit versus Autonomie
- Unterwerfung versus Kontrolle
- Versorgung versus Autarkie
- Selbstwertkonflikte (narzisstische Konflikte, Selbst- versus Objektwert)
- Loyalitätskonflikte (Schuld- und Über-Ich-Konflikte)
- Ödipale Konflikte
- Identitätskonflikte (Identität versus Dissonanz)

Wie bereits beschrieben enthalten zeitlich überdauernde intrapsychische Konflikte gegensätzliche Erlebnis- und Handlungsperspektiven, deren Integration nicht gelingt. Dies ist auch der Grund, warum diese Konflikte als dysfunktional und nicht etwa als entwicklungsfördernd betrachtet werden. Was die Verarbeitung dieser zeitlich überdauernden intrapsychischen Konflikte angeht, werden zwei Modalitäten beschrieben: In jedem Konfliktbereich werden ein *passiver* und ein *aktiver* Modus des Konflikterlebens und der Konfliktverarbeitung voneinander unterschieden. Der aktive Modus liegt etwa dann vor, wenn kontraphobische Abwehr und Reaktionsbildung überwiegen. Beim passiven Modus überwiegen regressive Abwehrhaltungen. Die Feststellung eines aktiven oder passiven Modus stellen Prototypen dar, in der klinischen Realität finden sich häufig Mischtypen.

Operationalisierung

Abhängigkeit versus Autonomie

Es geht hierbei um die existentielle Bedeutung von Bindung und Beziehung. Die Entwicklung eines Kindes kann nur im Austausch mit seiner psychosozialen Umwelt erfolgen und nur im Beziehungskontext verstanden werden. Die Erfahrung physischer und psychischer Einzigartigkeit und Integrität bildet sich im Laufe einer gesunden Entwicklung heraus und ermöglicht dem Kind die Etablierung von flexiblen und wechselseitigen Beziehungen, in welchen es die Polarität der Wünsche nach Abhängigkeit und Autonomie miteinander zu vereinbaren vermag. Entsprechend ihrem Entwicklungsverlauf befinden sich alle Kinder in einem Spannungsfeld zwischen altersbedingten Abhängigkeiten und der Bewältigung notwendiger Entwicklungsschritte bis zur Ausbildung eines erwachsenen Selbst.

Die Bedeutung der emotionalen Verfügbarkeit der Bezugsperson und des affektiven Austauschs mit dem Kind für den Aufbau psychischer Struktur (insbesondere der Objektkonstanz) wird u. a. von Mahler et al. (1978) und Jacobson (1978) beschrieben und findet ebenfalls Eingang in Sterns (1992) Arbeiten zum Konzept der generalisierten Interaktionsrepräsentationen (RIGs) und des Selbstempfindens. Winnicott sieht eine ausreichend gute Bemutterung und die haltende Funktion der Mutter als Grundlagen der sicheren Bindungserfahrung, welche die Fähigkeit zum Alleinsein ermöglicht (Winmiott 1956; 1958).

Abhängigkeit und Autonomie sind antagonistische Interessen im menschlichen Erleben, die schon von Balint (1937, 1960, 1961) als Grundlage von Beziehungsgestaltung typologisierend mit den Begriffen oknophil und philobatisch beschrieben wurden. Ein Autonomie-Abhängigkeits-Konflikt als lebensbestimmendes Thema sollte nur dann diagnostiziert werden, wenn er alle anderen Konflikte überragt und seine Zuordnung eindeutig ist. Er liegt nicht vor, wenn die Kinder und Jugendlichen zu flexiblen und wechselseitigen Beziehungen in der Lage sind und diese vertiefen können. Hier geht es um den Grundbestand emotionaler Selbstständigkeit innerhalb einer Beziehung und die durch Nähe und/oder Distanz ausgelöste Angst. Bei der Einschätzung dieses Konflikts muss die Funktionalität oder Schwere der Beeinträchtigung berücksichtigt werden.

Im Zusammenhang mit Vorstufen für diesen Konflikt sollten Eltern und die sozialen Bedingungen beachtet werden, die beim Streben nach Zugehörigkeit und Zärtlichkeit in der frühesten Entwicklungsphase Störungen verursacht haben. Eine zweite vulnerable Phase liegt in der Adoleszenz beim Streben nach einer exklusiven sexuellen Beziehung.

Passiver Modus
Gekennzeichnet ist die passive Position durch eine erlebensbestimmende Angst vor Trennung und Einsamkeit. Es resultiert eine Suche nach engen dauerhaften Beziehungen, demzufolge eigene (Autonomie-) Wünsche nur unzureichend wahrgenommen werden. Selbstabgrenzung, eine eigene Meinung, ein konturiertes Auftreten fallen diesen Kindern und Jugendlichen schwer, da sie die Möglichkeit/Zahl der Beziehungsangebote einschränken. So vermitteln diese Kinder und Jugendlichen häufig in der Untersuchung ein sehr undifferenziertes Bild und wirken zu jung für ihr Alter. Selbstständigkeit und Übernahme von Verantwortung wird vermieden. Im Mittelpunkt des Selbsterlebens stehen Hilflosigkeit, das Gefühl, nicht alleine sein zu können, und später die Sehnsucht nach einer ausschließlichen, engen Freundschaft, die angstbindende Funktionen hat. In der Gegenübertragung stellen sich Sorge und Mitleid angesichts der Unselbständigkeit dieser Kinder und Jugendlichen ein. Der Leitaffekt ist die durch Trennung/ Distanz ausgelöste Angst.

Aktiver Modus
Gekennzeichnet ist die aktive Position durch Angst vor Nähe und Vereinnahmung. Es resultiert ein ständiges Streben nach Selbstständigkeit und dem Aufbau einer übersteigerten emotionalen Unabhängigkeit. Eigene Bedürfnisse nach Anlehnung und Zärtlichkeit werden unterdrückt. Im Selbsterleben schildern sich diese Kinder und Jugendlichen als unabhängig und aktiv. Ihr Motto könnte lauten: «Ich brauche niemanden, am besten, ich verlasse mich nur auf mich selbst.» Nur selten spüren sie das Verlangen nach mehr Nähe. In der Untersuchung präsentieren sie sich unabhängig und auf sich zurückgezogen. In der Gegenübertragung stellen sich neben Sorge auch Rat- und Hilflosigkeit ein angesichts ihrer Distanz wahrenden Haltung oder mangelnden Kooperationsbereitschaft. Leitaffekt ist die durch Nähe ausgelöste Angst.

Altersstufe 1 (2 bis 5 Jahre)

Es besteht eine partielle Unabhängigkeit und die Möglichkeit, Beziehungen mitzugestalten aufgrund der motorischen Entwicklungsfortschritte und des Herauswachsens aus der Pflegesituation. Psychische Probleme zeigen sich bei Trennung und in Anwesenheit Fremder. Beziehungen stehen unter dem Eindruck des widersprüchlichen Erlebens von Nähe und Distanz. Bedeutsam ist die elterliche Haltung gegenüber dem Autonomiestreben des Kindes (z. B. überprotektiv-ängstlich oder wenig Anteil nehmend, vernachlässigend). Hinweise sind Unselbständigkeit, anklammerndes Verhalten und Protest/Angst bei Trennungen sowie sozialer Rückzug und Pseudounabhängigkeit.

Passiver Modus
1. In der *Familie* sind diese Kinder oft brav und umgänglich. Die in diesem Alter üblicherweise zu beobachtenden Entwicklungsschritte, z. B. in zunehmenden Maße die Trennung von den Eltern zu verkraften, fremde Umgebung zu explorieren oder Dritte zu integrieren, ist auffällig verzögert. Bei neuen Anforderungen (alleine zu Hause bleiben, Eintritt in den Kindergarten) treten Trennungsangst und Somatisierungstendenzen auf.
2. Im Kontakt zu *Gleichaltrigen* fallen diese Kinder durch Zurückhaltung und Unauffälligkeit auf: Sie finden sich in die Kindergruppe unter Zurückstellung der eigenen Wünsche ein. Diese Kinder vermitteln den Eindruck von Unselbständigkeit und bewegen in der Regel andere, ihnen zu helfen. Dies kann mit ausgeprägter Hinwendung zu erwachsenen Bezugspersonen einhergehen.
3. Im *Kindergarten* zeigen sich diese Kinder oft belastet durch die Trennung von den Eltern und überfordert im eigenständigen Handeln. Sie sind überangepasst und ordnen sich langsam in die Gruppe ein. Erwachsene Bezugspersonen sind das Ziel ihrer ausgeprägten Bindungswünsche. Günstige Gruppenkonstellationen lassen das gefahrlose Ausleben von Autonomiewünschen zu, und die Kinder bleiben weitgehend unauffällig.
4. *Besitz* ist für diese Kinder nur dann bedeutsam, wenn er hilft, Beziehungen zu erhalten.
5. Das *Freizeitverhalten* dieser Kinder entspricht häufig den Vorstellungen der Eltern und sie lassen Initiative zur Eigengestaltung vermissen. Oftmals bevorzugen sie den Kontakt zu jüngeren Kindern. Es werden Möglichkeiten mit Ein- und Unterordnung in Gruppenaktivitäten bevorzugt.
6. *Krankheit*, die nicht mit einer Trennung von Bezugspersonen verbunden ist, geht häufig mit ausgeprägter Regression einher und beinhaltet einen hohen sekundären Krankheitsgewinn. Bei diesen Kindern können jedoch längere krankheitsbedingte Trennungen von den Bezugspersonen eine besonders schwere Belastung darstellen. Sie reagieren mit großem Heimweh und starkem Trennungsschmerz.

Aktiver Modus
1. In der *Familie* fallen diese Kinder früh aufgrund ihrer Selbstständigkeit auf. Konflikte mit den Eltern entzünden sich vor allem bei der Verrichtung alltäglicher Aufgaben, bei denen sie aufgrund ihres Alters von der Hilfestellung der Eltern abhängig sind und waren (zur Toilette gehen, essen, Körperhygiene, etc.).
2. Die Kontakte zu *Gleichaltrigen* werden wenig gesucht. Im Extremen verhindert die Angst vor Nähe das spielerische freie Einfinden in eine Kindergruppe.
3. Im *Kindergarten* zeigen die Kinder auffällig wenig Belastung durch die Trennung von den Eltern. Wünsche nach Nähe werden trotz ihrer distanzierten Grundhaltung immer wieder deutlich. Hier besteht im Gegensatz zur Familie die Möglichkeit, Bedürfnisse nach Nähe unbefangener zuzulassen, da diese Beziehungen weniger exklusiv sind.

4. In diesem Alter sind die Kontakte häufig gegenstandsvermittelt (z. B. gemeinsam Ball spielen), und Unabhängigkeit zeigt sich auch im *Besitz*. Im Allgemeinen werden diese Kinder jedoch auf *Spiel*materialien zurückgreifen, welche sie alleine nutzen können (Lego spielen, Puzzle, Modellbau, Sammeln).
5. Die Kinder können sich in der *Freizeit* ausdauernd und kreativ alleine beschäftigen, zeigen jedoch Schwierigkeiten im Einbeziehen von Spielkameraden.
6. *Krankheit* kann einen Einbruch des Gefühls der eigenen Autonomie bedeuten und verbunden sein mit Rückzug und «stillem Leid». Je nach Ausprägung des Konflikts, sind mangelnde Krankheitseinsicht und wenig Akzeptanz der damit einhergehenden Restriktionen zu beobachten.

Altersstufe 2 (6 bis 11 Jahre)

Der um die emotionale Abhängigkeit/Unabhängigkeit kreisende Konflikt lässt sich nun gut anhand der Beziehungsgestaltung beschreiben. In dem neu zu erschließenden Leistungsbereich finden Kinder im aktiven Modus die Möglichkeit, die nur zurückhaltend und oberflächlich gestalteten Beziehungen zu kompensieren und sich ihre Selbstständigkeit zu beweisen. Sie stehen sozial oft etwas abseits, äußern aber kaum Bedürfnisse nach mehr Freundschaften. Sie präsentieren sich dem Untersucher pseudounabhängig. Im passiven Modus wirken diese Kinder zu jung für ihr Alter und werden von Eltern oder Lehrern nicht mit derselben Entschiedenheit an altersangemessene Aufgaben herangeführt. Da sie Erwachsenen und Gleichaltrigen kaum etwas entgegensetzen, wirken sie oft unauffällig und sie stellen unsicher die eigenen Bedürfnisse zurück. Der Schuleintritt und Übernahme neuer Verantwortlichkeiten bedeutet für sie eher eine Konfliktverstärkung.

Passiver Modus
1. Diese Kinder benötigen häufig altersunangemessene Unterstützung durch die Eltern und ordnen ihre Tagesgestaltung der Teilnahme an *familiären* Aktivitäten oder der gemeinsam verbrachten Zeit mit der bedeutenden Bezugsperson unter (z. B. mit der Mutter einkaufen gehen, obwohl es Spielangebote von Gleichaltrigen gibt, welche dann abgewertet werden als «zu langweilig»). Aufgrund der in Folge abnehmenden Kontakte zu Gleichaltrigen wird ihr Anspruch gegenüber den Eltern größer, die Beziehungssicherheit aufrechtzuerhalten.
2. Diese Kinder wirken in ihrer Beziehungssuche zu *Gleichaltrigen* zurückhaltend und unsicher. Intensive Bindungswünsche mit Suche nach sicher erlebten Beziehungen zu Einzelpersonen/Erwachsenen werden deutlich. Sie passen sich der Mehrheit an, um ihre Akzeptanz nicht zu gefährden und ein Alleinsein zu vermeiden.
3. Diese Kinder werden oft als brave, überangepasste *Schüler* geschildert. Sie setzen ihre eigenen Bedürfnisse nicht durch und werden häufig für ein ausgesprochen gutes Sozialverhalten im Rahmen von Gruppenarbeiten und gestellten Aufgaben gelobt. Bei jüngeren Kindern fällt eine starke Bezugnahme zum Klassenlehrer/Klassenlehrerin auf. Je nach sozialem Umfeld verhalten sie sich leistungsbezogen und konform.

4. Der Stellenwert des *Besitzes* nimmt in dieser Altersgruppe eine nachrangige Position ein.
5. Das *Freizeitverhalten* dieser Kinder entspricht häufig den Vorstellungen der Eltern und sie lassen Initiative zur Eigengestaltung vermissen. Das Mitlaufen ist wichtiger als die Verwirklichung eigener Bedürfnisse.
6. *Krankheiten* schaffen die Möglichkeit zur Regression und zum Ausleben verstärkter Bindungswünsche. Längere krankheitsbedingte Trennung von den Bezugspersonen kann jedoch für jüngere Kinder eine besonders schwere Belastung darstellen, auf welche sie mit großem Heimweh und starkem Trennungsschmerz reagieren.

Aktiver Modus
1. Häufig zeichnen sich diese Kinder im *familiären* Zusammenleben durch ihre emotionale und soziale Zurückgezogenheit und ihre anscheinende emotionale Teilnahmslosigkeit aus. Bezugspersonen erleben, dass sie nicht wissen, was in ihren Kindern vorgeht.
2. Diese Kinder zeigen wenig Interesse an der Beschäftigung mit *Gleichaltrigen*, sie sind Einzelgänger. Für die jüngeren Kinder dieser Altersgruppe stellt der Kontakt zu Gleichaltrigen weniger Einschränkung der Autonomie dar und mag deshalb auch weitgehend unproblematisch erscheinen.
3. Je nach Begabungsstruktur entdecken diese Kinder den Leistungsbereich *Schule* für sich, sind motiviert und ehrgeizig. Er stellt einen Ausgleich zu den nur oberflächlich gestalteten Beziehungen zu Mitschülern und ihre mangelnde Teilnahme in der Gruppe dar. Schwierigkeiten können sich an Anforderungen zur Kooperation und Gruppenarbeit entzünden.
4. Der Stellenwert des *Besitzes* nimmt in dieser Altersgruppe eine nachrangige Position ein.
5. Im *Freizeitbereich* mag es für diese Kinder schwierig sein, sich in Gruppen einzufinden. So bevorzugen sie z. B. Einzelsportarten gegenüber Mannschaftssportarten. Versuche, die Sozialkontakte der Kinder, z. B. durch Eintritt in einen Verein, zu fördern, schlagen oft fehl. In der Regel können die Kinder sich gut alleine beschäftigen. Auch in diesem Bereich besteht die Möglichkeit, durch intensive Beschäftigung die Schwierigkeiten bei der Beziehungsgestaltung teilweise zu kompensieren.
6. *Krankheit* bedeutet Einschränkung der Autonomie. Diese Kinder versuchen, ihre Hilfsbedürftigkeit vor sich und anderen zu verleugnen / zu überspielen. Im Falle einer nicht zu umgehenden Konfrontation, z. B. durch Behandlungsauftrag seitens der Eltern, reagieren diese Kinder mit Unverständnis.

Altersstufe 3 (12 Jahre und älter)

Die zunehmende Fähigkeit zur Selbstreflexion bedingt eine intensive Auseinandersetzung mit dem Thema Nähe und Distanz zu anderen Menschen. Um die in der Pubertät andrängenden Bedürfnisse nach Sexualität und Nähe realisieren zu können, sehen sich die Jugendlichen gezwungen, mit anderen in Beziehung zu treten. Der Körper mag im passiven Modus als Möglichkeit entdeckt werden, Nähe herzustellen und aufrecht zu erhalten. Im aktiven Modus können körperliche Bedürfnisse auch als bedrohlich für die emotionale Unabhängigkeit erlebt werden. Dies kann die Annahme der pubertären Entwicklung erschweren. Gerade für die Nähe vermeidenden Jugendlichen bedeutet dies eine extreme Konfliktverstärkung. Die abhängigen Jugendlichen sehen sich angesichts der Entwicklungsaufgaben überfordert. Hinweise sind im passiven Modus die geschilderte Sehnsucht nach einer ausschließlichen, engen Freundschaft bei eigener Unselbständigkeit und dem Gefühl, alleine überfordert und hilflos zu sein. Als Auslöser akuter Symptomatik sind häufig Trennungserlebnisse zu eruieren. Im aktiven Modus stehen Unsicherheit oder Rückzug im Mittelpunkt. Die aufgrund der Pubertätsentwicklung aufgenommenen Beziehungen erleben sie als unbefriedigend.

Passiver Modus
1. Innerhalb der *Familie* drücken diese Jugendlichen kaum Auflehnung gegen die elterlichen Erziehungsnormen aus, sie bleiben Mutter-Sohn bzw. Mutter-Tochter. Im Extremen verspüren diese Jugendlichen eine Trauer über das Älterwerden und versuchen, durch Manipulationen, z. B. Krankheit oder Selbstgefährdung, die Nähe der familiären Beziehung aufrechtzuerhalten.
2. Sie partizipieren kaum an ersten pubertären Beziehungswünschen. Die Anbahnung neuer *Freundschaften* wird aus Unsicherheit vermieden. In der fortgeschrittenen Adoleszenzentwicklung verbinden sie mit einer Partnerschaft die Erfüllung ihrer Abhängigkeitswünsche. Der Körper kann bei älteren Jugendlichen als Möglichkeit entdeckt und eingesetzt werden, Beziehungen zu erhalten.
3. Die Jugendlichen haben in der *Klassengemeinschaft* bzw. im Betrieb meist eine nachgeordnete Rolle, ohne dass dies mit beruflicher oder schulischer Insuffizienz einhergeht. Da sie ihre eigenen Bedürfnisse häufig nicht wahrnehmen und durchsetzen, mögen sie durch ein ausgesprochen gutes Sozialverhalten auffallen. Schulwechsel oder Abschluss der Schulzeit stellen besondere Belastungen dar.
4. Kauf von Kleidung, Modeartikeln und anderem Besitz unterliegt hohen Konformitätsansprüchen und erfolgt demzufolge wenig spontan.
5. Im *Freizeitbereich* werden Möglichkeiten mit vorgegebenen Strukturen in Gruppenaktivitäten bevorzugt. In ihrem Freizeitverhalten wirken diese Jugendlichen wenig lustorientiert und spontan. Häufig bestehen verplante Nachmittage, die einen sicheren Ablauf und Gruppenzugehörigkeit garantieren. Sie bevorzugen Mannschaftssportarten gegenüber Einzelsportarten
6. Im *Krankheitsfall* finden diese Jugendlichen die Möglichkeit zur gerechtfertigten Abhängigkeit. Regression und Stagnation des Gesundungsprozesses sind die Folge. Die Krankenrolle wird häufig gerne eingenommen und kann auch eingesetzt werden, um elterliche Sorge und Aufmerksamkeit zu binden.

Aktiver Modus
1. Diese Jugendlichen suchen die schnelle Lösung von den bestehenden Abhängigkeiten in der Familie. Die forcierte Selbstständigkeit steht einer inhaltlichen Auseinandersetzung mit elterlichen Wertvorstellungen entgegen, und so werden diese entweder häufig übernommen oder völlig abgelehnt, ohne dass ein Austausch zwischen den Eltern und den Jugendlichen stattfindet.
2. In der Beziehung zu *Gleichaltrigen* wird eine ausgeprägte Unabhängigkeitsposition angestrebt. Unter dem Eindruck der pubertätsbedingten Veränderungen mögen diese Jugendlichen Kontakt zu Gleichaltrigen suchen und diese zugleich als gefährlich und vereinnahmend erleben. Die Jugendlichen berichten, schnell das Interesse an der Aufrechterhaltung einer Beziehung zu verlieren.
3. *Schule* bzw. Lehre ist Raum für Lernen, weniger sozialer Begegnungspunkt. Kooperation und Gruppenarbeit fällt ihnen schwer. Diese Jugendlichen sind leistungsbezogen, ehrgeizig oder zeichnen sich oft auf einem Gebiet besonders aus. Regeln und Leistungsansprüche können aber auch als Einschränkung erlebt und offen angegangen werden. Hier mag sich auch eine Auseinandersetzung mit elterlichen Wertvorstellungen stellvertretend abzeichnen.
4. Finanzielle Abhängigkeiten können das Verhältnis zu den Eltern belasten, auch die finanzielle Eigenständigkeit kann als Basis der forcierten Selbstständigkeit angesehen werden. Im Allgemeinen hat der *Besitz* jedoch kaum Bedeutung für diesen Konflikt.
5. Gruppenzugehörigkeit wird meist abgelehnt. In der *Freizeit* bevorzugen sie Einzelsportarten mit hohem Konkurrenzdruck und klar definierten Leistungsanforderungen gegenüber Mannschaftssport (z. B. Ballett, Schwimmen, Leichtathletik). Weltanschauungen mit dem Ideal der Unabhängigkeit und Absolutheitsansprüche erleichtern eine Abgrenzung, und unbewusst kann mit Erreichen eines übergeordneten Zieles eine ungefährliche Verschmelzung phantasiert werden.
6. *Krankheit* bedeutet Einschränkung der Autonomie. Dies kann durch fehlende Krankheitseinsicht und Bagatellisieren der Schwere der Symptomatik Ausdruck finden. Hilfsangebote von Ärzten oder Eltern werden als Einmischung abgelehnt.

Unterwerfung versus Kontrolle

Macht und Ohnmacht sind bestimmend für die menschlichen Begegnungen. Das Bedürfnis, sich der Welt zu bemächtigen, ist grundlegend. Die Psychoanalyse versucht in den Begriffen Triebbeherrschung (A. Freud, 1969) und Anpassung (Hartmann, 1975) die Entwicklung des Menschen mit seinem Bedürfnis der Weltbemächtigung zu fassen. Beim Konflikt zwischen Unterwerfung versus Kontrolle geht es um die Entwicklung innerpsychischer Steuerung egozentrischer (zentripetaler; Riemann, 1961) und nomozentrischer (zentrifugaler; Riemann, 1961) Bedürfnisse und Kräfte (Intentionen).

Selbst- und Fremdkontrolle entwickeln sich mit der zunehmenden motorischen und kognitiven Reifung des Kindes im Wechselspiel mit den gewährenden und bestimmenden Interaktionen der Erziehungsperson. Wie alle Entwicklungslinien zieht sich Unterwerfung versus Kontrolle durch die gesamte Entwicklung, erfährt aber ihren ersten prägenden Entwicklungshöhepunkt im Alter von 2 bis 5 Jahren. Der Grundkonflikt kreist um die Auseinandersetzungen «Gehorsam/Unterwerfung» versus «Kontrolle (Machtausübung) / Sich-auflehnen». Verhaltensnormen werden zunehmend internalisiert. Die Konflikthaftigkeit ist umso ausgeprägter, je rigider bzw. je gewährender die familiären und gesellschaftlichen Regeln sind. Spannungen treten in der ersten Konfliktphase im Wesentlichen interpersonell auf (Unterwerfung versus Auflehnung) und erst mit Abschluss der Reifung intrapsychisch (Spontaneität versus rigide innere Werte und Regeln). Dementsprechend finden sich je nach Entwicklungsphase unterschiedliche Affekte. Bei den interpersonellen Konflikten und Konfliktvorläufern überwiegen Ärger, Wut und Furcht. Nach Abschluss der Internalisierung treten komplexe Affekte wie Scham, Schuld und Angst hinzu.

Unter den Vorstufen für diesen Konflikt sind Eltern besonders zu beachten, die aufgrund eigener innerer konflikthafter Bedingungen eine Haltung des Gewährenlassens, sich dem Kinde Fügens oder des extremen Kontrollierens und Unterwerfens an den Tag legen. Konflikthafte Störungen können aber auch vorwiegend von Seiten des Kindes ausgehen, wenn dieses motorisch sehr expansiv ist.

Passiver Modus
Die Kinder wirken übermäßig gefügig, zurückgezogen und kontrolliert. Sie folgen brav, in der Regel ohne Widerrede und verhalten sich in fast allen Beziehungen pflichtgebunden. Aufgrund ihrer Unauffälligkeit besteht die Gefahr, dass sie in den Hintergrund treten. In der Untersuchung sind sie fügsam, bringen wenig eigene Ideen ein und versuchen, es dem Untersucher recht zu machen. Ihr Widerstand wird in Fehlhandlungen und Haltungen deutlich, zum Beispiel Trödeln, Schlampigkeit, Vergesslichkeit, u. a. Ihr Selbsterleben ist geprägt von dem Gefühl, unterworfen und kontrolliert zu werden. Leitaffekte sind Furcht und Angst. In der Gegenübertragung können sich Schuldgefühle und Ärger einstellen.

Aktiver Modus
Hier finden wir Kinder, die ein ständiges Aufbegehren gegen Einschränkungen, Pflichten und Kontrolle zeigen, ja regelhaft dagegen rebellieren. Sie wirken einerseits beherrscht, andererseits ungeduldig fordernd. Andere Personen sollen sich den eigenen Wünschen fügen und ihr Verhalten bestimmen lassen. In der Untersuchungssituation versuchen sie zu dominieren und zu bestimmen. Die Erfüllung von Anforderung verweigern sie, wenn ihr Konflikt berührt wird. Ihr Selbsterleben ist geprägt von der Vorstellung, sich ständig behaupten und für Ordnung sorgen zu müssen. In der Gegenübertragung kann Ärger entstehen sowie ein Bestreben, dem Konflikt auszuweichen. Leitaffekte sind Trotz, Ärger, Wut.

Altersstufe 1 (2 bis 5 Jahre)

Es besteht eine partielle Unabhängigkeit und Möglichkeit, Beziehungen mitzugestalten. Die Kinder haben im gewissen Umfang die Wahl, ob sie sich in interpersonellen Konflikten unterwerfen oder behaupten wollen. Ein Überwiegen des passiven Modus (fehlende Trotzphase) muss in diesem Alter eher als ungünstig angesehen werden. Hinweise auf einen internalisierten entwicklungshemmenden Konflikt sind ängstlich devotes, überangepasstes oder verweigerndes Verhalten bzw., bei aktivem Modus, übermäßig ausgeprägte und häufige interpersonelle Konflikte mit subjektivem Erleben von Aussichtslosigkeit und Verzweiflung sowie der Versuch, andere zu steuern und über sie zu verfügen.

Passiver Modus
1. Es besteht eine *Familien*tradition der strengen, geordneten Hierarchie und Ruhe. Vom Kind wird erwartet, dass es funktioniert und sich – auch entgegen seinen eigenen Bedürfnissen – in dieses Muster einfügt. Körperfunktionen werden genau beobachtet und kontrolliert.
2. Unter *Gleichaltrigen* erscheinen die Kinder fügsam unterwürfig und dadurch wenig initiativ. Ihr Widerstand zeigt sich jedoch indirekt in vielfältigen passiven Strebungen wie Zögern, Trödeln, Eigensinn. Es werden Freunde gesucht, mit denen das Thema Kontrolle versus Unterwerfung ausgehandelt und Rollenzuweisungen stattfinden können.
3. Im *Kindergarten* und bei anderen sozialen Aktivitäten sind die Kinder von untergeordneter Rangreihe, eher passiv und folgsam. Da sie Anforderungen durch Zögern, Trödeln und Verweigern passiv unterlaufen, verstärken sie kontrollierendes Verhalten von Erwachsenen. Obwohl sie brav sind, geht es um Regeln und Folgsamkeit.
4. Der eigene *Besitz* und das Spielzeug wird von den Kindern gehegt und gepflegt. Im Spiel mit anderen Kindern besteht eine scheinbar gefügige Hergabebereitschaft.
5. In *Spiel und Freizeit* wird die enge Bindung an die Herkunftsfamilie deutlich. Soziale Rollen in anderen Gruppierungen können nur übernommen werden, wenn sie nicht zu Loyalitätskonflikten gegenüber der Familie führen. Die Kinder nehmen nachgeordnete Positionen ein, verhalten sich gefügig.
6. *Krankheiten* werden gefügig hingenommen. Alle Symptome werden genau beobachtet und kontrolliert.

Aktiver Modus
1. In den *Familien*beziehungen überwiegt der trotzig aggressive Wunsch nach Eigenwilligkeit, d. h. alles nach den persönlichen Vorstellungen zu tun oder zu gestalten. Mit den Eltern besteht ein ständiger Kampf gegen als fremdbestimmt wahrgenommene Regeln und Ordnungen oder auch ein völliges Verfügen über die Eltern, die in die Erfüllerrolle gedrängt werden. In der Familie herrschen rigide Regeln oder eine sich jeder Ordnung entziehende Willkür.

2. Die Beziehung der Kinder zu *Gleichaltrigen* ist geprägt von dem Bestreben zu dominieren, zu kontrollieren und gemeinsame Aktivitäten nach den eigenen Vorstellungen zu bestimmen. Dabei besteht eine geringe Flexibilität im Aushandeln von Kompromissen.
3. Die Kinder wollen im *Kindergarten* immer auf ihre eigene Art und Weise spielen und tolerieren die Vorschläge oder Spielweisen anderer kaum. Inhalte ihrer Spiele und Aktivitäten können wiederum Kontrolle bzw. Unterwerfung sein. Anforderungen erfüllen die Kinder nur, wenn sie mit dem eigenen Willen und der eigenen Vorstellung kompatibel sind. Die Kinder achten auf die Einhaltung von Regeln, auch im Erwachsenenbereich.
4. Der eigene *Besitz* wird eifersüchtig gehütet, er wird bewacht, gezählt, kontrolliert. Andere Personen sollen über ihn nicht verfügen.
5. Bei diesen Kindern besteht im *Spiel* der Wunsch, immer Eigenes durchzusetzen und die Interessen anderer Kinder zu vernachlässigen. Die in der Familie gültigen Regeln sollen auch in anderen Gruppierungen Geltung erhalten. Hier können auch Kinder, die in der Familie dem passiven Modus folgen, den aktiven Modus ergreifen (Hausengel – Gassenteufel).
6. Bei *Krankheit* besteht entweder der Kampf gegen das elterliche Fürsorgegebot oder die Krankheit wird als Kampfmittel gegen die Eltern tyrannisch eingesetzt.

Altersstufe 2 (6 bis 11 Jahre)

Die Kinder haben interpersonelle Konfliktmuster verinnerlicht und damit innere Selbst- und Objektbilder sowie eine Über-Ich-Struktur entwickelt. Mit der durch die Einschulung verbundenen Anforderungen für die Kinder, sich flexibel auf verschiedene Werte- und Regelsysteme (Familie und Schule) einzulassen, werden Konflikte im Bereich Kontrolle versus Unterwerfung verstärkt. Sie werden ebenso verstärkt durch die beziehungsunabhängigen schulischen Anforderungen. Kinder, die dem passiven Modus folgen, neigen dazu, sich auch in der Schule anzupassen und zu unterwerfen. Sie können jedoch auch, wenn sie die in der Schule vermittelten Wertesysteme den familiären unterordnen, rebellisch und auflehnend reagieren, so wie Kinder, die dem aktiven Modus folgen. Schulische Leistungen können von Kindern, die dem aktiven Modus folgen, entweder in den Wunsch, andere zu beherrschen und zu bestimmen, instrumentalisiert werden, oder sie können aktiv verweigert werden.

Bei Gleichaltrigen bevorzugen die Kinder Zweierbeziehungen mit komplementären Rollen im Sinne von Kontrolle versus Unterwerfung. Sie sind unsicher in Gruppen, die von anderen Themen bewegt werden und eine größere Vielfalt von Beziehungen zulassen.

Passiver Modus
1. Die Kinder haben die *Familie*ntradition der strengen, geordneten konservativen Hierarchie im Wesentlichen übernommen, passiver Widerstand wird jedoch deutlich.

2. Die Kinder erscheinen *Gleichaltrigen* untergeordnet. Sie gehen enge Zweierbeziehungen ein, die sie nach ihrem Konfliktmuster gestalten. Sie ordnen sich unter, zeigen ihren Widerstand nur passiv im Zögern, Trödeln, Vergessen. Es fällt ihnen schwer, verschiedene Beziehungen gleichzeitig zu pflegen.
3. In der *Schule* fällt es den Kindern schwer, eigene Positionen und Vorstellungen zu äußern. Entscheidungen werden ambivalent hin und her gewendet aus Angst vor Festlegung und Machtausübung. Hierdurch können kontrollierende Maßnahmen durch Lehrer provoziert werden. Sachliche Anforderungen werden entweder gefügig erledigt oder auch passiv verweigert.
4. Dem *Besitz* kommt große Bedeutung zu. Er wird geheim gehalten; es besteht die Angst, etwas hergeben zu müssen, ohne sich aktiv weigern zu können.
5. In *Spiel und Freizeit* besteht überwiegend das Bestreben, es den Ranghöheren recht zu machen. Zweierbeziehungen werden gegenüber Gruppen bevorzugt.
6. *Krankheit* wird gefügig ertragen. Es können Schuldgefühle und Schamgefühle wegen des Versagens der körperlichen Gesundheit auftreten.

Aktiver Modus
1. Die verinnerlichten Werte und Regeln in den *Familien* führen zu ständigen Spannungen und Kämpfen, die zu einer zunehmenden Distanzierung zwischen den Generationen führen.
2. Mit der Internalisierung der Konfliktmuster und der zunehmenden kognitiven Reifung zeigen sich die Verhaltensweisen nun sowohl interpersonal wie internal. Es besteht eine ständige Besserwisserei, Regeln und Gesetze werden selbst gesetzt und nicht problematisiert und es werden *Freunde* gesucht, die komplementär diesem Verhalten entsprechen.
3. Das Einfügen in die *Schule* bereitet Schwierigkeiten. Die Anregungen und die Autorität von Erwachsenen und Gleichaltrigen werden nur widerwillig oder gar nicht akzeptiert. Sachliche Leistungen können jedoch im Streben nach Dominanz und Kontrolle über andere instrumentalisiert werden.
4. *Besitz*gegenstände und Geld werden immer wichtiger. Sie werden nicht mit anderen geteilt und dienen der Ausübung von Macht und Kontrolle.
5. Im *Spiel und in der Freizeit* versuchen die Kinder, Führungsrollen zu übernehmen und die Gruppe nach ihrem Konfliktmuster zu gestalten. Mit Einzelnen gibt es Kämpfe und Rivalitäten.
6. Der mit *Krankheit* verbundene Verlust an körperlicher Stärke wird nicht akzeptiert. Kontrollierende Maßnahmen durch Eltern oder Ärzte werden rebellierend abgelehnt.

Altersstufe 3 (12 Jahre und älter)

Die Nähe zu Erlebnisweisen und Verhaltensweisen von Erwachsenen entwickelt sich. Die pubertäre Entwicklung bringt eine Verstärkung der interpersonellen und internalen Konflikte hervor. Jugendliche, die dem passiven Modus folgen, wirken unflexibel und bleiben den bestehenden Regeln unterworfen. Es fällt ihnen schwer, sich eigene Lebensbereiche anzueignen. Sexuelle Beziehungen werden aus Angst vor Überwältigung gemieden oder angepasst an die Konventionen der Herkunftsfamilie gelebt. Jugendliche, die dem aktiven Modus folgen, verstärken ihren Kampf und ihre Rebellion gegen die herrschenden sozialen Regeln. In sexuellen Beziehungen streben sie, ebenso wie unter Gleichaltrigen, eine dominierende Rolle an. Sexuelle Beziehungen können jedoch auch aus Angst vor Kontrollverlust gemieden werden.

Passiver Modus
1. Die jugendtypischen Auseinandersetzungen in *Familien* finden nicht statt. Die Familien scheinen ruhig, geordnet. Die Jugendlichen sind in die Verpflichtungen und Aufgaben der Familie voll eingebunden und mit ihnen identifiziert.
2. Die Jugendlichen gehen mit *Gleichaltrigen* verbindliche Zweierbeziehungen ein, in denen sie sich anpassen und unterordnen. Altersentsprechende sexuelle Beziehungen werden nur so weit eingegangen, wie sie die Zustimmung der Familie finden.
3. In *Schule und Ausbildung* fällt es den Jugendlichen schwer, eigene Vorstellungen und Perspektiven zu entwickeln. Sie passen sich Forderungen der Schule und Arbeitswelt an. Inhaltlich vertreten sie konservative Standpunkte, greifen auf bewährte Berufsbilder zurück. Verweigerung wird passiv ausgelebt.
4. *Besitz* und Geld spielen eine zunehmend zentrale Rolle im Leben. Er wird geheim gehalten, um behalten werden zu können, oder auch gefügig abgegeben.
5. Im *Spiel und in der Freizeit* suchen die Jugendlichen Gruppen, die ihrer Herkunftsfamilie nahe stehende, bewährte Inhalte vertreten. Sie passen sich tonangebenden Jugendlichen an, ordnen sich unter und können auch für Zwecke und Ziele einer solchen Gruppe benutzt werden.
6. Die regressiven Aspekte einer *Krankheit* können entlastend wirken, da hierdurch die Auseinandersetzung mit dem pubertären Verlust von Funktion und Gefügigkeit des Körpers vermieden werden kann. Krankheit kann jedoch auch Schamgefühle wegen des Versagens des Körpers auslösen. Maßnahmen werden gefügig ertragen.

Aktiver Modus
1. In den *Familien* verstärken sich die Bestrebungen nach Kontrolle und Dominanz mit der pubertären Entwicklung. Allgemein gültige Regeln werden übermäßig oder kaum anerkannt. Es kann zu dissozialen, ich-synton erlebten Handlungen kommen.
2. Die Jugendlichen streben unter *Gleichaltrigen* Führungsrollen an und suchen Freunde, die sie beherrschen und bestimmen können. In sexuellen Beziehungen verhalten sie sich ebenfalls bestimmend, üben Macht aus. Sie achten darauf, die Kontrolle über ihre Gefühle nicht zu verlieren.
3. *Schule und Arbeit* haben einen hohen Stellenwert. Ihre Inhalte werden im Sinne des Strebens nach Macht und Dominanz instrumentalisiert. Die Bereiche sind jedoch, wegen der Diskrepanz der Rollen, die den Jugendlichen zur Verfügung stehen

(Schüler, Berufsanfänger) und die angestrebt werden (Chef, Leiter), besonders konfliktträchtig.
4. *Besitz* und Geld werden ein Mittel, um die eigenen Rechte durchzusetzen.
5. Im *Spiel und in der Freizeit* wird die Zugehörigkeit zu sozialen Gruppen gesucht, wenn diese Führungsrollen ermöglicht. Findet sich diese Möglichkeit nicht, werden Gruppierungen eher gemieden. Weltanschauliche Positionen werden oft nicht aus inhaltlichen Gründen vertreten, sondern als Möglichkeit genutzt, Macht auszuüben.
6. *Krankheit* gefährdet den eigenen Machtanspruch und wird bekämpft. Sie kann auch als Machtmittel eingesetzt werden. Maßnahmen, die ein hohes Maß an Gefügigkeit verlangen, werden nicht akzeptiert.

Versorgung versus Autarkie

Versorgung und Autarkie betreffen Materielles wie Immaterielles. Alles, was für die Kinder und Jugendlichen zu inkorporieren/zu erhalten ist und von den primären Objekten zur Verfügung gestellt wird, gehört zur Versorgung der Kinder und Jugendlichen. Alles, was Kinder und Jugendliche auf Eigenständigkeit beharrend inkorporieren und erhalten wollen, gehört zur Autarkie im Bereich der Versorgung. Mit zunehmendem Alter wird ein «Beharren auf Selbstversorgung» deutlicher. Das Aufnehmen lebenserhaltender Substanzen und substanzieller Zuwendungen, ob bekommen oder selbstversorgend, ist in Zusammenhang mit diesem Konfliktbereich von besonderer Bedeutung.

Versorgung ist hier alles, was der lebenserhaltenden Entwicklung dient. Es ist nicht nur die Oralität (Triebtheorie), es ist auch die sorgende Zuwendung (Pflegehandlungen und Taktilität) sowie das Angebot interaktiven Austausches als Erfüllung eines grundlegenden Bedürfnisses im Sinne der Entwicklung des Selbst. Diesen Weg von totaler Abhängigkeit in der Versorgung zu partieller Abhängigkeit in der Versorgung dieser Bedürfnisse hat A. Freud in der Entwicklungslinie vom Säuglingsstadium zum rationellen Essen beschrieben. Die Theoretiker der Psychoanalyse nehmen Es-Bedürfnisse und Ich-Bedürfnisse an, die sich aus einem Urzustand (z. B. primärer Narzissmus, primäre Liebe, primär autonome Apparate des Ich im Gegenüber zur äußeren Realität, das Empfinden des auftauchenden Selbst) heraus differenzieren (Balint, 1973; Bowlby, 1973; A. Freud, 1968; S. Freud, 1915; Hartmann, 1972; Mentzos, 1987; Klein, 1962; Stern, 1992; Winnicott, 1974). Dieser Entwicklungsprozess steht von Beginn an unter der Domäne lebenserhaltender oraler, pflegend-taktiler und interaktiver Versorgung. Die zunehmende Übernahme der Versorgung in eine Eigenständigkeit ist ein lebenslanger Prozess. Es wird immer Versorgungsansprüche geben, die der Präsenz der anderen bedürfen.

Für diesen Versorgungs- versus Autarkie-Konflikt ist charakteristisch, dass die Interaktion von Eltern und Kind getragen ist durch das Erleben von Beziehungssicherheit, sie wird aber vorwiegend bestimmt durch Versorgungsansprüche nach materieller und/oder affektiver Versorgung bzw. deren Abwehr, die mit einem Streben nach Autarkie verbunden sind. Dieser Interaktionsschwerpunkt, der wegen der zunächst totalen Abhängigkeit der Kinder von Versorgung übermäßig im Vordergrund steht und damit den auf eigenständige Entwicklung orientierten Bedürfnissen im Wege ist, wird als konflikthaft internalisiert, wenn dies den elterlichen Interaktionsbedürfnissen entspricht und/oder bestimmte dispositionelle Anlagen beim Kind die Entwicklung dieses Konfliktes fördern.

Bei den Jugendlichen steht das Bedürfnis nach Selbstentwicklung im Vordergrund, sodass Versorgungsansprüche sich von den primären Bezugspersonen lösen. Die Jugendlichen, die einen Versorgungs-Autarkie-Konflikt mitbringen, werden in diesem Bereich auffallende Schwierigkeiten entwickeln.

Passiver Modus
Die Kinder zeigen kein Verlangen nach Selbst-tun-wollen, es soll für sie getan werden. Sie ertragen kaum Einschränkungen der Versorgung. Sie zeigen sich ansprüchlich und fordernd (viel und sofort). Sie bleiben motorisch inaktiv. Beim Spielen ist eingeschränktes Verhalten zu beobachten. Die Kinder zeigen sich klebrig und anklammernd an Gleichaltrige und Erwachsene, haben häufig keine festen Kontakte zu Gleichaltrigen, da sie rasch abgelehnt werden. Aus diesem Grunde haben sie allenfalls wechselnde Freundschaften, die nicht reziprok sind. Ein Gefühl von «es ist anstrengend mit diesem Kind» stellt sich ein. Die adoleszente Auseinandersetzung findet über Anspruchlichkeit und Verweigern von sich-selbst-versorgender Entwicklung statt. Manifeste und latente Trauer sind meist begleitende Leitaffekte. Im Gegenübertragungserleben stellen sich Gereiztheit und Ärger ein.

Aktiver Modus
In der altersgemäßen Interaktion wird die Bereitschaft der Kinder, keine Versorgungsansprüche zu haben, sehr deutlich. «Ich kann alleine für mich sorgen.» Sie spielen, wenn sie anderen damit einen Gefallen tun können. Sie geben bereitwillig ab und zeigen aber noch deutlich ihre Wünsche. Sie sind leicht lenkbar, obwohl ständige Unzufriedenheit zu spüren ist. Diese Kinder sind beliebte Spielkameraden, da sie bereit sind, für andere Opfer zu bringen und keine Ansprüche zu stellen. Sie zeigen sich überheblich, wenn ihr Opfer nicht anerkannt wird, und lehnen die anderen ab, da diese Ansprüche haben. Sie sind dann mit diesen eher lustlos im Spiel.

Die Jugendlichen streben übermäßig in die Selbstversorgung, indem sie eine extreme Einsatz- und Opferbereitschaft an den Tag legen. Sie überfordern sich und neigen zu depressiven Einbrüchen, wenn sie mit ihrem überzogenen Autarkiestreben nicht anerkannt und bestätigt werden oder wenn Versorgungswünsche zu stark werden. Adoleszenzspezifische Auseinandersetzungen finden nicht statt. Als Leitaffekte zeigen sich Gereiztheit und Angst vor der eigenen Gier. Die Gegenübertragung ist meist durch Mitleid bestimmt.

Altersstufe 1 (2 bis 5 Jahre)

Diese Phase ist gekennzeichnet durch partielle Versorgungsmöglichkeiten. Erste psychische Probleme können sich, durch orale und affektiv oral eingefärbte Bedürfnisse bestimmt, in Ängsten und Trennungsproblemen äußern. Die Grunderfahrung ist, dass Beziehungen sicher sind. Auseinandersetzungen auf interaktioneller Ebene um Essen und Essverhalten sowie affektive Versorgung sind altersentsprechend. Konflikte entstehen, wenn Eltern wegen eigener zeitlich überdauernder Konflikte um Versorgung und Autarkie extrem konflikthafte Beziehungen herstellen (Schlaraffenland-Verhalten oder vernachlässigendes Verhalten) wie auch bei extremen Belastungen der Eltern (Krankheiten, intensive Partnerprobleme, wirtschaftliche Verunsicherung) oder, wenn die Versorgung länger unzureichend ist. Weitere Problemsituationen können zu Konflikten im Bereich Versorgung und Geborgenheit führen, die im Kind einen Mangel entstehen lassen und dazu führen, dass affektive Versorgung mit materieller Versorgung vertauscht/verwechselt wird und autarke Bedürfnisse («ich kann und darf eigenständig für mich sorgen») unterbunden werden. Zum Ende dieser Altersstufe sind verinnerlichte Konflikte im Bereich Versorgung versus Autarkie bereits möglich.

Passiver Modus
1. Ansprüchliches Verhalten und Ängste vor Verlust jeglicher Art, verbunden mit intensiven Versorgungswünschen, prägen *familiäre* Beziehungen.
2. In der Beziehung zu *Gleichaltrigen* zeigt sich das Bedürfnis nach Versorgung in extremer Angst vor Neuem und in Trennungssituationen, die einen Verlust von Versorgung bedeuten.
3. Im *Kindergarten* sind die Kinder extrem ansprüchlich und fordernd. Sie tun sich schwer mit der alltäglichen Trennung von den Eltern. Es sind nörgelige Kinder. Sie sind von anderen Erwachsenen nicht zufrieden zu stellen.
4. Die Kinder können ihren *Besitz* gegenüber anderen Kindern nicht behaupten. Sie nehmen den Besitz anderer Kinder, wenn diese ihn gerade nicht beachten. Sie zeigen sich bezüglich des Habenwollens unersättlich.
5. Die Kinder zeigen wenig Interesse an anderen Kindern. Da diese ihren Versorgungsbedürfnissen nicht entgegenkommen, wenden sie sich an Erwachsene. Im *Spiel* sind sie unstet und keine verlässlichen Mitspieler, da ein reziprokes Miteinander ihren Versorgungsanspruch provoziert.
6. Die Kinder zeigen sich besonders wehleidig und pflegen ihre *Krankheiten*, um sich die erhöhte Versorgung so lange wie möglich zu erhalten.

Aktiver Modus
1. In der *Familie* sind die Kinder angepasst an die sparsame Versorgung und die Angst vor gierigen Impulsen, die sie jedoch in der Beziehung zu anderen Erwachsenen wieder verlieren können. Dort können sie sich ausgehungert zeigen. Die Beherrschung der Impulse ist nicht altersgemäß gelungen.

2. In Beziehungen zu *Gleichaltrigen* werden die selbstversorgenden Bemühungen dieser Kinder eher bestätigt und anerkannt durch ihre Haltung, gern zu geben. Sie sind in ihrer Selbstversorgung forciert entwickelt, aber neigen noch zu grenzüberschreitenden Impulsdurchbrüchen, wenn die oralen Bedürfnisse zu groß werden.
3. Die Kinder fallen vor allem im *Kindergarten* durch die Haltung «gern zu geben» auf. In diesem Alter ist jedoch auch das Gegenteil, sich übermäßig versorgen zu lassen, noch möglich, wenn zu stark fordernde Bedingungen gegeben sind. Im Spiel zeigen sich ihre Versorgungswünsche deutlich.
4. Für die Kinder ist *Besitz* etwas sehr Ambivalentes. Sie fallen auf mit inneren und äußeren Forderungen auf Verzicht und eigenen Bedürfnissen nach Besitz, der ihre Versorgungswünsche befriedigen könnte, die jedoch als gieriger und verbotener Impuls angesehen werden.
5. Kinder dieser Altersstufe zeigen auch im *Spiel* den Wunsch nach Anerkennung ihrer Selbstgenügsamkeit und Autarkie. Sie wollen wohl das Spiel, können es aber nicht zur Zufriedenheit der Mitspieler spielen.
6. Wenn die Kinder erkranken, dann vermögen sie sich noch in fremder Umgebung regressiv versorgen zu lassen. In häuslicher Umgebung zeigen sie sich unzufrieden, drängen nach Aktivität und leugnen eher die *Krankheit*.

Altersstufe 2 (6 bis 11 Jahre)

Die Fähigkeit, sich Versorgung zu holen und Beziehungen aufgrund innerpsychischer Bilder zu gestalten, besteht. Die Verselbstständigung der oralen und affektiven Versorgung mit den grundlegenden Bedürfnissen sowie der Förderung von Autarkie ist so weit verinnerlicht, dass ein Einschätzen möglich wird und die Kinder die Konflikte in diesem Bereich in Beziehungen gestalten. Es sind Kinder, die im passiven Modus sich anspruchsvoll, klebrig und bedürftig zeigen, sodass sie eher ablehnende Reaktionen auslösen. Im aktiven Modus sind es Kinder, die sich autark und selbstaufopfernd zeigen, aber eine unausgesprochene Anspruchlichkeit und Leere vermitteln. In den sozialen Bezügen Schule und Freundschaften entstehen Konflikte, die ihre Anspruchlichkeit oder deren Abwehr ins Zentrum der Beziehung stellen. Die Beziehungskonflikte um Versorgung versus Autarkie wirken sich auf die in Entwicklung befindliche soziale Kompetenz aus. Die Kinder fügen sich bedingungslos ein oder sind unfähig zu Kompromissen.

Passiver Modus
1. Sie sind gern zu Haus und lassen sich in der *Familie* verwöhnen. Außerfamiliäre Beziehungen werden nur dann aktiv gesucht, wenn Langeweile und Leeregefühle zu intensiv werden.
2. In den Beziehungen werden *Freunde* gesucht, von denen keine Versagung zu befürchten ist. Dies führt meist dazu, dass sie allein bleiben. Sie wenden sich dann an Erwachsene oder bleiben in anspruchsvoller Beziehung zu den Eltern verhaftet.

3. Die *schulische* Situation stellt sie vor die Schwierigkeit zu geben, d. h. Leistung zu erbringen, statt die von ihnen gewünschte Versorgung zu bekommen.
4. Sie zeigen sich begehrlich und versuchen, den *Besitz* anderer ohne Gegenleistung zu erhalten. Wenn sie abgewiesen werden, wenden sie sich anderen Kindern zu, die eventuell entsprechend ihrem Begehren etwas zu bieten haben.
5. In den altersangemessenen *Spielen* sind sie nicht bereit, Einsatz zu zeigen. In den Beziehungen zu Freunden versuchen sie, Zuwendung zu bekommen, da sie sich aber unersättlich zeigen und von ihren Bedürfnissen zu sehr bestimmt, wenden sich die anderen eher von ihnen ab.
6. Sie sind sehr unzufrieden mit der Versorgung bei *Krankheit* und lassen Ärzte und Pflegepersonen im Unklaren über ihre Beschwerden. Sie verwirren eher und fordern viel, sodass sie wiederum mehr Ablehnung als Versorgung erfahren.

Aktiver Modus
1. Die Kinder sind im *familiären* Versorgungsrahmen sicher eingebunden und haben die Selbstgenügsamkeit und Selbstversorgung als autarke Erlebnisform übernommen. Sie opfern sich für familiäre Belange, lassen aber bedürftige Seiten spüren, die wegen der Abwehr zu gespannter Haltung führen.
2. Bei *Gleichaltrigen und Freunden* sind diese Kinder beliebte Mitspieler oder werden als angenehm empfunden, da sie keine Versorgungsansprüche stellen. Ihre Selbstgenügsamkeit erweckt Sorge bei den Erwachsenen.
3. Sie sind für die *schulische* Leistungssituation gut vorbereitet, da sie geben dürfen. Sie werden wegen ihrer Anspruchslosigkeit häufig als sozial und angepasst benannt. Bei Leistungen zeigen sie große Bereitschaft, sich zu übernehmen und sind überheblich, wenn die anderen zu ihren Versorgungsbedürfnissen stehen.
4. Die Kinder können sich nicht mit ihrem *Besitz* zeigen und sind ausgesprochen bescheiden. Sie zeigen keinen Neid, wenn die anderen mit ihrem Besitz angeben. Dennoch ist Begehrlichkeit bei diesen Kindern wahrzunehmen.
5. In *Spiel und Freizeit* sind die Kinder klaglos bereit, jede Anforderung zu erbringen, die die anderen fordern, da sie jederzeit zu geben bereit sind. Es kann der Eindruck entstehen, dass selbst die Begeisterung der anderen sie unberührt lässt, da sie sich nicht über ihre Fähigkeiten freuen.
6. Eine *Krankheit* ist für Kinder dieses Alters schwer auszuhalten. Sie zeigen sich mit allem unzufrieden und können sich auf die verpflegende Versorgung nicht einlassen. Gleichzeitig signalisieren sie Bedürftigkeit und Unersättlichkeit.

Altersstufe 3 (12 Jahre und älter)

Diese Phase ist gekennzeichnet durch die Übernahme von weitgehender Versorgung und relativer Autarkie. Konflikte auf der Versorgungs- versus Autarkie-Ebene sind gut einzuschätzen. Die Nähe zu Erlebnis- und Verhaltensweisen der Erwachsenen beginnt sich zu entwickeln. Die pubertäre Entwicklung bringt eine extreme Konfliktverstärkung hervor, die vor allem bei Jugendlichen mit passivem Verarbeitungsmodus zum

Vermeiden der Ablösung von den versorgenden Objekten führt. Bei Jugendlichen mit aktivem Verarbeitungsmodus vollzieht sich eine forcierte Verselbstständigung mit altruistisch-asketischen Zügen. Ein drohender Verlust von Versorgung ist für die Jugendlichen meist existentiell ängstigend, oder die abgewehrte Gier nach unendlich befriedigender Versorgung ist spürbar. Beziehungen werden nach dem Muster Behalten-wollen und/oder Hergeben-müssen gestaltet. Da es immer eine Art überschießenden Erlebens und Verhaltens ist, fällt in Beziehungen entweder das Gefühl von Klebrigkeit oder das Gefühl unausgesprochener Anspruchlichkeit auf. Das Festhalten an regressiver Versorgung oder das Flüchten in vermeintliche Bedürfnislosigkeit sind mögliche Verhaltensweisen.

Passiver Modus
1. Innerhalb der *Familie* stellen sich bei den Jugendlichen mit überloyaler Haltung depressiv-resignative Stimmungen ein. Sie leiden still, da ein nicht zu benennender Mangel ständig präsent ist.
2. In den Beziehungen zu *Gleichaltrigen* ist die Fähigkeit zum Explorieren neuer Lebens- und Beziehungsformen eingeschränkt, sodass diese Jugendlichen sich eher auf sich zurückziehen und mit dem versorgenden elterlichen Zuhause zufrieden geben.
3. Die *schulischen* Beziehungs- und Leistungssituationen – wie die des beginnenden Arbeitslebens – lassen die Bedürftigkeit so stark werden, dass passiv verweigernde Haltungen und Rückzug an den heimischen Herd dominieren.
4. Andere werden eher als Besitz gesehen und erlebt, sodass parasitäre Beziehungen das Leben zunehmend stärker bestimmen. Gelingen solche Beziehungen nicht, ziehen sich die Jugendlichen eher zurück und vermeiden jede weitere Anstrengung.
5. Im *Freizeitverhalten* und Spiel fallen sie auf, weil sie eher zurückgezogen sind. Wenn sie mitmachen, dann ist dies nur von kurzer Dauer. Ihre resignativ-anspruchliche Haltung lässt sie meist lästig in der Beziehung zu den Freunden werden. Häufig intrigieren sie um ihres Vorteils willen und erfahren dann Zurückweisung, deren Ursache sie meist auf die Gruppe projizieren.
6. *Krankheit* hat einen attraktiven Aspekt für diese Jugendlichen, da sie auf diese Weise versorgende Beziehungen für sich einfordern und sichern können. Sie sind aber wie bei der vorigen Altersstufe unleidliche und fordernde Patienten, die mit ihren Krankheiten lästig werden.

Aktiver Modus
1. In der *Familie* engagieren sich die Jugendlichen aufgrund ihrer autarken Selbstversorgungs- und -genügsamkeitshaltung, um die entsprechenden Versorgungsängste zu lindern. Gleichzeitig besteht eine Neigung zu früher Verselbstständigung. In Ersetzung der Familie engagieren sie sich in Gemeinschaften, die für andere sorgen.
2. Die Jugendlichen zeigen sich in den Beziehungen zu *Gleichaltrigen* anspruchslos und pflegeleicht. Sie sind bei Lehrern und Ausbildern beliebt, da sie sich meist bereitwillig zeigen. Sie neigen zu oppositionellem Verhalten in ihren Beziehungen,

wenn die Versorgungsbedürfnisse von anderen nicht ausreichend bedacht werden. Leitaffekt ist bei Identifikation mit dem Selbstanteil des Jugendlichen Traurigkeit und Sehnsucht nach Versorgung.
3. In *Schule und Beruf* sind die Jugendlichen in ihrem Verhalten altruistisch gegenüber ihren Mitschülern oder Erwachsenen. Sie sind engagiert, wenn sie an sozial versorgenden Aktivitäten teilnehmen können und ziehen daraus sichtbare Befriedigung. Sie neigen bei diesem Engagement jedoch zu leicht gereizter Anspannung, die ihre Anspruchlichkeit deutlich werden lässt.
4. Bei den Jugendlichen ist der *Besitz* etwas zu Verachtendes, und sie äußern dies in asketisch orientierten Ideologien, die ihre Abwehr von Versorgungswünschen und Geborgenheit verbergen. Der Besitz dieser Ideologie ist Ersatz für den Verzicht.
5. Die Jugendlichen sind in *Freizeit und Spiel* geachtete Personen, lassen sich aber auch leicht ausnutzen. Sie streben mehr nach Darstellung ihrer Selbstgenügsamkeit und Autarkie, als dass sie altersgerechte Ziele verfolgen. Sie zeigen sich gefangen in ihrem Kampf um Verzicht auf Versorgung. Eine angespannte Gereiztheit ist zu spüren.
6. In Situationen von *Krankheit* sind diese Jugendlichen eher autoaggressiv und zeigen ein sich selbst kasteiendes Verhalten. Sie überbetonen trotz Bedenken anderer ihre Autarkie dem Körper gegenüber und klagen über Unzulänglichkeiten.

Selbstwertkonflikte (narzisstische Konflikte, Selbst- versus Objektwert)

Die Regulation des Selbstwertgefühls ist lebenslang von grundlegender Bedeutung für das Wohlbefinden. Die Entstehung des Selbstwertgefühls ist eng verbunden mit der Entstehung des Selbstempfindens (Stern, 1992) und abhängig von der empathischen Qualität der Eltern-Kind-Interaktion auf den verschiedenen Stufen der Selbst-Objekt-Differenzierung.

Winnicott (1956) beschrieb die Haltefunktion der Mutter und die Notwendigkeit affektiver Spiegelung für das Selbstwertgefühl des Kindes und lenkte wie Balint (1952) in seinem Konzept der primären Liebe das objektbeziehungstheoretische Interesse auf die Mutter-Kind-Dyade. Durch eine regelmäßige, einfühlsame Versorgung entsteht ein grundlegendes Sicherheitsgefühl (das Urvertrauen im Sinne Eriksons, 1950). Die Trost spendende Funktion des Übergangsobjekts (Winnicott, 1951) erleichtert die Trennung von der Mutter, lindert Gefühle des Verlassenseins und stellt eine erste Stufe der autonomen Selbstwertregulation dar. Wenn auch in unterschiedlicher Gewichtung, so sehen doch die meisten Entwürfe zu der Entstehung narzisstischer Störungen die Frustration des kindlichen Bedürfnisses nach Geliebtwerden und Anerkennung (Spiegelung) im Rahmen einer unempathischen Eltern-Kind-Interaktion als ätiologisch bedeutsam für die Entstehung einer Störung der Selbstwertregulation an (vgl. auch Kohut, 1971; Blanck & Blanck, 1979).

Die Regulation des Selbstwertgefühls ist von der narzisstischen Zufuhr abhängig. Kränkungen, Misserfolge, das Ausbleiben gewohnter Zuwendung und Aufmerksamkeit, aber auch die Auseinandersetzung mit persönlichen Grenzen (z. B. im Falle einer Erkrankung) können den Selbstwert in Frage stellen.

In den Beschreibungen der Modi der verschiedenen Altersstufen finden sich ebenso Bezüge zu den von Kohut (1980) geschilderten narzisstischen Charakteren, wie z. B. der nach Spiegelung hungrigen oder der Kontakt vermeidenden Persönlichkeit, wie auch Beobachtungen Kernbergs (1975; 1989), dass eine Beeinträchtigung des Selbstwertgefühls immer mit einer Störung der zwischenmenschlichen Beziehungen verbunden sei, insbesondere mit einer erhöhten Selbstbezogenheit und einer eingeschränkten Fähigkeit, in eine Beziehung zu investieren.

Im Laufe ihrer Entwicklung lernen Kinder und Jugendliche in zunehmenden Maße, ihr positives Selbstwertgefühl zeitlich überdauernd und weniger abhängig von anderen zu regulieren. Treten Konflikte auf, beziehen sie sich auf die Selbst- versus Objektwertigkeit. Hier werden die Kinder und Jugendlichen erfasst, bei denen die Anstrengungen zur Regulierung des Selbstwertgefühls übermäßig stark, in besonderer Weise erfolglos oder deutlich konflikthaft sind.

Passiver Modus
In diesem Modus ist es zu einem erlebten fehlenden Aufbau oder Einbruch des Selbstwertgefühls gekommen. Es resultieren eine starke Verunsicherung und Ängste vor weiteren befürchteten Kränkungserlebnissen. Diese Kinder und Jugendlichen entziehen sich den kritischen (Konkurrenz-) Situationen, um eine befürchtete Bloßstellung zu vermeiden, sind jedoch hintergründig vergleichend. Das Selbsterleben ist bestimmt durch das Gefühl, nichts wert zu sein und keine Beachtung zu bekommen. In der Gegenübertragung empfindet der Untersucher zunächst Sorge und Mitleid, in der Übertragung auch Idealisierung und Entwertung. Der Leitaffekt ist eine deutlich wahrnehmbare Scham.

Aktiver Modus
Beim Vorherrschen dieses Modus dominieren Reaktionsbildungen als Versuche zur Bewältigung einer befürchteten oder realen Selbstwertkrise. Es resultiert eine grandiose Selbstüberschätzung (auch in der Phantasie), welche nicht konform mit den sozialen Normen sein muss (z. B. Delinquenz). Im Erleben dieser zunächst selbstsicher wirkenden Kinder dominiert anfangs eine hintergründige Unsicherheit bezüglich der eigenen Bedeutung und des eigenen Wertes. Mit zunehmenden Alter bestimmt der Drang, sich ständig beweisen zu müssen, den Kontakt zu den Mitmenschen. Das Gefühl, nicht genug wertgeschätzt zu werden, und der Glaube an die eigene Besonderheit beherrschen das Selbstverständnis in den folgenden Entwicklungsphasen. In der Gegenübertragung fühlt sich der Untersucher auf Distanz gehalten und abgewertet. Leitaffekt bei Kritik oder bei Infragestellung des positiven narzisstischen Selbstbildes ist Ärger und Gereiztheit (narzisstische Wut). Ihr Motto könnte lauten: «Ich bin ein besonderer Mensch, habe ein Recht auf Bewunderung, und für mich gelten nicht die gleichen Regeln.»

Altersstufe 1 (2 bis 5 Jahre)

Partielle Unabhängigkeit der Selbstwertregulation und wachsende Fähigkeit, sowohl die Grenzen der eigenen Möglichkeiten als auch die Kritik seitens Gleichaltriger und Erwachsener zu ertragen, ist entwickelt. Schwierig sind alle Situationen, in denen die Kinder die Aufrechterhaltung ihrer grandiosen Selbstbilder in der Auseinandersetzung mit der Realität bedroht sehen. Sie reagieren mit Selbstüberhöhung, heftiger Wut oder Resignation, wenn sie einen Einbruch des Selbstwertgefühls erleben bzw. befürchten. Neben der Beziehungsstörung entwickelt sich die intensive Beschäftigung mit sich selbst. Abzugrenzen sind vor allem bei den jüngeren Kindern altersentsprechende narzisstische Wünsche und Verhaltensweisen, welche in Unterscheidung zu konfliktbedingten Anstrengungen den Aufbau eines positiven Selbstwertgefühls dauerhaft fördern. Hinweise sind der (oft heimlich vorgenommene) ständige Vergleich mit anderen, um den eigenen Wert bestimmen zu können, Grandiosität in Phantasie und Verhalten, Überempfindlichkeit gegen Kritik und geringe Frustrationstoleranz. Heftige Wutausbrüche, mangelnde Einordnung in die Kindergruppe und fehlende Regelakzeptanz oder seltener ausgeprägte Unsicherheit kommen vor. Kränkungserlebnisse sind als Auslöser häufig zu eruieren.

Passiver Modus

1. Die Kinder vermeiden aus Angst vor Versagen Aufgaben oder wollen bei einer Aufgabe alles sofort erreichen. Sie schämen sich ihrer altersangemessenen Schwierigkeiten beim Erwerb neuer Fertigkeiten und zeichnen sich durch überzogene Ansprüche an sich selbst aus. Im Extrem vertrauen sie auch innerhalb der *Familie* niemandem ihre Selbstzweifel an und fühlen sich gegenüber Geschwistern minderwertig (Neid).
2. Diese Kinder begegnen *Gleichaltrigen* mit dem Gefühl, in der Gruppe nicht bestehen zu können, aus Unsicherheit bezüglich ihrer Wertigkeit. Sie behaupten ihre Interessen nicht aus Angst vor Bloßstellung und davor, abgelehnt zu werden.
3. Die Kinder haben Schwierigkeiten, sich in die *Kindergarten*gruppe einzufinden. Sie wirken unsicher und misstrauisch. Wünsche nach Anerkennung werden deutlich. Es besteht ein (heimlicher) ständiger Vergleich zu den anderen Kindern, welche bewundert und beneidet werden.
4. Der *Besitz* befreit nicht von dem Gefühl, nichts wert zu sein, und dient dem Vergleich mit den anderen Kindern.
5. Sie können im *Spiel* schlecht verlieren und meiden solche Aktivitäten («keine Lust»).
6. Die Einschränkung durch *Krankheit* kann eine Bedrohung der Grandiosität darstellen und zur Selbstwertkrise führen. Diese Kinder können ihre Erkrankung auch aufgrund ihrer «Wertlosigkeit» als «verdient» erleben und fügen sich dann in die Krankenrolle.

Aktiver Modus
1. Diese Kinder reagieren in der *Familie* sehr empfindlich auf Kritik, wollen alles sofort erreichen und sind nicht in der Lage, Frustrationen zu ertragen. Neben ihren hohen Ansprüchen imponiert das sofortige Aufgeben der Bemühungen, wenn ihnen nicht schnell Erfolg beschieden ist. In der Regel wollen sie für Routineaufgaben Lob. Wutausbrüche sind häufig.
2. Häufig versuchen diese Kinder, die Spielkontakte mit *Gleichaltrigen* zu dominieren («die anderen sind dafür da, dass ich schön spielen kann») und können sich nicht mit der Begrenzung durch die Wünsche der Mitspieler abfinden. Sie sind vorlaut und wissen alles besser. Sie zeigen Unverständnis, wenn es nicht nach ihrem Willen geht, und machen nicht selten den Versuch, diesen gewaltsam (Schlagen, Beißen, Kratzen) durchzusetzen. Wutausbrüche kommen häufig vor.
3. Auffallend ist das Mittelpunktstreben in der *Kindergarten*gruppe. Die Integration fällt aufgrund des Empathiemangels und der fehlenden Bereitschaft, sich einzuordnen und zu teilen, schwer. Sie können schlecht verlieren, und Frustrationserlebnissen wird mit Wut, Abwertung und Flucht in Größenphantasien begegnet. Sie fordern eine Sonderrolle und ständige Beachtung der Bezugspersonen.
4. Der *Besitz* von Spielmaterial mag die Bewunderung anderer Kinder oder die dominierende Position im Spiel sichern. Bei manchen Kindern ist zu beobachten, dass sie sich mit Gleichaltrigen vergleichend auf den Besitz/Status der Familie berufen (Haus, Auto, etc.).
5. Aufgrund ihrer Selbstbezogenheit besteht eine ausgeprägte Spielhemmung und wenig Kreativität in der *Freizeit*, die mit Langeweile rationalisiert wird. Regelspiele beenden sie angesichts einer drohenden Niederlage vorzeitig (z. B. Figuren umwerfen, Karten aufdecken).
6. Die Einschränkung durch *Krankheit* kann eine Bedrohung der Grandiosität darstellen und zur Selbstwertkrise führen. Kinder können auch die Realität verleugnen und sich gegen die Behandlung wehren.

Altersstufe 2 (6 bis 11 Jahre)

Die Regulierung des Selbstwertgefühls gelingt zunehmend, unterliegt aber den Schwankungen von Selbstüberhöhung und Selbstentwertung im Vergleich zu anderen (Selbst- versus Objektwert). Im neu zu erschließenden Leistungsbereich zeigen sich diese Kinder im aktiven Modus konkurrierend und selbstüberschätzend sowie wenig frustrationstolerant. Im passiven Modus zeichnen sie sich durch geringes Selbstvertrauen, heimliche Konkurrenz und Selbstentwertung aus. Die Integration in die Gleichaltrigengruppe gelingt schlecht aufgrund ihrer Selbstbezogenheit. Beziehungen werden vor allem zur Stabilisierung des Selbstwerts gesucht. In der Regel empfinden sie Neid gegenüber ihren Mitmenschen. Um das Aufkommen von Minderwertigkeitsgefühlen zu vermeiden, gestalten sie den Kontakt zu Mitschülern und Freunden nur oberflächlich. Hinweise sind der (oft heimlich vorgenommene) ständige Vergleich mit anderen, um den eigenen Wert bestimmen zu können, die Selbstüber- oder

Unterschätzung, die auffällige Selbstbezogenheit, das Bewunderung fordernde Verhalten und die extreme Empfindlichkeit gegen Einschätzung von anderen. Kränkungserlebnisse sind als Auslöser häufig zu eruieren.

Passiver Modus
1. In der *Familie* meiden die Kinder die Auseinandersetzung mit neuen Anforderungen und Konkurrenzsituationen. Es besteht eine ausgeprägte Geschwisterrivalität mit starkem Neid.
2. Sie begegnen *Gleichaltrigen* zurückhaltend und abwartend, da sie sich nicht vorstellen können, dass diese sie zum Freund haben wollen. Sie trauen sich nicht, eigene Ansprüche zu vertreten. Sie bewundern und beneiden andere Kinder um die Anerkennung, die diese erfahren.
3. Die Kinder vergleichen sich (heimlich) ständig mit den Mitschülern und neiden ihnen den Erfolg. Ängste, Neues auszuprobieren, und Klagen über ungerechte Behandlung durch Lehrer kennzeichnen die *schulische* Situation. Angst vor Bloßstellung und ihr Ehrgeiz motivieren sie zur Hausarbeit, und so mögen sie gute Leistungen erzielen, welche sie jedoch allenfalls kurz befriedigen können.
4. Der *Besitz* wird mehr oder weniger erfolgreich zur Stabilisierung des Selbstwertgefühls genutzt.
5. Im *Spiel* wirken diese Kinder einerseits vergleichend und leistungsbezogen, trauen sich jedoch die offene Auseinandersetzung nicht zu. Sie bleiben Mitläufer oder widmen die *Freizeit* dem schulischen Erfolg.
6. Diese Kinder wirken hilfsbedürftig, häufig zeigt sich erst im Verlauf, dass sie z. B. die «Unheilbarkeit» ihrer *Krankheit* zur Rechtfertigung eines von ihnen erlebten Einbruchs des Selbstwertgefühls brauchen.

Aktiver Modus
1. In der *Familie* gibt es unkontrollierbare Wutausbrüche, wenn Wünsche nach Bestätigung nicht erfüllt werden. Aggressives Verhalten richtet sich gegen Geschwister und Eltern, welche für ein Scheitern verantwortlich gemacht werden. Diese Kinder reagieren sehr empfindlich auf Kritik und können im Extrem auch keine Hilfestellung oder Anleitung ertragen. Sie haben unangemessene Ansprüche und Vorstellungen von der eigenen Leistungsfähigkeit und brechen Bemühungen sofort ab, wenn ihnen nicht schnell Erfolg beschieden ist.
2. Sie streben immer eine Sonderrolle an und wollen der oder die Beste sein. In der Regel haben sie viele Kontakte, jedoch selten enge Freundschaften zu *Gleichaltrigen* aufgrund der fehlenden Bereitschaft, sich mit der Kritik und den Ansprüchen anderer über deren Zweck zur Erfüllung der eigenen Bedürfnisse hinaus auseinander zu setzen. Häufig wirken sie auf andere Kinder überheblich, da sie aus verleugnetem Neid den engen Kontakt scheuen.
3. In der *Schule* treten Lernstörungen und Schwierigkeiten auf, sich am Lernprozess zu beteiligen, wegen ihrer heftigen emotionalen Reaktion bezüglich ihrer eigenen Unwissenheit bzw. Besserwisserei. Beim Scheitern werden Aufgaben nicht zu Ende

gemacht und abgewertet. Es fällt ihnen schwer, sich an die Klassenregeln zu halten, da sie diese als Bewertung erleben. Sind sie leistungsfähig, orientieren sich am Ergebnis, um sich mit anderen zu vergleichen.
4. In mit dem Alter zunehmendem Maß dienen Kleidung, Spielsachen (Statussymbole) etc. der Sicherung des Selbstgefühls. Dies gelingt oft nur für kurze Zeit. Besitzen andere Kinder das Gleiche oder etwas noch Angeseheneres, verlieren sie das Interesse an ihrem *Besitz* und werten ihn ab.
5. In Regelspielen können die Kinder schlecht verlieren. Sie reagieren überaus wütend, beenden das *Spiel* vorzeitig, erfinden neue Regeln oder kommentieren die «Ungerechtigkeit» des Spielverlaufs. Es findet sich eine ausgeprägte Konkurrenz zu den Mitspielern. In der *Freizeit* bevorzugen sie Aktivitäten, bei denen sie dominieren oder von anderen Bewunderung erfahren.
6. Die Einschränkung durch *Krankheit* kann eine Bedrohung des Selbstwertgefühls darstellen und zur Selbstwertkrise führen. Kinder können auch die Realität verleugnen und sich gegen die Behandlung wehren.

Altersstufe 3 (12 Jahre und älter)

Die auf der Altersstufe 3 stattfindende intensive Auseinandersetzung mit Selbstbildaspekten forciert den Vergleich Selbstwert versus Objektwert. Die Zentrierung auf sich selbst einschließlich des Körperbildes und der gegenüber anderen empfundene Neid erschweren die Beziehungsaufnahme. Die oberflächlich gestalteten Kontakte dienen der Selbstaufwertung. Der sich in tieferen Beziehungen einstellende Vergleich mit dem Objekt ruft Über- oder Unterlegenheitsgefühle hervor, welche häufig zum Beziehungsabbruch führen. Eine Ausnahme kann hier die Bildung von Zwillingspaaren im Sinne Kohuts (1971) darstellen. Im aktiven Modus kann die Grandiosität in Phantasie und Verhalten durchaus Anziehung auf Gleichaltrige ausüben. Im passiven Modus zeichnen sie sich durch ein geringes Selbstvertrauen, «stille» Konkurrenz und Selbstentwertung aus. Hinweise sind der (oft heimlich vorgenommene) ständige Vergleich mit anderen, um den eigenen Wert bestimmen zu können, die fordernde Art, die auffällige Selbstbezogenheit, der Gefallen an der Selbstdarstellung, Überempfindlichkeit gegen Einschätzung durch andere und die Verleugnung eigener Fehler sowie die Idealisierung und Abwertung. Einbrüche des Selbstwertgefühls, Störungen des Sozialverhaltens mit heftigen Wutausbrüchen oder Substanzmissbrauch, welcher ein Hochgefühl erzeugt, kommen vor. Kränkungserlebnisse sind häufig als Auslöser zu eruieren.

Passiver Modus
1. Aus dem Gefühl der eigenen Wertlosigkeit meiden sie beschämt die *Familie* oder machen sie für eigene Fehlschläge verantwortlich (schlechte Voraussetzungen, kein Geld, keine Bildung). Manchmal findet auch ein Rückzug auf die Position der vom Leben ewig Benachteiligten statt.
2. Die Jugendlichen bevorzugen Beziehungen zu *Gleichaltrigen,* in denen sie sich nicht mit dem Gefühl der eigenen Wertlosigkeit konfrontiert sehen. Sie glauben, die

Wertschätzung anderer kaum verdient zu haben. Die Aufnahme sexueller Beziehungen ist durch die Sorge um körperliche Unzulänglichkeiten erschwert. Der Körper wird schamvoll versteckt.
3. Ein ständiger Vergleich mit den Mitschülern findet statt. *Schulisch* erreichen die Jugendlichen fast nie die von ihnen angestrebten Leistungen, welche die tief empfundenen Selbstwertzweifel besänftigen sollen. Um die starken Minderwertigkeitsgefühle zu mildern, führen sie ihr «Versagen» auf die Umstände zurück und fühlen sich falsch bewertet. Häufig sind solche Kränkungen (Bloßstellung, schlechte Noten) Auslöser der Symptomatik.
4. Der Wert des eigenen *Besitzes* steigt mit dem Grad, in dem ihn andere begehrenswert finden, kann jedoch nicht zur Aufrichtung des Selbstwertgefühls herangezogen werden.
5. Sie vermeiden in der *Freizeit* Aktivitäten, welche trotz der Investition von Zeit und Mühe ein Scheitern beinhalten können. Findet sich eine Gruppe zusammen, welche das Gefühl, nichts wert zu sein, aufgreift, werden sie aktiv in der Verweigerung, sonst bleiben sie Mitläufer.
6. *Krankheitsauslösend* sind oft Kränkungserlebnisse. Diese Jugendlichen nehmen die Krankenrolle an und mögen sich dadurch als etwas Besonderes fühlen.

Aktiver Modus
1. Der *Familie* mag entweder in zunehmenden Maße die Schuld für eigene Rückschläge und Kränkungen gegeben werden, oder der Jugendliche kann ihren Status zur Stabilisierung seine Selbstwertgefühls nutzen: «Wir sind etwas Besonderes.» In der Regel fordern die Jugendlichen Bewunderung und eine Sonderstellung, ohne dass sie bereit sind, einen eigenen Beitrag für das Familienleben zu leisten.
2. Die Jugendlichen haben ein charismatisches Auftreten, welches einen guten Stand in der *Gleichaltrigen*gruppe bietet, jedoch kaum engere *Freundschaften* ermöglicht. Wichtig ist vor allem die Bestätigung durch andere, die auf allen Gebieten gefordert wird. Bei Zurückweisung werden die Beziehungen oft durch emotional überschießende Reaktionen stark beeinträchtigt. Die Aufnahme sexueller Beziehungen dient der Selbstaufwertung. Der Körper wird als Instrument entdeckt, Wertschätzung zu erhalten. Eine Fixierung auf den Körper kann erfolgen. Das «Sichzeigenkönnen/wollen» und die Bedeutung, welche dem Aussehen beigemessen werden, sind Indikatoren.
3. Die Jugendlichen treten in der *Schule* hochmütig auf und erleben sich eher als «Kollegen» der Lehrer. Neben einem ausgeprägten Konkurrenzdenken und dem Streben, sich auszuzeichnen, erschwert ihr intensiver Neid die Beziehung zu den Mitschüler/innen. Entdecken sie den Leistungsbereich als Möglichkeit, ihre Minderwertigkeitsgefühle auszugleichen, so zählen nur Leistungen, die zur Demonstration ihrer Überlegenheit gegenüber anderen herangezogen werden können.
4. Der Erwerb von *Besitz* als Statussymbol stützt das Selbstwertgefühl. Dies kann auch durch Diebstahl geschehen.

5. In der *Freizeit* besteht die Möglichkeit, sich über außergewöhnliche Aktivitäten Bewunderung zu sichern. Wenig Ausdauer und intrinsischer Spaß führen zu einem häufigen Wechsel der Aktivitäten. Gelingt es den Jugendlichen, Bewunderung durch eine Gruppe zu finden, können sie ihr auch länger angehören.
6. Die Einschränkung durch *Krankheit* kann eine Bedrohung der Grandiosität darstellen und zur Selbstwertkrise führen. Die psychische Bedürftigkeit fügt sich kaum in das Selbstkonzept, und Hilfe kann schwer angenommen werden.

Loyalitätskonflikte (Schuld- und Über-Ich-Konflikte)

Loyalität als Treuebindung ist auf der Subjekt- und Objektebene zu verstehen. Auf der Subjektebene handelt es sich um die Verpflichtung den eigenen internalisierten Normen, Werten, Ge- und Verboten gegenüber (Treuebindung des Selbst im Sinne von Integrität, Ich versus Über-Ich). Diese sind nicht unbedingt identisch mit den geltenden Normen und Werten der augenblicklichen äußeren Realität und in pathologischen Fällen auch nicht mit der inneren Objektwelt. Auf der Objektebene handelt es sich um das Bedürfnis, nicht aus dem Rahmen zu fallen, um die Anerkennung, d. h. die narzisstische Zufuhr durch die inneren und äußeren Objekte, zu erfahren und die Bindung zu ihnen aufrecht zu erhalten. Daraus entsteht eine Verpflichtung den inneren Objekten und der äußeren Objektwelt gegenüber. Die prosozialen und egoistischen oder auch antisozialen Tendenzen werden mobilisiert, und je nach Struktur und Abwehrmechanismen kommt es zum Gelingen oder Misslingen (Schuldgefühl) einer Konfliktlösung.

Kinder der Altersstufe 2 haben mit der Einschulung ausreichend Ge- und Verbote im Sinne von sozial erwünschten Pro-Objekt-Tendenzen internalisiert. Vorrangig sind für sie jedoch die internalisierten Beziehungen zu den Eltern, deren Werte und Normen und damit der Schutz dieser Beziehung sowie die Loyalität zu den Eltern. Sie übertreten prosoziale Ge- und Verbote trotz Wissens um Gut und Böse, wenn es darum geht, die Beziehung zu den existenziell bedeutsamen sozialen Objekten zu sichern. Ihre Über-Ich- oder Schuldkonflikte werden also bestimmt durch das Streben, die Beziehung zu den Eltern zu sichern (Fairbairn, 1952), sodass bei ihnen im Unterschied zu Erwachsenen von schuldauslösenden Loyalitätskonflikten zu sprechen ist.

In diesen Loyalitätskonflikten sind elterliche Über-Ich- und Schuldkonflikte ebenso wie allgemeine Konflikte zwischen egoistischen versus prosozialen Strebungen integriert. Bedingt durch die Notwendigkeit der existenziellen Sicherung der Beziehung zu den Eltern kann somit bei Kindern von einer Hierarchie miteinander verknüpfter Konfliktbereiche gesprochen werden: Die Wahrung der familiären Loyalität steht über den allgemeinen und sozialen Ge- und Verboten des Über-Ich, und Schuldgefühle treten nicht auf, wenn um der Loyalität willen prosoziale Ge- und Verbote übertreten werden oder Realität verfälscht wird. Kinder sind bereit, ihre Glaubwürdigkeit und ihren Realitätssinn preiszugeben, wenn es darum geht, die Eltern bzw. deren Werte und Normen vor Angriffen von außen zu schützen.

Diese Abhängigkeit von den Eltern ist allen Kindern gemeinsam, und Konflikte zwischen familiären und prosozialen Strebungen sowie daraus erwachsende Schuldgefühle sind damit ubiquitär. Schuldgefühle haben eine Korrektur der Phantasie oder Handlung zur Folge oder werden durch Verdrängung, Verschiebung, Umdeutung der Realität usw. abgewehrt. Häufig wird die Schuld dann dem anderen gegeben, sodass sich der Konflikt, rein pragmatisch gesehen, schließlich in dem Gegensatz manifestiert, die Schuld bei sich versus die Schuld bei dem anderen zu sehen. Dieser Konflikt ist ein alltäglicher und banaler. Hier geht es um Loyalitätskonflikte, die zu einer permanenten Übernahme von verzerrter Realitätswahrnehmung werden und Schuld in Beziehungen nur zu den Eltern bzw. deren Abwehr erlebt wird und nicht in außerfamiliären Beziehungen. Die Kinder erscheinen in außerfamiliären Beziehungen im passiven Modus unscheinbar, zurückhaltend und ängstlich-opferbereit, während sie im aktiven Modus egoistisch, grenzverletzend und rücksichtslos wirken. Was hier interessiert, sind also die einseitigen Festlegungen im Sinne einer beständigen Tendenz zur Abweisung jeglicher prosozialer, loyaler Strebungen und damit von Schuld oder umgekehrt die konstante, selbstaufopfernde Übernahme prosozialer Haltungen und Handlungen und die damit häufig verbundenen unangemessen wirkenden Schuldgefühle.

Die Abgrenzung von den Selbstwertkonflikten (Überschneidung von Über-Ich und Ich-Ideal) kann schwierig sein. Hierbei ist die Berücksichtigung des herrschenden Affekts von großem Nutzen: Während es bei den Loyalitätskonflikten vorwiegend um Schuldgefühle geht, bezieht sich die Selbstwertproblematik vorwiegend auf Scham (bzw. auf ihre Abwehr). Dort geht es also nicht so sehr (wie bei der Schuld) um Gut und Böse, sondern um Stark und Schwach, Groß und Klein, narzisstisch ausgeglichen oder labilisiert.

Passiver Modus
Diese Kinder und Jugendlichen zeichnen sich durch eine überzogene Treuebindung an ihre Familie aus. Sie können außerfamiliären Personen gegenüber unauffällig realistisches Beziehungsverhalten zeigen, solange es nicht die familiäre Bindung betrifft. Der Familie und deren Belangen gegenüber sind sie sehr bereit, ein überzogenes Wiedergutmachungsverhalten zu entwickeln, hinter das sogar ihre eigenen primären Interessen zurücktreten. Sie vermitteln den Eindruck, dass sie schwere Schuld auf sich geladen haben und deshalb nur über ihr Selbstopfer Sühne leisten können, zeigen gewissermaßen einen masochistischen Verarbeitungsmodus.

Aktiver Modus
Bei diesen Kindern und Jugendlichen beeindrucken anklagende, entwertende Äußerungen und Verhaltensweisen gegenüber den familiären Bezügen. Obwohl dies illoyal wirkt, ist es aus psychodynamischer Sicht loyal, d. h. es stellt den Versuch dar, sich von den schuldhaften Loyalitätsgefühlen zu befreien. Diese Grundhaltung, sich immer kritisch anklagend bis entwertend zu äußern, prägt auch die außerfamiliären Beziehungen. Dadurch erscheinen diese Kinder und Jugendlichen eher aus dem sozialen

Rahmen fallend und egozentrisch. Trotz dieses Verhaltens besteht, wenn auch in negativer Ausprägung, eine klare Bindungsfähigkeit. Die Abwehr von Loyalität und sich damit mitverantwortlich für das Wohl der anderen zu erleben, ist so bestimmend, dass sie oft unmoralisch und gewissenlos erscheinen. Ihr Verhalten stellt jedoch eine Form der Konfliktlösung eines Loyalitäts- und/oder Schuldkonfliktes dar.

Altersstufe 1 (2 bis 5 Jahre)

In dieser Altersstufe werden zunehmend innere Werte und Normen der wichtigsten Beziehungen verinnerlicht. Bei gelungener Primärbeziehung vermittelt diese Schutz und ermöglicht die integrative Entwicklung der eigenen motorischen und psychischen Grundbedürfnisse. In der «Trotzphase» kommt es zur ersten Aktualisierung dieser prosozialen versus egoistischen Tendenzen und zur Entstehung erster Schuldgefühle.

Passiver Modus
1. In der *Familie* fallen die Kinder durch eine forcierte Ich-Entwicklung auf, etwa durch ihre Fähigkeit, sich selbst zu kontrollieren oder den Eltern oder Geschwistern, den der Familie nahe stehenden Personen, in einem Ausmaß zu helfen, das über das in diesem Alter übliche hinausgeht.
2. In Beziehungen zu *Gleichaltrigen* zeigen diese Kinder große Bereitschaft, eine umsichtige und eigene Interessen zurückstellende Haltung über ihre altersangemessene Entwicklung hinaus einzunehmen.
3. Im *Kindergarten* sind sie für Erzieherinnen die lieben und wegen ihrer Hilfsbereitschaft auffälligen Kinder.
4. *Besitz* scheint keine besondere Bedeutung für sie zu haben, da sie gern geben und sich von Besitz unabhängig zeigen.
5. In *Spiel und Freizeit* können sie wenig Begeisterung und echte Freude zeigen, es scheint, als wenn ihnen Vorsicht und Sorgen dies verbieten.
6. Im Krankheitsfall sind sie Patienten, die sich bereitwillig und klaglos der *Krankheit* stellen, sie nehmen das Kranksein eher wie ein notwendiges Opfer hin.

Aktiver Modus
1. In der *Familie* erscheinen diese Kinder unzufrieden, trotzig und wenig gebunden an die Eltern.
2. In den Beziehungen zu *Gleichaltrigen* macht sich diese Unzufriedenheit ebenfalls bemerkbar, und sie finden wenig Anschluss an diese.
3. Im *Kindergarten* haben diese Kinder an vielem etwas zu bemängeln und zeigen so ihre Unzufriedenheit.
4. *Besitz* ist immer ein Anlass, den anderen die Unzulänglichkeit ihres Sozialverhaltens zu zeigen, da es nie die richtigen Dinge sind, die sie bekommen.
5. Im *Spiel* sind sie nörgelnde Spielkameraden und verärgern ihre Mitspieler schnell, sodass sie bald allein sind.

6. Bei *Krankheit* kann es ihnen keiner recht machen, und sie erkennen die Bemühungen der pflegenden Personen nicht an.

Altersstufe 2 (6 bis 11 Jahre)

Die Entwicklung der internalisierten Werte und Normen (Über-Ich) geht mehr und mehr über die primären Beziehungen hinaus, und es kann zu zunehmenden Widersprüchen zwischen der Wertewelt der Eltern und der sozialen Umgebung kommen. Je nach Entwicklung werden Schuldgefühle erlebt und integriert bzw. erlitten oder verleugnet.

Passiver Modus
1. In der *Familie* sind sie willige und sich aufopfernde Kinder. Sie stellen kaum Ansprüche, sondern sind immer bereit, sich für elterliche und familiäre Belange einzusetzen.
2. In Beziehungen zu *Gleichaltrigen* sind sie gern gelitten und werden mit ihrer Bereitschaft, sich zur Verfügung zu stellen, von den anderen benutzt und ausgenutzt.
3. In der *Schule* zeigen sie sich leistungsstark, da sie gewissenhaft und viel arbeiten. Ihre Bereitschaft, anderen im Schulalltag eine Unterstützung zu sein, ist auffällig.
4. *Besitz* hat wenig Bedeutung für sie und sie geben gern, wenn es anderen helfen kann.
5. An *Spiel und Freizeit* sind sie eher uninteressiert. Es scheint, als wenn dies für sie an sich keinen Wert besitzt und als wenn sie nur den anderen zuliebe mitmachten.
6. *Krankheit* kann sie sehr beunruhigen, da sie von ihrer Haltung, zu helfen und für andere da zu sein, abgehalten werden. Sie sind lieber schnell gesund und achten nicht auf die für die Genesung nötigen Verhaltensweisen. Sie sind sehr ungeduldig den pflegenden Personen gegenüber.

Aktiver Modus
1. Der *Familie* fallen sie dadurch auf, da sie intime familiäre Ereignisse anderen erzählen und in der Familie darstellen, wie viel besser es die anderen Kinder haben. Eltern und Geschwister bemühen sich, es ihnen recht zu machen, fühlen sich aber immer ungenügend, da sie mit ihren Bemühungen keinen Erfolg haben, oder begegnen dem Kind mit derselben Haltung («Du bist schuld»).
2. In *Gleichaltrigen*beziehungen sind sie wie in der Familie voller Vorwurf und klagen anderen gegenüber wiederum über deren unzumutbare Ansprüche. Sie selbst sind immer die Unschuldigen.
3. In der *Schule* sind sie bei den Leistungsanforderungen voller Vorwürfe den unmöglichen Zumutungen und Umständen gegenüber, die ihnen das Lernen schwer machen, und sehen nicht ihre Anteile.
4. Sie nehmen sofort und gern alles in *Besitz*, das ihnen zugänglich ist, und melden immer Ansprüche an, eigentlich noch mehr zu erhalten, da sie sich zu kurz gekommen wähnen.

5. Im *Spiel und Freizeitverhalten* können sie sehr bestimmend und dabei aber auch spielverhindernd sein, da sie unzumutbare Ansprüche an die anderen stellen, sodass diese das Spiel mit ihnen beenden.
6. Bei *Krankheit* zeigen sie sich anklagend und vorwurfsvoll, dass man nicht besser aufgepasst habe, weswegen sie nun krank geworden seien. Diese Beschuldigung richtet sich besonders an die Eltern, die sich damit als ungenügend für ihre Kinder und schuld an deren Krankheit erleben.

Altersstufe 3 (12 Jahre und älter)

Die Entwicklung der inneren Werte- und Normenwelt (Über-Ich) findet im Wechselspiel mit dem Identitätserwerb ihren vorläufigen Abschluss und ähnelt mehr und mehr den Konfliktbedingungen des Erwachsenen. Im Rahmen der beginnenden Loslösung von Primärbeziehungen können sich Loyalitätsprobleme konflikthaft ausgestalten.

Passiver Modus
1. In ihren *Familien* sind sie Helfer und Unterstützer bei allen familiären Problemen («Für meine Eltern mache ich alles»). Die altersangemessene Distanzierung gelingt ihnen nicht oder nur in beschränktem Maße. Sie werden deshalb über Gebühr in ihren Familien gebunden, gebraucht und eingesetzt; es entsteht der Eindruck, sie müssten Buße leisten und Schuld abarbeiten.
2. In ihren Beziehungen zu den *Gleichaltrigen* sind diese Jugendlichen zurückgezogen und anspruchslos. Erst wenn sie aufgefordert werden oder jemand Hilfe braucht, sind sie da und zeigen Zugewandtheit und aufopfernde Hilfsbereitschaft.
3. Im *Schul- oder Arbeitsbereich* bestechen sie durch geflissentliche Hilfsbereitschaft und durch ihre Verfügbarkeit in Krisensituationen mit dem gleichzeitigen Gefühl, es dennoch nicht richtig gemacht zu haben («mein Fehler»). Es kann auch zu Leistungs- und Arbeitseinbrüchen kommen, wenn sie nicht mit ihrem «Zur-Verfügung-Stehen» gefragt sind oder ihnen Fehler zur Last gelegt werden, die sie bereitwillig auf sich nehmen.
4. *Besitz* hat für sie eine geringe Bedeutung und ist eher mit dem Gefühl des «Das habe ich nicht verdient» verbunden. In ihrem Äußeren wirken sie entsprechend unauffällig.
5. In der *Freizeit* drängen sie sehr in Beziehungen hinein, sowohl in der Familie als auch zu Gleichaltrigen. Für andere da zu sein, sich selbstlos aufzuopfern, stellt für sie einen Sinn dar. Sich die Freizeit zum eigenen Vergnügen zu gestalten, ist ihnen kaum möglich.
6. Bei *Krankheit* können sie wenig ihre Bedürftigkeit erleben und die angemessene Pflege eher als Schuldbelastung erleben, die es wieder gutzumachen gilt. Sie achten aus diesem Grund weniger auf ihre körperlichen Belange.

Aktiver Modus
1. In der *Familie* zeigen diese Jugendlichen selbstgerechtes Verhalten. Eine negativistische Haltung und die Schuld bei den anderen suchend, bestimmt ihren Umgang in der Familie. Sie klagen die Familie diesbezüglich auch außerfamiliären Personen gegenüber an. Einen eigenen Anteil an all den Unzulänglichkeiten können sie sich nicht zugestehen.
2. In den Beziehungen zu *Gleichaltrigen* sind sie immer unzufrieden und stellen Gesetzlichkeiten auf, wonach immer die anderen schuld sind. Sie sind ständig anklagend, sodass sie häufig in der Gleichaltrigengruppe isoliert sind.
3. In der *Schule oder Arbeit* sind es in ihren Augen immer die äußeren Bedingungen, die es ihnen so schwer machen, oder die bösen Absichten der anderen, die ihnen den Erfolg verderben.
4. *Besitz* ist ihnen wichtig, aber sie sind mit dem, was sie erhalten, nicht zufrieden. Auch hier sehen sie den Grund eher in Benachteiligungen und unterstellen anderen, ihnen gegenüber etwas schuldig zu sein.
5. In ihrem *Freizeitverhalten* zeigen sie große Unzufriedenheit und finden immer Beispiele für schuldhaftes Verhalten bei Eltern, Freunden, Institutionen (Schule, Disco, Behörden, Arbeitsstelle), sodass sie nicht zu ihrem ungeschmälerten Vergnügen kommen und auf ihrer Unzufriedenheit sitzen bleiben.
6. *Krankheiten* erscheinen ihnen als Folge von bösen Wünschen oder Fehlverhalten der anderen. Die pflegenden Personen machen grundsätzlich alles falsch und wollen ihnen nicht wirklich helfen.

Ödipale Konflikte

Ödipal beschreibt eine grundsätzliche Konstellation im Leben von Kindern und Jugendlichen, in denen eine Auseinandersetzung mit der Sexualität der Eltern stattfindet und entsprechende Konflikte auftreten. Die hier angesprochenen Konflikte kreisen um die Befriedigung erotischer und sexueller Wünsche und diesen entgegenstehenden Strebungen und Hemmungen unterschiedlichsten Ursprungs (wie Über-Ich-Verbote, Inzest-Tabu, Ängste vor Triebüberwältigung und Probleme der ödipalen Identifizierung (Konkurrenz versus Rollenübernahme).

Für den konzeptionellen Hintergrund der ödipalen Konflikte sind die Ausführungen Freuds zum Ödipuskomplex (1905), die Theorien zur infantilen Sexualität (1931), in denen die sexuelle Orientierung des (männlichen) Kindes und die Identifizierung mit dem gegengeschlechtlichen Elternteil herausgearbeitet wurde, von historisch überdauernder Bedeutung. Obgleich die zeitliche Fixierung des Ödipuskomplexes durch Freud (1924) an das fünfte Lebensjahr bereits durch Klein (1930) und ihre These des phallischen Narzissmus für beide Geschlechter z. B. durch Chasseguet-Smirgel (1964, 1988) kritisiert wurde, setzten sich die Perspektiven der Kritikerinnen in der theoretischen Auseinandersetzung nicht wirklich durch. Erst die teilnehmende Säuglingsbeobachtung konnte empirisch die intendierte sexuelle, von Affekten begleitete Aktivität von weiblichen und männlichen Kindern vom zweiten Lebensjahr an belegen und widerlegte so die durch Freud vorgenommenen Zuordnungen sexueller Motivationen, Phantasien und Handlungen zu Altersstufen und Geschlechtern. Unumstritten sind hingegen die von Freud hervorgehobenen kulturellen Einbindungen sexueller Strebungen. Den Eltern kommt als den ersten wichtigen Liebesobjekten für die Kinder eine prägende Bedeutung zu, so wie umgekehrt auch die Kinder wichtige Liebesobjekte für ihre Eltern darstellen. In die Beziehung von Kindern zu ihren Eltern sowie der Eltern zu ihren Kindern müssen kontinuierlich sexuelle Motivationen, die mit anderen Motivationen eng verflochten sind, integriert werden, wobei einer der Beteiligten, nämlich das Kind, erst im Laufe seiner Entwicklung das Inzesttabu als Grundlage menschlicher Kulturen verstehen und als Verbot internalisieren kann.

Vom Entwicklungsniveau her sind verinnerlichte, überdauernde ödipale Konflikte am präzisesten diagnostizierbar zu Beginn der Pubertät, wenn der Ödipuskonflikt endgültig gelöst werden muss; Vorläufer dieser verinnerlichten Konflikte finden wir aber bereits nach Abschluss der ödipalen Phase. In der Latenz können sich solche Konflikte im Sinne der eingangs beschriebenen Entwicklungskonzeption als Vorläufer mit der Tendenz zur Entwicklungsbehinderung andeuten. In der Adoleszenz schließlich ist die verinnerlichte, überdauernde Qualität dieses Konfliktes – einschließlich seiner Entwicklungsbehinderung – klar diagnostizierbar. Auf dieser Altersstufe entsteht eine besondere Dynamik durch die Tatsache, dass die physisch reifen Genitalien im Prinzip eine Umsetzung dieser Triebwünsche zulassen. Von Laufer und Laufer (1984) werden die Integration der physisch reifen Genitalien in das Körperbild und die Aufnahme sexueller Beziehungen für entscheidende Entwicklungsschritte gehalten, deren Bewältigung zu Entwicklungsprogression bzw. deren Scheitern zu Entwicklungszusammenbruch (developmental breakdown) führen. Es ist demnach zu bedenken, dass das Wiederaufleben des ödipalen Konfliktes bei Jugendlichen mit gering integrierter Struktur auch zu einem psychotischen Zustand führen kann.

Ödipale Konflikte als verinnerlichte, überdauernde Konflikte bewegen sich im Spannungsfeld zwischen der Befriedigung erotischer und sexueller Wünsche und deren Abwehr. Trotz einer liberaleren Erziehung und Sozialisation haben diese Konflikte auch heute noch breite klinische Bedeutung. Wir unterscheiden grundsätzlich zwei Verarbeitungsformen ödipaler Konflikte:

Passiver Modus
Es handelt sich um Kinder und Jugendliche, denen die altersentsprechende Neugier in Bezug auf Sexuelles fehlt. Sie ziehen sich auffallend unattraktiv an bzw. versuchen, sich körperlich besonders unkenntlich zu machen, was in einer verhüllenden Bekleidung Ausdruck finden kann. Diese Kinder und Jugendlichen können sich nicht berühren und zeigen eine entsprechend starke Abwehr von sexuellen Trieben, was sich u. a. in Befürchtungen im Zusammenhang mit Masturbation ausdrücken kann. Sie vermeiden Gespräche über den Körper und Sexualität, halten sich auch bei Spielen mit sexuellen Themen auffallend heraus und bleiben betont auf der sachlichen Ebene. In der Gegenübertragung deutet sich als Leitaffekt eine besonders geschlechtsneutrale, sachliche Ausstrahlung an.

Aktiver Modus
Es handelt sich um Kinder und Jugendliche, die sich besonders geschlechtsbetont anziehen, ständig neugierig und erkundend in Bezug auf die eigenen Geschlechtsorgane und die Geschlechtsorgane von anderen Gleichaltrigen vorgehen, im Spiel ungewöhnlich häufig die unterschiedlichen Geschlechtsrollen betonen bzw. sexuelle Szenen spielen. Sie können in der Latenz unangemessen kokett und verführerisch auf Erwachsene zugehen. In der Adoleszenz können sie ihren Körper besonders bezüglich seiner sexuellen Merkmale provokant präsentieren. Auf der Beziehungsebene sind Dreieckskonstellationen auffallend. In der Gegenübertragung ist die unangemessene Sexualisierung deutlich wahrnehmbar.

Altersstufe 1 (2 bis 5 Jahre)

Das Kind erkennt sich als Junge oder Mädchen und beschäftigt sich in der ödipalen Phase mit der eigenen Sexualität und der Sexualität der Eltern. Auf dem Hintergrund eines überdauernden ödipalen Konfliktes der Eltern kann dies eine besondere Dynamik erhalten. In dieser Altersstufe werden von Kindern Zuschreibungen als männlich oder weiblich aufgenommen, wie auch überdeutlich eine starke Anlehnung an männliche oder weibliche Aktivitäten erfolgt. Beobachtbar ist am Ende dieser Entwicklungsphase eine übertrieben starke oder auffällig fehlende Beschäftigung des Kindes mit Sexualität. Grunderfahrung ist, dass Beziehungen immer eine ödipale Konnotation haben bzw. dass Beziehungen ohne eine sexuelle Dimension nicht möglich sind. Am Ende dieser Phase sind Rivalitäten mit dem gleichgeschlechtlichen Elternteil um das elterliche Liebesobjekt deutlich wahrnehmbar.

Altersstufe 2 (6 bis 11 Jahre)

Die Geschlechtsidentität ist jetzt klar, Jungen spielen nur mit Jungen, Mädchen spielen nur mit Mädchen und necken das andere Geschlecht bzw. werten es ab. In der Latenz können sich, wie oben dargestellt, Vorläufer eines verinnerlichten ödipalen Konfliktes zeigen, die bereits zu einer Entwicklungsbehinderung führen können. Im aktiven Modus ist bei diesen Kindern im Spiel, Verhalten und Kontakt zu anderen eine Zentrierung auf das Thema Sexualität auffällig. Ihr Verhalten gegenüber Gleichaltrigen und Erwachsenen ist auf körperlicher Ebene grenzüberschreitend und unangemessen neugierig. Auf der Beziehungsebene deuten sich Dreieckskonstellationen zum eigenen Nutzen oder Schaden an. Im passiven Modus sind dies Kinder, die sich auffallend geschlechtsneutral verhalten und das Thema Sexualität auffallend vermeiden. Das Fehlen jeglicher altersangemessener sexueller Neugier ist auffällig. In der Gegenübertragung deutet sich als Leitaffekt eine Sexualisierung bzw. eine besonders geschlechtsneutrale, sachliche Ausstrahlung an.

Kinder dieser Altersstufe, bei denen die Pubertätsentwicklung bereits eingesetzt hat, sollten nach den Kriterien von Altersstufe 3 beurteilt werden.

Im passiven Modus fallen diese Kinder durch ihre Überzeichnung des Latenzhaften auf: Beziehungen werden sehr sachlich gestaltet, erotisch-sexuelle Aspekte haben darin keinen Platz. Verführerische Aspekte in Beziehungen zu Erwachsenen und

Gleichaltrigen wirken «störend» und werden ignoriert oder abgewertet. Der Körper wird einzig bezüglich seiner Effizienz und Funktionsfähigkeit präsentiert; dass er auch ein Mittel ist, andere sexuell zu beeindrucken und anzuziehen, kann nicht wahrgenommen werden. Die altersangemessene Neugier in Bezug auf sexuelle Fragen, das Sexualleben der Erwachsenen, den Körper der Gleichaltrigen, fehlt.

Kinder, bei denen Vorläufer eines verinnerlichten, zeitlich überdauernden ödipalen Konfliktes erkennbar sind, zeichnen sich im aktiven Modus durch eine starke Betonung von Sexualität in Form von Tagträumen und Masturbation aus. Im Kontakt mit Erwachsenen (und teilweise auch Gleichaltrigen) wird der Körper besonders angeboten; die Betonung der Geschlechtsrolle («Macho» und «Prinzesschen») wirkt altersunangemessen aufgesetzt. Bei Erwachsenen – in der Gegenübertragung – entsteht der Eindruck, dass etwas in der Beziehung «nicht stimmt», dass kindgemäße Elemente fehlen. Rivalitäten zeichnen sich ab.

Passiver Modus
1. Die Beziehungen in der *Familie* wirken sachlich oder kindlich. Probleme und Spannungen in der Familie, besonders solche mit sexuellem Hintergrund, können nicht wahrgenommen werden.
2. In den Beziehungen zu *Gleichaltrigen* fällt die Neutralität und Sachlichkeit auf («graue Maus»), aber auch das sehr kindliche Schutzbedürfnis. Auch Situationen mit deutlich sexuellem Gehalt können nicht als solche wahrgenommen werden bzw. wecken Angst und Ablehnung.
3. In der *Schule* können diese Kinder wegen ihres starken Sachbezugs bei Lehrern sehr beliebt sein. Schulkameraden sind eher durch die Neutralität und Abwehr gegenüber sexuellen Späßen irritiert. Die fehlende Neugier kann sich auch negativ auf die Schulleistungen auswirken.
4. Im Hinblick auf *Besitz* kann eine asketische Haltung ein Hinweis darauf sein, dass man eine Anhäufung von Besitz, d. h. eine zu attraktive Ausstattung, vermeidet.
5. In *Spiel und Freizeit* fällt das altersunangemessene Beharren auf geschlechtsneutralem, zu kindlichem Spielzeug auf.
6. Eine *Krankheit* kann für diese Kinder problematische Aspekte enthalten, weil sie die abgewehrte Beschäftigung mit dem Körper in den Mittelpunkt stellt.

Aktiver Modus
1. Es bestehen enge Bindungen an die *Familie*, besonders an den gegengeschlechtlichen Elternteil; Geschwisterrivalitäten bekommen eine besondere Konnotation des «Kampfes» um den geliebten Elternteil.
2. Die Beziehungen zu *Gleichaltrigen* sind widersprüchlich und konflikthaft; die Kinder scheinen eher erwachsenenorientiert zu sein und von ihren Spielkameraden eher enttäuscht.
3. Die Beziehungen in der *Schule* sind durch die sich andeutende Sexualisierung und Rivalität beeinträchtigt. Es können Lernprobleme auftreten auf Grund der Ablenkung durch und übermäßige Beschäftigung mit ödipalen Inhalten.

4. *Besitz* bekommt die altersunangemessene Funktion, andere zu beeindrucken bzw. auszustechen in der Rivalität um Liebesobjekte. Anhäufung von Objekten, die den Körper und die äußere Erscheinung betreffen, sind auffallend, ebenso der Besitz altersunangemessener männlicher und weiblicher Güter.
5. Bei Aktivitäten in *Spiel* und *Freizeit* wird eine altersunangemessene Verarmung in Richtung auf ausschließlich männliche bzw. ausschließlich weibliche Rollenaspekte zunehmend deutlicher.
6. Eine *Krankheit* kann für diese Kinder ein willkommener Anlass sein, weil sie sich mit dem Körper, insbesondere unter sexuellen Aspekten, verstärkt beschäftigen können.

Altersstufe 3 (12 Jahre und älter)

In diesem Alter kommt es zu einer verstärkten Thematisierung ödipaler Konflikte, ausgelöst durch die körperliche Reife und die Tatsache, dass die Genitalien jetzt direkt zur Umsetzung von Triebbedürfnissen eingesetzt werden können. Wie eingangs erwähnt, ist diese Entwicklungsphase entscheidend bezüglich Progression bzw. Stagnation der weiteren Entwicklung.

Aufbauend auf den geschilderten Vorstufen kann bei Jugendlichen ein ödipaler Konflikt als überdauernder, verinnerlichter Konflikt nun klar diagnostiziert werden. Zentral ist die überstarke Genitalisierung bzw. deren Abwehr, die im Gesamtbild der Entwicklung des Jugendlichen auffällt und auf Kosten der Entwicklung in anderen Bereichen geht. In der Beziehung zu Personen des gleichen Geschlechts fällt ferner eine unangemessene Rivalität bzw. das Fehlen jeglicher Rivalität auf. Es ist zu bedenken, dass die Entwicklung des negativen Ödipus-Komplexes zu einer Veränderung der sexuellen Orientierung führen kann.

Diese Jugendlichen blenden im passiven Modus jede Form von Erotik und Sexualität aus und gestalten Beziehungen ausschließlich auf sachlicher, neutraler Ebene. Mangelnde sexuelle Neugier und ein fehlendes altersentsprechendes Wissen («nicht wissen dürfen») sind auffallend. Sie wenden eine enorme Kraft auf, um sexuelle Aspekte aus ihrem Leben herauszuhalten. Dies kann bis zur Selbstkasteiung und Askese in «harmloseren» Lebensbereichen führen. Sie haben Angst zu masturbieren bzw. Angst, heterosexuelle Kontakte aufzunehmen. Eine unangemessen große Angst vor sexuell übertragbaren Krankheiten (AIDS) kann auftreten. Dem Untersucher präsentieren sich Jugendliche, die durch Harmlosigkeit, Unschuld und Naivität auffallen. Hinweise auf die abgewehrte Sexualität sind aber vorhanden. Gegenübertragungsprobleme des Untersuchers können die Einstufung dieses Verhaltens als pathologisch erschweren. Dazu ist zu bedenken, dass der Untersucher Elternstelle vertritt und potentieller ödipaler Sexualpartner des Jugendlichen sein kann.

Im aktiven Modus sind die Jugendlichen durch eine überstarke Betonung von Sexualität in Form von häufigen Tagträumen und exzessiver Onanie, ständiger Beschäftigung mit Sexualität und deren Umsetzung geprägt. Sie scheinen wenig freie Valenzen für die Beschäftigung mit nicht-sexuellen Inhalten zu haben. Das Verhalten im Kontakt zu Gleichaltrigen und insbesondere zu Erwachsenen ist verführerisch und grenzüberschreitend. Der Körper wird aufreizend und besonders bezüglich seiner Geschlechtsmerkmale dargeboten. Beziehungen werden so konstelliert, dass sich die Jugendlichen in bestehende Beziehungen hereindrängen, aber dauerhafte Paarbeziehungen besonders vermeiden. Das Bestreben, Rivalen aus dem Feld zu schlagen, macht sich u. a. auch in Abwertungen der Körperlichkeit anderer bemerkbar. Für die Altersstufe der 14- bis 18-Jährigen ist beobachtbar, dass sie versuchen, sexuelle Identität über wechselhafte Beziehungen zu bekommen.

In der Gegenübertragung ist die Erotisierung nun deutlich spürbar bis hin zu provokant sexuellem Verhalten, bei dem der Körper zur Schau gestellt wird. Bemerkenswert ist ferner ein launenhaftes Verhalten, wenn der Untersucher nicht auf die Erotisierung «anspringt». Es sollte erwähnt werden, dass die Wahrnehmung der Erotisierung durch den Untersucher durch Gegenübertragungsprobleme verzerrt oder eingeschränkt werden kann.

Passiver Modus
1. Die *Familie*nbeziehungen werden idealisiert und enterotisiert. Familiäre Konflikte und Rivalitäten werden verleugnet.
2. In *Freundschafts- und Partnerbeziehungen* geht es vorrangig um Liebe, Schutz und Geborgenheit unter Aussparung sexuellen Lebens. Es werden erwachsene Partner und enge Beziehungen zu jüngeren oder gleichgeschlechtlichen Freunden gesucht unter Aussparung erotisch-sexueller Elemente (geschwisterähnliche Beziehungen). Krisenhafte Entwicklungen ergeben sich bei einem durch das Erwachsenwerden erforderlichen Rollenwechsel.
3. Beziehungen in *Schule und Arbeit* gleichen den Familienbeziehungen mit unauffälligen, teilweise guten Beziehungen. Vorrangig ist die Vermeidung von Rivalitäten sexueller Herkunft, die die «Arbeit stören». Auffallend ist eine übergroße Sachlichkeit auch in Bereichen von Schule und Beruf, die erotisch-sexuelle Elemente zulassen (Pausen, Feiern).
4. *Besitz* (Kleidung, Fahrrad, CD-Player etc.) wird nicht genutzt, um sexuelle Attraktivität herzustellen. In Rivalitätssituationen wird eher auf Besitz verzichtet, um Konkurrenzen zu vermeiden. Besitz dient eher als stiller und unbewusster Ersatz der sexuellen Befriedigung.
5. In *Spiel und Freizeit* überwiegen geschlechtsneutrale Aktivitäten. Jede Möglichkeit, Personen des anderen Geschlechts kennen zu lernen oder aber gleichgeschlechtliche Konkurrenten zu treffen, wird ängstlich vermieden. Dies führt zu einer starken Einengung des sozialen Lebens.
6. Der Umgang mit *Krankheit* kann als bedrohlich erlebt werden, u. a. wegen der starken Neigung zu regressivem Verhalten. Ärztliche Maßnahmen werden ängstlich ertragen, körperliche Untersuchungen stark vermieden.

Aktiver Modus
1. Es bestehen enge Bindungen an die *Familie*, besonders an den gegengeschlechtlichen Elternteil. Diese können auch vollständig unbewusst und abgewehrt sein.

Der gegengeschlechtliche Elternteil kann idealisiert, der gleichgeschlechtliche Elternteil massiv abgewertet werden. Die sexuellen Beziehungen der Eltern werden mit großer Neugier verfolgt. Geschwisterrivalitäten sind oft ausgeprägt und haben die Qualität des Ausstechens von Rivalen.

2. Durch das widersprüchliche Verhalten («Locken, Blocken») sind Beziehungen zu Gleichaltrigen *(Freundschafts- und Partnerbeziehungen)* konflikthaft oder unbefriedigend, worunter alle Beteiligten leiden. Die Partnerwahl ist oft an den Primärobjekten orientiert, der gewählte Partner enttäuscht jedoch durch seinen Kontrast zu diesen Primärobjekten. In der Auseinandersetzung, insbesondere mit den gegengeschlechtlichen Gleichaltrigen, wird die sexuelle Identität besonders betont.
3. Beziehungen in *Schule/Ausbildung/Beruf* sind ebenfalls durch starke Sexualisierung und kaum abgewehrtes Konkurrenzverhalten problematisch. Offene Konflikte und Anfeindungen können auftreten, z. B. Eifersucht auf Mitschüler/Mitarbeiter und Sexualisierung der Beziehung zu Vorgesetzten. Große reale Erfolge finden sich genauso wie völliges Versagen.
4. Der *Besitz* (z. B. in Form von Kleidung, CD-Player, Fotoausrüstung, Computer etc.) ermöglicht den Ausdruck sexueller Potenz, er kann aber auch ein zeitweiser Ersatz hierfür sein.
5. Das weitere soziale Feld im Hinblick auf *Spiel und Freizeit* ist geprägt durch vielfältige und wechselnde Aktivitäten und wechselnde Beziehungen (häufige Partys, Discos etc., Mitglied in zahlreichen Vereinen, Gruppen etc.), wobei gezielt Aktivitäten aufgesucht werden, die Konkurrenz und Sexualisierung zulassen.
6. *Krankheiten* und die damit verbundene Krankenrolle bieten die Möglichkeit der Beschäftigung mit dem eigenen Körper. Sie sind in der Arzt-Patient-Beziehung mit Erotisieren und Konkurrieren verbunden. Die Patienten können in gleicher Weise verführend wie bedrohend erlebt werden, in der Regel überwiegt eine der Dimensionen.

Identitäts-(Selbst-)Konflikte (Identität versus Dissonanz)

Die Identität umfasst die Gesamtheit der inneren Bilder eines Menschen von sich selbst und ist in der Theorie der Psychoanalyse eng mit den Konzepten des Ich-Ideals bzw. des Ideal-Selbst verbunden (Freud, 1915, 1921, 1923b; Chasseguet-Smirgel, 1995). Sie entsteht durch Identifizierungen mit realen und idealen Objekten sowie durch Abgrenzung und Unterscheidung von ihnen. Eine wesentliche Voraussetzung für diese Prozesse ist die Entwicklung des intermediären Raumes zwischen dem Selbst und seinen Objekten, der die Grundlage für Spiel, Phantasie, Träume und Lebensimpulse ist (Winnicott, 1951) und dessen erste Entfaltung in der Entwicklungsphase 1 stattfindet.

Die Identitätsbildung ist ein lebenslanger Prozess. Sie entwickelt sich mit den Ich-Funktionen, die ein Kind erwirbt, und den Lebensbereichen, in die es hineinwächst. Mentzos (1992) unterscheidet in den einzelnen Entwicklungsphasen primäre Konflikte, die zu Krisen in der Identitätsentwicklung von Kindern und Jugendlichen führen. Im Falle der Bewältigung dieser Krisen entstehen neue Selbstbilder und Selbstbildaspekte (Erikson, 1966). Wenn die Integration der neuen Selbstbildaspekte in das bereits vorhandene Selbstbild gelingt, findet dies in jeder Entwicklungsphase seinen Niederschlag in einem subjektiven Gefühl von Kontinuität und Kohärenz. Dieses ist immer verbunden mit unterschiedlich wichtigen Objekten und Objektbeziehungen, d. h. es gibt zahlreiche verschiedene Identitäten, die im konfliktfreien Falle als eine Selbstidentität erscheinen, im konflikthaften Falle jedoch zu widersprüchlichen, verwirrenden Selbstbildern führen.

Im Unterschied zu einer Identitätsdiffusion, die ein strukturelles Problem darstellt, setzt ein Identitätskonflikt ein besser integriertes Strukturniveau voraus. Ein desintegriertes Strukturniveau beschreibt Racamier (1982) geradezu als anti-konflikthaft im paradoxen Nebeneinander von nicht miteinander zu vereinbarenden Aspekten. An dieser Stelle sollen jedoch Kinder und Jugendliche beschrieben werden, für die verwirrende, widersprüchliche, aber differenzierte Selbstrepräsentanzen erlebens- und verhaltensbestimmend sind.

Passiver Modus
Kinder und Jugendliche, die dem passiven Modus folgen, zeigen kein Verlangen nach der Erprobung identitätsfördernder Ich-Funktionen wie z. B. Sprache, Motorik, Phantasie. Ebenso meiden sie identitätsfördernde Objektbeziehungen, sowohl zu Erwachsenen als auch zu Gleichaltrigen. In der Untersuchung wirken die Kinder interesselos, gleichgültig und angepasst.

Ihr Selbsterleben ist bestimmt von Unsicherheit und Orientierungslosigkeit. Zugewiesene Rollen (Identitäten) werden vordergründig übernommen. Die Leitaffekte sind Angst und Verwirrtheit. In der Gegenübertragung stellen sich Ratlosigkeit, Mitleid, aber auch das Gefühl von Angestrengtsein ein.

Aktiver Modus
Kinder und Jugendliche, die dem aktiven Modus folgen, versuchen identitätsfördernde Ich-Funktionen zu nutzen, um zu einem kohärenten Selbstbild zu gelangen. Sie gehen dabei wahllos und nicht zielgerichtet vor, versuchen, den Mangel an einem kohärenten inneren Selbstbild durch äußere Bilder, Rollen, mit denen sie sich identifizieren, zu ersetzen (wechselnde «Idole»). In der Untersuchung wirken die Kinder getrieben, rastlos und/oder überengagiert.

Ihr Selbsterleben ist geprägt von Ruhelosigkeit und wechselnden Identifikationen. Die Leitaffekte sind kontraphobisch abgewehrte Angst und oft durch Ideologiebildung und Rationalisierung abgewehrte Unsicherheit.

In der Gegenübertragung stellen sich Sorge und Mitleid, aber auch Befremdung und der Impuls zu konfrontieren ein.

Altersstufe 1 (2 bis 5 Jahre)

Partielle Unabhängigkeit von der Fähigkeit der Eltern, die Selbstentwicklung des Kindes zu fördern, ist vorhanden.

Die Fähigkeit des Kindes, das Selbst und die Objekte zu differenzieren und den Raum zwischen dem Selbst und den Objekten zu nutzen, ist sicher. Im Alter von drei Jahren benutzt und versteht das Kind die Worte «ich», «du», «mein», «dein».

Erste psychische Probleme äußern sich in mangelnder Spielfreude, mangelnder Sprechfreude, Fehlen von Nachahmspielen und einfachen Rollenspielen sowie fehlendem Verständnis für soziale Gesten. Bei vorwiegend aktivem Modus kann es zu distanzloser, identitätssuchender Annäherung an fremde Personen sowie fehlender Abgrenzung gegenüber der Annäherung fremder Personen kommen. Ebenso kann ausuferndes Rollenspiel und übermäßige Besetzung von Übergangsobjekten vorkommen. Die Auseinandersetzungen auf interaktioneller Ebene sind geprägt durch Zweifel und Missverständnisse, manchmal Rückzug, manchmal Flucht nach vorn infolge der fehlenden Rollensicherheit und Konstanz. Zum Ende dieser Entwicklungsphase sind erste verinnerlichte Konflikte im Bereich Identität versus Dissonanz bereits vorhanden.

Passiver Modus
1. Das Kind ist in der *Familie* unsicher, ängstlich und scheu – dies entspricht meist dem gesamten Familienklima. Das Kind erfährt häufig, dass seine Bestrebungen nicht auf zuverlässig wiederkehrende Reaktionen der Eltern stoßen.
2. Unter *Gleichaltrigen* fällt es dem Kind schwer, aktiv Beziehungen aufzunehmen. Es hat Schwierigkeiten, soziale Strukturen und Beziehungen zu erkennen und zu nutzen. Der Kontakt zu rollensicheren dominanten Kindern wird vermieden. Das Kind zeigt kein Verlangen nach Erprobung identitätsfördernder Ich-Funktionen. Es bleibt motorisch und sprachlich inaktiv.
3. Im *Kindergarten* werden Konflikte deutlich. Das Kind fällt durch angepasstes Verhalten auf, ergreift selten die Initiative. Es steht am Rande der Gruppe, wirkt gleichgültig, manchmal ratlos und in sozial komplizierten Situationen verwirrt, übernimmt andererseits zugemessene Rollen bereitwillig. Das Kind hat wenig Freude am eigenen Spiel. Es ist scheu, unsicher und phantasielos.
4. *Besitz* kann zur Unterstützung der Identität genutzt werden. Enge Bindungen an Gegenstände bestehen, geben Sicherheit. Veränderung von Besitz wird gefürchtet.
5. In *Spiel und Freizeit* zeigt sich bei den Kindern der Wunsch nach einem sicheren Identitätsgefühl durch das Bedürfnis nach Bestätigung und Beschreibung ihres So-Seins durch Erwachsene. Angebotene Funktionen und Rollen im sozialen Kontext übernehmen sie ohne affektive Beteiligung.
6. Bei *Krankheit* werden Äußerungen und Einschätzungen der behandelnden Ärzte zur Stabilisierung der Identität verwendet. Krankheiten können einerseits Rollenunsicherheiten verstärken und zu Ratlosigkeit führen oder andererseits eine «sichere», regressive Rolle ermöglichen («ich kann nicht»).

Aktiver Modus
1. In der *Familie* beginnen die Kinder, die reale familiäre Situation durch eine fiktive idealisierte zu ersetzen, was zu interaktionellen Konflikten führt. Die realen Eltern

können sich abgewiesen fühlen durch die Anstrengungen der Kinder, in einer fiktiven und idealisierten Rolle Identität zu gewinnen. Im Falle der Anpassung des Kindes an Vorstellungen («Prinzessin») und Ideologiebildungen der Eltern entstehen keine interaktionellen Konflikte.
2. Unter *Gleichaltrigen* greifen die Kinder jede Möglichkeit, eine Rolle zu übernehmen, begierig auf, wirken dabei jedoch oft angestrengt und verlieren Eigenes aus den Augen. Es fällt ihnen schwer, planvoll und zielgerichtet zu handeln. Sie verfügen nicht über eine altersentsprechende Urteilsfähigkeit im sozialen Kontext.
3. Die Kinder fallen im *Kindergarten* dadurch auf, dass sie sich im Sinne einer Identitätssuche an Erwachsene und dominante Gleichaltrige anschließen und von ihnen begehrte Eigenschaften anzunehmen versuchen. Da dies im Sinne der eigenen Identitätssuche stattfindet, sind die Kinder in Beziehungen «treulos», ohne dadurch jedoch in Loyalitätskonflikte zu geraten. Sie folgen demjenigen, der ihnen die stärkeren Identifizierungen anbietet. Nachahmung und Rollenspiele können befremdlich oder bedrohlich sein, weil sie wenig realitäts- und situationsangemessen erscheinen.
4. Die Kinder besetzen Besitzgegenstände überwertig im Sinne ihrer Identitätssuche. Sie streben *Besitz* an, sammeln Gegenstände und bevorzugen Kleidungsstücke, die diesem Zweck dienen.
5. Beim *Spiel* übernehmen die Kinder in diesem Alter gern angebotene Funktionen und Rollen im sozialen Kontext. Die Kinder steigern sich oft in reale und fiktive Rollen hinein.
6. *Krankheit* stellt für die Kinder eine regressive Einschränkung ihrer Handlungsmöglichkeiten dar. Anderseits kann die Krankenrolle identitätsfördernd wirken.

Altersstufe 2 (6 bis 11 Jahre)

Die Fähigkeit, zwischen realem Selbst, realen Objekten und im gewissen Umfang dem Ich-Ideal / Über-Ich zu unterscheiden, ist zunehmend vorhanden. Umfassende Störungen in der Beziehung zu sich selbst und zu den Objekten werden deutlicher.

Es besteht eine grundlegende Unsicherheit in dem durch die Einschulung enorm erweiterten sozialen Kontext. In den meisten Fällen führt dies nicht zur Regression in die familiären Strukturen, da einerseits der Wunsch nach Identifizierung vorhanden ist, anderseits die Erfahrung gemacht wird, dass die familiären Strukturen dies auch nicht gewährleisten oder in starkem Gegensatz zu den umgebenden gesellschaftlichen Identitäten stehen (bewusste/unbewusste Dissonanzen wie z. B. Migranten der zweiten und dritten Generation).

Kinder, die vorwiegend dem passiven Modus folgen, verhalten sich ängstlich, unsicher und passen sich der neuen Umgebung an. Sie geraten weder in das Zentrum von Auseinandersetzungen unter Gleichaltrigen, noch erwecken sie das besondere Interesse von Erwachsenen, da sie begehrte Positionen und Rollen nicht erkennen und anstreben.

Kinder, die dem aktiven Modus folgen, sehen in dem erweiterten sozialen Lebensumfeld eine neue Chance, an Identität zu gewinnen. Sie stürzen sich auf alles, was ihnen als begehrenswerte Rolle erscheint. Da sie keine ausreichenden inneren Orientierungen haben, fällt es ihnen schwer, mittelfristig und langfristig sinnvolle Rollen von sinnlosen zu unterscheiden. Es fällt ihnen schwer, Perspektiven zu entwickeln (Strohfeuer). Zu Gleichaltrigen gehen sie Beziehungen ein, die ihrer Suche nach Identität Unterstützung geben können. Im günstigen Falle besteht hier eine Chance, frühere Mängel auszugleichen.

Passiver Modus
1. Die Kinder sind oft nicht gern zuhause, da in der *Familie* unklare Identitäten vorherrschen, oder ziehen sich nach zuhause zurück, um Rollenkonflikten aus dem Wege zu gehen. Identifikationen der Kinder mit außerfamiliären Strukturen und Personen werden von der Familie oft abgewertet und nicht gefördert.
2. In den Beziehungen werden Freunde vermieden, die aufgrund ihrer klaren und beständigen Eigenschaften den Kindern den eigenen Identitätsmangel zum Bewusstsein bringen. Diese Diskrepanz wäre schwer auszuhalten. Es werden *Gleichaltrige* gesucht, die aus ähnlichen oder anderen Gründen ebenfalls am Rande des sozialen Geschehens stehen. Die Kinder wenden sich an Erwachsene mit dem Wunsch nach Bestätigung, sind in diesen Beziehungen jedoch auch unbeständig und wirken farblos («unengagiert»).
3. In der *schulischen* Situation haben die Kinder besondere Schwierigkeiten mit Fächern, die Identitätsdissonanzen berühren (s. aktiver Modus). Auch fällt es ihnen schwer, einen Standpunkt einzunehmen und eine Meinung in einer Diskussion zu äußern. In schulischen Bereichen, die Identitätsdissonanzen weniger tangieren, haben sie mehr Erfolg. In schweren Fällen gelingt den Kindern die Identifikation mit der Schülerrolle überhaupt nicht und sie ertragen die Situation angepasst mit äußerlicher Gefügigkeit.
4. *Besitz* kann den Kindern ein Gefühl von Sicherheit geben und wird in diesem Sinne benutzt (haben statt sein). Die Kinder sind jedoch nicht fähig, zweckgerichtet und zielgerichtet neuen Besitz zu erwerben, da ihnen Orientierungen fehlen.
5. In *Spiel und Freizeit* wirken diese Kinder oft wegen ihrer Anpassungsversuche als «Chamäleon». Sie bringen keine eigenen Ideen ein, wirken angepasst. In den altersangemessenen Spielen wirken sie farblos und unbeständig. Der Identitätsmangel ist für sie selbst und für die Gleichaltrigen spürbar.
6. Durch *Krankheit* wird der Mangel an Identitätsgefühl verstärkt. Die Entfernung vom sozialen Umfeld wird größer und führt zur Verstärkung der Isolation. Auch als Patienten wirken die Kinder gleichgültig und distanziert von ihrem eigenen Zustand.

Aktiver Modus
1. In diesem Alter erkennen die Kinder die Identitätsstörungen im *Familie*nbereich. Oft konstruieren sie eine fiktive und idealisierte Familiengeschichte oder -legende. Dahinter steht der unbewusste oder bewusste Wunsch, sich abzusetzen von einer als bedeutungslos oder verwirrend erlebten Familie, die ihnen kein sicheres Iden-

titätsgefühl vermittelt hat. Die Kinder orientieren sich nach außen, suchen Ersatzfamilien und streben die enge Freundschaft mit rollensicheren Gleichaltrigen an.
2. In Beziehung zu *Gleichaltrigen* sind die Kinder beliebte Mitspieler, da sie Spielangebote und Unternehmungsangebote begeistert aufgreifen. Bei ausreichender Empathiefähigkeit kann es auf dieser Basis zu einem kontinuierlichen kreativen Miteinander kommen. Es kann jedoch auch bei punktuell enthusiastischen Kontakten bleiben, die zu keiner kontinuierlichen Beziehung führen. Gruppenzugehörigkeiten werden von den Kindern gesucht und gepflegt (Pfadfinder, Sportvereine).
3. Dem schulischen Bereich kommt für diese Kinder eine unangemessen identitätsstiftende Rolle zu. Sie begreifen die *Schule* als Chance, im Lern- und Leistungsbereich ein befriedigendes Selbstgefühl aufzubauen. Die Möglichkeit zur Ideologiebildung und Meinungsbildung in Fächern wie Deutsch, Geschichte, Sachkunde, Gemeinschaftskunde, Religion greifen sie begeistert auf. Auch in diesem Bereich kann es zu bleibenden oder wechselnden inhaltlichen Anbindungen kommen, je nachdem, wie lange ein Thema zur Förderung der Identität taugt.
4. Die Kinder wenden sich *Besitz*tümern im Sinne von Identifikationen und Identitätssuche zu. Sie achten nicht auf den realen Tauschwert. Durch Besitztümer versuchen sie, Anschluss an Gleichaltrige zu bekommen, die eine größere Rollensicherheit haben. Statussymbole ersetzen einen Teil der mangelhaft erlebten individuellen Identität durch eine kollektive (z. B. Kleidungsstücke und Gebrauchsgegenstände mit bestimmten Emblemen, Sammlungen).
5. In der *Freizeit* spielen die Kinder einerseits Rollenspiele über das übliche Alter hinaus. Sie suchen andererseits ihre Rolle (Identität) in Gruppen und Vereinen, identifizieren sich mit realen befreundeten Personen und fiktiven Gestalten.
6. Eine *Krankheit* ist für Kinder dieses Alters schwer auszuhalten, da sie mit einem Rückzug aus der äußeren Realität und einer Einschränkung identitätsfördernden Handelns verbunden ist. In einigen Fällen wird auch die Krankenrolle von den Kindern aktiv aufgegriffen und im Sinne der Identitätsstiftung ausgestaltet.

Altersstufe 3 (12 Jahre und älter)

In dieser Entwicklungsphase liegt die innere Hauptaufgabe im Aufbau eines stabilen eigenen Selbstgefühls. Probleme und Konflikte sind somit für die Jugendlichen konstitutiv. Im Spannungsfeld zwischen realem Selbst und realen Objekten beginnt sich die Nähe zu Erlebnis- und Verhaltensweisen der Erwachsenen zu entwickeln. Die pubertäre Entwicklung bringt eine Konfliktverstärkung hervor, die bei Jugendlichen, die dem passiven Modus folgen, zu einer Verstärkung von sozialer Isolation führt. In dieser Altersgruppe kann die Angst, keine reale soziale Rolle einnehmen zu können, so groß werden, dass eine Regression in die Herkunftsfamilie erfolgt. Jugendliche, die dem aktiven Modus folgen, gehen in mehr oder weniger raschem Wechsel Rollen und Beziehungen ein, die den eigenen Identitätsmangel kompensieren sollen. Sie werden enttäuscht fallengelassen, wenn sie diese Funktion nicht erfüllen und der Identitätsmangel weiter spürbar bleibt. Diese Suche nach der Identität kann auch auf abstraktere Themen übertragen werden. Die Jugendlichen suchen dann entsprechende Gruppierungen auf. Auch die Berufswahl dieser Jugendlichen kann von der Suche nach Authentizität und Identität geprägt sein (Schauspieler).

Die pubertäre Entwicklung kann bei Jugendlichen, die dem passiven Modus folgen, zu einer Vermeidung altersentsprechender sexueller Beziehungen führen, da sie auch in diesem Bereich ratlos und orientierungslos sind. Jugendliche, die dem aktiven Modus folgen, gehen in der Hoffnung, in sexuellen Beziehungen – auch in von Normen abweichenden Beziehungen – an Identität zu gewinnen und in ihnen bestätigt zu werden, Beziehungen ein, können jedoch enttäuscht werden, wenn die Beziehungen dies nicht leisten.

Passiver Modus
1. Auch innerhalb der *Familien* ziehen sich die Jugendlichen zurück und entwickeln auf das Selbst bezogene Ängste. Sie verhalten sich scheu und unsicher. Sie verstehen sich selbst nicht und fühlen sich nicht verstanden.
2. Die Fähigkeit zum Explorieren neuer Lebens- und Beziehungssituationen ist eingeschränkt. Die Beziehungen zu *Freunden und Partnern,* die aufgrund ihrer klaren bewunderten Eigenschaften Identität und Unterstützung geben könnten, werden vermieden. Die Diskrepanz zwischen dem eigenen Identitätsmangel und der Rollensicherheit der Gleichaltrigen wäre schwer auszuhalten. Altersentsprechende sexuelle Beziehungen werden nicht eingegangen.
3. In den *schulischen* Beziehungs- und Leistungssituationen, wie in der Situation des beginnenden Arbeitslebens, treten Fragen der Lebensperspektive und der Berufswahl in den Vordergrund und können von den Jugendlichen nicht beantwortet werden. Nun treten ungelöste Konflikte des inneren Lebens schmerzhaft ins Bewusstsein. Die Unfähigkeit, eine als befriedigend empfundene eigene Zukunftsperspektive zu entwickeln, wird deutlich.
4. Mit *Besitz*verhältnissen, die durch die Familie vorgegeben sind, wird konservativ umgegangen. Sie dienen dem Jugendlichen dazu, den Identitätsmangel zu kompensieren (haben statt sein). Veränderungen werden gefürchtet.
5. In der *Freizeit* fallen die Jugendlichen wenig auf, weil sie eher zurückgezogen sind oder unauffällig überall mitschwimmen. Wenn sie sich in sozialen Gruppen befinden, bringen sie dort keine eigenen Ideen ein, passen sich den tonangebenden Jugendlichen an. Sie werden in sozialen Gruppen toleriert, da sie aufgrund ihrer Unsicherheit und Orientierungslosigkeit nicht aktiv interaktionelle Konflikte suchen, und werden, da sie anpassungsbereit sind, für die Zwecke und die Ziele der Gruppen benutzt.
6. Aufgrund ihrer Unsicherheit gelingt es den Jugendlichen bei *Krankheit* nicht, eine adäquate Krankenrolle zu finden und zu akzeptieren. Sie verhalten sich gegenüber ihrer Krankheit gleichgültig, passiv-indolent oder benützen sie als regressive Fluchtmöglichkeit.

Aktiver Modus
1. Liegt der Schwerpunkt der Identitätsstörungen im *Familien*bereich, wird von den Jugendlichen oft eine fiktive und idealisierte Familiengeschichte rekonstruiert. Die Jugendlichen entwickeln ein ausgeprägtes Interesse für Biographien. Sie setzen Utopien an die Stelle konkreter lebensgeschichtlicher Perspektiven. In einigen Fällen besteht auch der bewusste Wunsch, im künftigen Leben eine andere Rolle einnehmen zu wollen als die, die sie in ihrer Herkunftsfamilie hatten.
2. Die Jugendlichen zeigen sich in ihren Beziehungen zu *Gleichaltrigen* rastlos und ungeduldig. Sie sind in Beziehungen motiviert und anstrengungsbereit, halten dabei jedoch ständig Ausschau nach weiteren Identifikationsmöglichkeiten. Sie neigen mehr dazu, ihre Energien zu zerstreuen, als sie zu konzentrieren. Im günstigen Fall entstehen jedoch in der Beziehung zu Freunden und Partnern, die aufgrund ihrer Eigenschaften Identität und Unterstützung geben können, stabile Beziehungen. Sexuelle Beziehungen – auch abweichende sexuelle Beziehungen – werden im Sinne der Identitätssuche eingegangen.
3. Der *Schule und Arbeitswelt* kommt bei den Jugendlichen eine unangemessen identitätsstiftende Rolle zu (übersteigertes Engagement, «immer im Dienst»). Die Jugendlichen ergreifen jede Lern- und Leistungsmöglichkeit und jede angebotene soziale Rolle als Chance, das eigene Identitätsgefühl zu stabilisieren. Sie verfolgen dabei Werte und Vorstellungen im Sinne überwertiger Ideen, erscheinen als fanatische Verbesserer, Entdecker, Erfinder. Sie nehmen z. B. gern an Schüleraustauschprogrammen teil, suchen das Selbst in der Fremde.
4. Von den Jugendlichen werden *Besitz*tümer angestrebt zur Stabilisierung der Identität. Sie legen Sammlungen von Gegenständen an, die der Selbstdarstellung dienen. Kleidungsstücke und Gebrauchsgegenstände mit Emblemen, die Zugehörigkeit zu einer Gruppe bedeuten, werden erworben. Hier wird der Mangel an individueller Identität durch Symbole einer kollektiven Identität ausgeglichen.
5. In *Spiel und Freizeit* interessieren sich die Jugendlichen für Biographien und Personen, die in exponierter Stellung Identifizierungsmöglichkeiten («Idole») bieten. Sie setzen künstlerische und sportliche Aktivitäten bei der Identitätssuche ein.
6. Bei *Krankheit* neigen die Jugendlichen dazu, ihre Krankenrolle aktiv aufzugreifen und auszugestalten. Sie nutzen sie im Sinne der Selbstfindung und Selbstdarstellung, wodurch einer Chronifizierung Vorschub geleistet werden kann. In anderen Fällen, wenn die Angst vorherrscht, dass durch die Erkrankung Identitätssuche und Identitätsfindung behindert wird, wird die Krankheit verleugnet.

Konflikthafte Lebensbelastung

Unter konflikthaften Lebensbelastungen (Aktualkonflikte) verstehen wir ausgeprägte Belastungen, deren Ausmaß und konflikthafte Verarbeitung zur Erklärung der psychischen und körperlichen Symptomatik des Kindes oder des Jugendlichen ausreichen. Im Unterschied zu den oben beschriebenen dauerhaften intrapsychischen Konflikten kann die Symptomatik ganz überwiegend als Folge der aktuellen Belastungssituation und den im Konfliktfall damit verbundenen Motivationswidersprüchen erklärt werden.

In der Bewältigungsforschung unterscheidet man zwei Typen von Stressoren: aktuell auftretende kritische Lebensereignisse (wie z. B. Scheidung oder Arbeitslosigkeit der Eltern) und chronische Stressoren (wie z. B. eine chronische Krankheit). Charakteristisch für beide Typen von Stressoren ist in der Regel, dass sie wenig vorhersehbar sind und dem Kind und dem Jugendlichen wenig Kontrollmöglichkeiten über das Ereignis zulassen (Johnson, 1986; Seiffge-Krenke, 1995). Von verschiedenen Autoren wird auch bei akut auftretenden kritischen Lebensereignissen darauf hingewiesen, dass diese eine längerfristige Belastung und Veränderung des Lebens nach sich ziehen, d. h. eine relative Chronizität besitzen (z. B. Hauser & Bowlds, 1990).

Während es sich bei kritischen Lebensereignissen und chronischen Stressoren um Belastungen handelt, mit denen alle Individuen in Abhängigkeit vom Lebensalter und dem Entwicklungskontext in unterschiedlich häufiger Weise konfrontiert werden, ist ein kleine Gruppe von Individuen schwersten Traumata (z. B. Vergewaltigung, Vernachlässigung, Missbrauch, Misshandlung) ausgesetzt (Richter-Appelt, 1997). Diese sind eher selten und extrem belastend.

In diesem Zusammenhang ist aber auch zu bedenken, dass Kinder und Jugendliche in aller Regel seltener von kritischen Lebensereignissen und chronischen Stressoren betroffen sind, während diese im mittleren Erwachsenenalter und insbesondere im höheren Erwachsenenalter die Regel sind (z. B. chronische Erkrankungen, Auszug der Kinder aus dem Haus, Berentung, Tod von Angehörigen etc.). Dennoch stellen diese Stressoren für Kinder und Jugendliche eine enorme zusätzliche Belastung dar, weil sie in der Bewältigung dieser Belastungen ganz auf eigene, entwicklungsbedingt möglicherweise unzureichende Bewältigungsfertigkeiten sowie die familiären Ressourcen angewiesen sind. Hinzu kommt, dass die Eltern von den Folgen dieser Belastungen besonders betroffen und beeinträchtigt sind und es ihnen an Einsicht in die Befindlichkeit ihrer Kinder mangeln kann. So kann es zu einer Kumulierung von Stressoren, unzureichenden eigenen und familiären Bewältigungsmechanismen und fehlenden alternativen sozialen Ressourcen zur Pufferung der Effekte dieser Belastung kommen (Seiffge-Krenke, 1998).

Studien an Inanspruchnahmepopulationen haben einen durchschnittlichen Wert von kritischen Lebensereignissen und chronischen Stressoren von 6,4 ergeben; er liegt damit viermal höher als in unauffälligen Kontrollgruppen (1,6). Dieser altersuntypischen Häufigkeit von Belastungen ist bei der Diagnostik besondere Aufmerksamkeit zu widmen, denn er macht Kinder und Jugendliche vulnerabel bei der Auseinandersetzung mit den zeitlich überdauernden intrapsychischen Konflikten. Grundsätzlich ist aber auch zu bedenken, dass nicht jedes kritische Lebensereignis als per se belastend eingeschätzt werden muss, sondern auch entlastende, stressreduzierende Funktionen haben kann (z. B. Scheidung der Eltern nach länger währenden ehelichen Streitigkeiten). Die subjektive Einschätzung des betroffenen Kindes bzw. Jugendlichen ist in jedem Fall zu erfragen.

Des Weiteren ist zu bedenken, dass in der Regel die Auswirkungen um so gravierender sind, je weniger entwickelt bzw. integriert die psychische Struktur eines Kindes und seine Fähigkeit zu reifen Ich-Leistungen (Abwehrmechanismen) ist. Im Übrigen gibt es – wie erwähnt – traumatisierende Ereignisse, die auch Kinder und Jugendliche mit gut integrierter Struktur nicht angemessen verarbeiten können. Erwähnenswert ist allerdings auch, dass etwa ein Drittel der Kinder und Jugendlichen, die kumulativen Stressoren ausgesetzt waren (vgl. Rutter, 1985), sowie ein kleiner Teil der Kinder und Jugendlichen, die traumatisierenden Erfahrungen ausgesetzt waren (vgl. (Egle, Hoffmann & Joraschky, 1997), keine Symptomatik entwickelt haben («invulnerables»), was nicht gleich bedeutend mit einer psychisch gesunden und unbeeinträchtigten Entwicklung ist. Bei gegebenem Ausmaß einer durch Aktualkonflikte verursachten psychischen Störung ist die Achse 1 des MAS (Reaktion auf schwere Belastung und Anpassungsstörung) zu kodieren.

Grundsätzlich ist auch bei der Verarbeitung von schweren Belastungen (wie kritischen Lebensereignissen und chronischen Stressoren) sowie Traumata ein aktiver und passiver Modus möglich:

Passiver Modus
In der Bewältigung und Abwehr überwiegt die passive Verarbeitung in Form von Rückzug, Regression und Resignation. So bestanden etwa bei klinisch auffälligen Jugendlichen, die zahlreichen kritischen Lebensereignissen ausgesetzt waren, 40 % der Copingstrategien aus ausweichendem Verhalten und Rückzug (Seiffge-Krenke, 1995, 1998). Neben Rückzug wurden auch Regressionen (d.h. das Aufgreifen von Triebbefriedigungen früherer Entwicklungsphasen oder «Verlernen» von Entwicklungsfortschritten wie sekundärem Einnässen) bei vielen Kindern und Jugendlichen gefunden, die kritischen Lebensereignissen und insbesondere traumatischen Erfahrungen ausgesetzt waren. Bereits Geleerd (1964) hat auf die adaptive Bedeutung von Rückzug und Regressionen hingewiesen. Partielle Regression sei in jeder Entwicklungsphase ein wichtiger Schritt für Fortentwicklung und psychische Restrukturierung. Als besondere Form des passiven Modus ist die «frozen watchfulness» bei missbrauchten und misshandelten Kindern und Jugendlichen hervorzuheben (Egle et al., 1997).

Aktiver Modus
Beim aktiven Modus der Verarbeitung von schweren Belastungen und Traumata herrschen aktive, abwehrbetonte und kontraphobische Erlebens- und Verhaltensmuster vor. Ein charakteristisches Beispiel sind die von Burlingham und A. Freud beschriebenen «Kriegskinder», die einander ermahnten, bei kaltem Wetter eine Jacke anzuziehen (d.h. mütterliche Funktionen füreinander übernahmen). Auch das Reenactment von traumatischen Erfahrungen (wie Entführungen, Vergewaltigungen), d.h. die ständige Wiederholung der gleichen traumatischen Szenen im Spiel, sind hier zu nennen (Terr, 1979).

Spezifische Hinweise zur Befunderhebung

Material: Die Konflikthypothese bildet sich auf der Grundlage des diagnostischen Materials aus den Gesprächen mit Kindern, Jugendlichen und ihren Eltern, der Beobachtung beim Spiel, dem biographischen Material und der szenischen Darstellung. Darüber hinaus sollte ein möglicherweise vorausgehender, zeitlich überdauernder internalisierter Konflikt der Eltern beachtet werden.

Vorgehen: Prinzipiell sollten alle Konflikt-Themen bezüglich ihres Vorhandenseins in unterschiedlichen Lebensbereichen und ihrer Wertigkeit beurteilt werden. Wie im Einleitungskapitel beschrieben, spielt der Kontext für Entwicklung bzw. Maladaptation eine große Rolle. In Anlehnung an Dührssen (1981) werden folgende Lebensbereiche/Kontexte unterschieden:

1. Familie
2. Gleichaltrige, Freunde, Partner
3. Kindergarten, Schule, Ausbildung
4. Besitz
5. Spiel, Freizeit
6. Krankheit

In der Gesamtbeurteilung sind dann bis zu zwei Konflikte zu akzentuieren, die als besonders bedeutsam und sicher diagnostizierbar eingeschätzt werden. Es ist demnach eine Hierarchisierung danach vorzunehmen, welcher bzw. welche beiden Konflikte für den Patienten eine herausragende Bedeutung haben. Bei der Klärung dieser Frage kann man sich an folgenden beiden Kriterien orientieren:

a) Welcher Konflikt ist erlebens- und verhaltensbestimmend?
b) Welcher Konflikt behindert die Entwicklung des Kindes bzw. des Jugendlichen am meisten?

In Anlehnung an klinische Klassifikationssysteme (z. B. ICD-10) werden Konflikte im Kindes- und Jugendalter als überdauernd verstanden, wenn sie mindestens sechs Monate bestehen. Dieser – gemessen an der gesamten Lebensspanne – kurze Zeitraum trägt der Tatsache Rechnung, dass das Kindes- und Jugendalter geradezu geprägt ist von rasch aufeinander folgenden Forderungen an Adaptation und Wandlung. Darüber hinaus kann bei Kindern und Jugendlichen der Altersstufen 2 und 3 festgestellt werden, ob Konflikte bzw. Konfliktvorläufer bereits in früheren Entwicklungsphasen vorhanden waren.

Aktualkonflikte sollen nicht als die herausragenden Konflikte eingestuft werden.

Aspekte der empirischer Überprüfung

Die Güte der Urteilerübereinstimmung, also die Konkordanz der Urteile, lässt sich bei der Konfliktachse auf unterschiedliche Weise bestimmen. Jedes der sieben Konfliktthemen wird je nach seiner Bedeutung von jedem Beurteiler auf einer vierstufigen Ordinalskala eingestuft. Die meiste Information wird sicherlich dann ausgeschöpft, wenn ein globaler Konkordanzkoeffizient diese Ranginformation ausnutzt. Von besonderer klinischer Relevanz ist jedoch die Identifikation des bedeutsamsten Konfliktes, auf Grund dessen etwa eine vorläufige Diagnose, eine Therapieindikation oder ein Behandlungsziel formuliert werden. Daher ist eine gute Urteilerübereinstimmung insbesondere hinsichtlich des wichtigsten und zweitwichtigsten Konfliktes anzustreben.

Unabhängig von diesen Überlegungen können verschiedene Urteilerübereinstimmungen von Interesse sein:

- Verschiedene Psychotherapeuten stufen die Bedeutsamkeit der sieben Konflikte bei *mehreren* Kindern ein. Wie gut stimmen die Einstufungen der Therapeuten, auch zu verschiedenen Zeitpunkten überein (globale Urteilskonkordanz bei der Konfliktachse)?

- Verschiedene Psychotherapeuten stufen die Bedeutsamkeit der sieben Konflikte bei *einem* Kind ein. Wie gut stimmen die Einstufungen der Therapeuten, auch zu verschiedenen Zeitpunkten überein?

- Für ein Kind liegt eine Experten-Beurteilung der Konfliktthemen vor (z. B. zum Zwecke des Rater-Trainings als Video). Wie gut ist die Übereinstimmung eines jeden Teilnehmers mit dem Expertenurteil? Wie gut ist die Übereinstimmung aller Beurteiler eines Trainingskurses mit dem Expertenurteil?

- Wie hoch ist die Urteilskonkordanz für jedes der sieben verschiedenen Konfliktthemen?

Erste vorläufige Daten zur globalen Urteilskonkordanz belegen bereits eine über die Zufallserwartung hinausgehende Übereinstimmung der Beurteilungen des wichtigsten Konfliktes durch erfahrene Kinder- und Jugendlichenpsychotherapeutinnen (N = 8; Kappa = 0.32; $p < 0.05$) und Klinische Psychologen (N = 16; Kappa = 0.44; $p < 0.01$) bei jeweils drei Patienten. Danach ist die tatsächliche Übereinstimmungsrate selbst bei diesen instruierten, aber noch nicht geschulten Beurteilern etwa doppelt so hoch wie die Zufallserwartung. Zugleich verweisen diese ersten Ergebnisse aber auch auf die Notwendigkeit eines intensiven Rater-Trainings, um akzeptable Urteilskonkordanzen zu gewährleisten.

Schließlich ist die Dimensionalität der Konfliktachse von Interesse, da die sieben Konflikte ja heuristisch gewonnen wurden. Hierzu sind die Interkorrelationen zu berechnen und dimensionsanalytische Verfahren, auch für diagnostische Untergruppen, anzuwenden.

Achse «Struktur»

Theoretischer Hintergrund

Das Konzept der psychischen Struktur (Rudolf, 1993) integriert Vorstellungen der Selbstpsychologie (Kohut, 1971; Kernberg 1989) und der Objektbeziehungstheorie (Sullivan, Mahler, 1978) zum Theorem eines Erlebnis- und Handlungsrepertoires auf der Basis von Interaktionserfahrungen. Der intermediäre Raum (Winnicott, 1965), in dem intentionales Vorstellungshandeln möglich wird, soll durch die kommunikativen Fähigkeiten, die Fähigkeiten zur Selbststeuerung und die Fähigkeit, Vorstellungen über sich und andere zu entwickeln, erschlossen werden. Erkenntnisse der Säuglingsforschung (Stern, 1992), der Emotionsforschung (Damasio, 1999; LeDoux, 1996), der Temperamentsforschung (Schmeck, 2001), der klinischen Entwicklungspsychologie (Oerter et al., 1999) und der Entwicklungspsychopathologie (Resch, 1999) gehen in die Beurteilung der Persönlichkeitsentwicklung des Kindes ein. Psychische Struktur ist das Ergebnis einer bidirektionalen Wechselwirkung von angeborenen Bereitschaften und interaktionellen Erfahrungen in der Herausbildung von spezifischen Erlebnis- und Handlungsdispositionen des Kindes in der Auseinandersetzung mit seiner Kindheit.

Die Beschreibung von beobachtbarem und erlebbarem Verhalten bei Kindern und Jugendlichen umfasst drei Dimensionen, die die Qualitäten oder Insuffizienzen psychischer Strukturelemente abbilden. Durch die Reduzierung auf drei Dimensionen wurde versucht, das Instrument «schlank» zu gestalten, da die psychodynamische Einschätzung dem Entwicklungsalter Rechnung tragen und sich in definierten Zeitfenstern bewegen muss, in denen eine vergleichbare entwicklungspsychologische Anpassungskompetenz zu erwarten ist (Resch et al., 1998). Die drei strukturellen Beurteilungsdimensionen werden durch bestimmte Fähigkeiten beschrieben und anhand eines jeweiligen Ankerbeispiels eingeschätzt. Dieses Beispiel beschreibt, was von einem optimal strukturierten Kind/Jugendlichen in einer bestimmten Situation erwartet werden kann. Die Beurteilung der Struktur sollte immer ressourcenorientiert sein und jenseits des Symptoms unter Berücksichtigung der Kontextabhängigkeit dysfunktionaler oder funktionaler Reaktionsweisen erfolgen. Die Beurteilung der Verfügbarkeit von Handlungsbereitschaften sollte sich auf das letzte halbe Jahr beziehen und setzt neben der Einschätzung des situativen Verhaltens innerhalb und außerhalb der Untersuchungssituation den Bezug zu dem biographischen Kontext voraus.

Bei der Entwicklung und Organisation der psychischen Struktur als einer Disposition des einzelnen, Welt, sich selbst und andere zu erleben und sich zu verhalten, kommt neben der Ausdifferenzierung der Selbst- und Fremdwahrnehmung, der Kommunikation und Bindung auch der Affektsteuerung und der Fähigkeit, sich bestimmter Mittel («Abwehrmechanismen») zu bedienen, um mit äußeren und inneren Belastungssituationen besser umgehen zu können, eine besondere Bedeutung zu.

Die Dimension der **Selbst- und Objektwahrnehmung** bezieht sich auf die Fähigkeit, bei der Beschreibung der eigenen Person, ausgehend von externen Variablen (Äußeres, Kleidung, Geschlechtsmerkmal), zunehmend differenziertere Zuschreibungen (Fähigkeiten, Eigenschaften) vornehmen zu können (Selbsterleben). Das Kind entwickelt die Fähigkeit, sich abgegrenzt von anderen Personen und als Urheber von Handlungen zu erleben. Im Spiel und im Gespräch kann das Kind seine eigene Rolle und die des Untersuchers immer besser wahrnehmen (Selbst-Objektdifferenzierung) und flexibler die Qualität der Grenzsetzung zwischen den Dimensionen Rigidität und Permeabilität bestimmen (Cierpka, 1987, 1989). Das Kind kann immer beweglicher zwischen der Ebene des Als-Ob (im Spiel und im Gespräch) und der Beziehungsebene wechseln und ist zunehmend in der Lage, Interessenskonflikte zu erkennen und auszuhandeln. Es ist immer differenzierter in der Lage, sein Gegenüber zunächst als eigenständige Person zu sehen, und lernt ihn dann in seiner Funktion und als Träger einer bestimmten sozialen Rolle zu unterscheiden. Es besteht zunehmend eine Bereitschaft, sich mit den Sichtweisen des anderen auseinander zu setzen (Objekterleben). Bedürfnisse und Gestimmtheiten anderer können zunächst nachvollzogen und später ausgedrückt und differenziert wahrgenommen werden (objektbezogene Affekte).

Die Dimension der **Steuerung (und Abwehr)** beschreibt die Fähigkeit, negative Affekte (Missmut, Ärger, Verstimmung, Lustlosigkeit) abpuffern zu können. Auf der Stufe 2 erreicht das Kind eine Balance zwischen den Seiten seiner Ambivalenz und kann diese dann bewusst erleben, anerkennen und mitteilen (Ambivalenz). Das Selbstgefühl bezieht sich auf die Fähigkeit zur Selbsttröstung bis hin zur Entwicklung eines positiven Selbstwertes. Die Möglichkeit, Impulse zu steuern und eine Desaktualisierung des Erlebten zu erreichen, versetzt den Jugendlichen auf Stufe 3 in die Lage, Impulse (z. B. Aggressivität) in den Dienst der Regulierung seiner Beziehungen zu sich selbst und anderen zu stellen (Impulssteuerung). Die Fähigkeit, moralisch zu urteilen, entwickelt sich aus der Kenntnis vorgegebener Verbote über allgemeine Normen bis zur Wahrnehmung der Vielschichtigkeit moralischer Fragen innerhalb eines gesellschaftlich geprägten Rahmens.

Betrachtet man die Entwicklungslinie der Abwehr und Bewältigung vom Kind zum Jugendlichen, so ist neben dem Alter auch die kognitive Entwicklung und die Entwicklung des Selbst und des Selbstkonzeptes zu berücksichtigen. Abwehrmechanismen erfordern eine bestimmte Reife und Entwicklung von Ich und Selbst. Die Frage, ob jeder Abwehrmechanismus seine eigene Entwicklungsgeschichte hat, ist schwer zu beantworten; man muss jedoch davon ausgehen, dass die drei Abwehrformen Verleugnung, Projektion und Identifikation in ihrer Entwicklung einen unterschiedlichen, dabei aber jeweils charakteristischen Verlauf nehmen (Cramer, 1991). Solange man nicht sicher davon ausgehen kann, dass das Kleinkind auf symbolischer Ebene repräsentiert und funktioniert, erscheint es nach Lichtenberg (1991) sinnvoller, von

Abwehrmaßnahmen auf biologischer, neurophysiologischer und verhaltensbezogener Stufe (Schreien, Rückzug, Blickvermeidung etc.) zu sprechen (Resch, 1996).

Ab dem zweiten Lebensjahr, mit dem Auftreten des symbolischen Repräsentationsmodus, bewältigt das Kleinkind Konflikte mit Verleugnungen, Projektionen und nach außen gerichteten Abwehrmanövern, wie z. B. das «Kaspern», Omnipotenzphantasien und anderen nach außen gerichteten Abwehrmanövern. Die Wirklichkeit kann hierdurch nachhaltig verändert werden, die Bezugspersonen gehen sogar zum Trost eines bedrängten Kindes auf diese veränderte Wirklichkeit ein. Diese Mechanismen kann das Kind meist nur auflösen, wenn es aus dem Konflikt herausgenommen wird und von einer Bezugsperson bei der Beurteilung der Situation unterstützt und in die andere «Wirklichkeit» mitgenommen wird.

Beim Grundschulkind können Scham, Schuld und Angst als schwer erträgliche Gefühle auf eine Weise abgewehrt werden, welche die Realität deutlich weniger verzerrt. Die Realitätsprüfung bleibt trotz der Abwehrbemühungen des Kindes jetzt gewährleistet. Projektion und Leugnung bleiben aber weiterhin wichtige Abwehrmechanismen: Ein Schulkind, das mit einer Attacke gegen einen Mitschüler konfrontiert wird, mag projektiv behaupten, dass nicht er, sondern der andere geschlagen habe; in dieser Altersstufe sollte er dies aber, unterstützt durch Hilfe von außen und unter Vermeidung eines unerträglichen «Gesichtsverlustes», zurücknehmen können. Reifere Abwehrmechanismen (Rationalisierung, Verdrängung) sind nun dauerhaft verfügbar und beginnen die Persönlichkeit des Kindes zu charakterisieren.

In der nächsten Altersstufe (etwa ab dem 12. Lebensjahr) reflektiert das Kind/der Jugendliche seine Situation zunehmend von außen. Es/er kann vor allem sich selbst von außen beobachten und sich mit den Augen der anderen betrachten (Perspektivenkoordination aus der Sicht eines Dritten). Es/er sieht, dass seine eigenen Wünsche nicht diejenigen der anderen sind, und berücksichtigt dies, wenn es/er mit anderen Personen umgeht. Das Kind/der Jugendliche geht mit Konflikten so um, dass die Einschätzung der eigenen sozialen Situation (Realitätsprüfung) und der aktuellen Interaktion in der Regel wenig verzerrt werden. In der Untersuchungssituation ist ein gutes Beispiel für diese zunehmende Integrationsleistung des Kindes/des Jugendlichen, seine sozialen Beziehungen und die damit verbundenen Probleme anzusprechen. Das Abwehrrepertoire erweitert sich (in Auseinandersetzung mit Triebimpulsen) um Askese, Intellektualisierung und Sublimation. Hohes Integrationsniveau erfordert, dass die Variationsbreite und freie Verfügbarkeit der Abwehrformen größer werden.

Bei der Beurteilung der psychischen Differenzierung und Reife ist neben dem Vorhandensein bestimmter Abwehrmechanismen immer auch nach der Vielfalt und Möglichkeit der Variabilität der zur Verfügung stehenden Bewältigungsmuster zu fragen sowie nach deren Funktionalität bzw. Dysfunktionalität.

Die Dimension der **Kommunikativen Fähigkeiten** umfasst die Aspekte «Kontakt», «Entschlüsselung fremder Affekte», «Reziprozität» und die «Fähigkeit, allein zu sein». Die Fähigkeit zur angemessenen Kontaktaufnahme entwickelt sich, und Kommunikation kann zunehmend auch als Fähigkeit zur Selbst- und Affektregulierung genutzt werden. Fremde Affekte können immer sicherer von eigenen unterschieden werden.

Das Spektrum der erkennbaren Gemütsregungen umfasst zunächst die Primäraffekte im Sinne fundamentaler Emotionen (Izard, 1994) wie Freude, Interesse, Verachtung, Ekel, Angst und Trauer. Auch Plutchik (1970) unterschied zwischen primären Emotionen, die als basal anzusehen sind, und sekundär abgeleiteten Emotionen. Später kommen die Affekte auch in den selbstreflexiven Emotionen (Scham, Neid, Stolz, Schuld etc.) zum Ausdruck und dienen zunehmend der Selbstregulation (Carlson & Hartfield, 1992). Blockaden der Affekte sind auf Stufe 3 nicht mehr starr, sondern können mit Hilfe einer Vertrauensperson gelockert werden. Die Ansprechbarkeit für die Affekte des anderen führt schon auf Stufe 1 zu einem Interesse an einem wechselseitigen Dialog. Spielangebote werden aufgenommen und im spielerischen Dialog weiterentwickelt. Die Kommunikation mit dem Kind löst in dem anderen ein Erleben des adäquaten Beteiligtseins aus.

Ab der Altersstufe 1 führt die Kommunikation mit dem Kind (z. B. in der Untersuchungssituation) zu einem Gefühl von «Wir». Eine Feinabstimmung ist möglich. Indem die Wünsche des Kindes und seines Gegenübers verhandelt werden, entsteht etwas Drittes. Im Spiel entsteht ein gemeinsam gestaltetes Werk. In diesem Zusammenhang ist wichtig, sich zu verdeutlichen, dass Kinder schon relativ früh so genannte Display Rules erlernen, die den Ausdruck von Gefühlen in sozialen Situationen reglementieren. Bereits im Kleinkind- und Vorschulalter vermitteln Eltern dem Kind, welche Gefühle in bestimmten Situationen angemessen oder erwünscht sind. Beobachtungsstudien zeigen, dass Kinder ab dem Vorschulalter ihre Gesichtszüge kontrollieren, wenn sie ein Geschenk erhalten, das ihre Erwartungen enttäuscht (Cole & Cole, 1989). Ab dem Alter von 8 Jahren wird der Ausdruck insbesondere negativer Emotionen in der Kommunikation vermieden oder moderiert, um den Gesprächspartner nicht zu verletzen. Lediglich klinisch auffällige Kinder und Jugendliche drücken negative Affekte direkt und ohne Rücksicht auf den Gesprächspartner aus (Saarni, 1997).

Operationalisierung

Unter Zugrundelegung alterstypischer Ankerbeispiele, die der klinischen Veranschaulichung dienen, können Anpassungsleistungen an einem altersunabhängigen «Struktur-Maßstab» eingeschätzt und einem Strukturniveau zugeordnet werden. Neben den vier Werten der Integration gut, mäßig, gering, desintegriert sind drei Zwischenwerte möglich. Grundlage der Beurteilung ist immer die Frage, in welcher Lebenssituation (Ort), in welcher Ausprägung (Qualität), wie lange (Zeit) und mit welcher Unterstützung (Hilfe) ein Kind die für den Altersbereich beispielhaft beschriebene Anpassungsleistung gut bewältigen kann. Eine gute Integration definiert sich dadurch, dass die in den Ankerbeispielen beschriebenen Leistungen unter Berücksichtigung der letzten sechs Monate in allen sozialen Feldern unter Alltagsbedingungen und ohne wesentliche zusätzliche Hilfe von außen eine befriedigende, flexible und situationsangemessene Interaktion ermöglichen. Bei desintegrierten Kindern sind die in den Ankerbeispielen beschriebenen Leistungen so weit verzerrt und verändert, dass sie trotz intensiver Hilfe praktisch in keiner für das Kind relevanten Situation und zu keiner Zeit gelingen und fast jede situationsangemessene Interaktion verunmöglicht ist. Die Zuordnung zu einem Strukturniveau entscheidet sich im Zweifelsfall (z. B. bei Sichtbarwerden divergenter Strukturebenen in der Untersuchungssituation) unter Hinzuziehung anamnestischer Daten über das Ausmaß der Beeinträchtigung des Kindes unter Alltagsbedingungen. Die vorherrschende Quelle zur Bewertung (Symbolisierung im Spiel, Interaktion, Anamnese) kann im Auswertungsbogen benannt werden.

Klinische Ankerbeispiele

Altersstufe 1 «Steuerung»

Negativer Affekt	Das Kind kann negative Affekte (Missmut, Ärger, Verstimmung, Lustlosigkeit), wie sie zum Beispiel bei Versagungen, Verboten, Forderungen auftreten, abbremsen und abpuffern. Diese Fähigkeit muss nicht hoch entwickelt sein. Sie darf störanfällig sein. Zumindest mit einer Bezugsperson sollte sie aber verlässlich herstellbar sein.
Selbstgefühl	Das Kind kann sich mit einem vertrauten Spielobjekt, zum Beispiel auch einem Übergangsobjekt, selbst trösten, wenn es die Bezugsperson entbehrt. Das Kind nimmt Lob und Zuwendung freudig an und wirkt nur selten unsicher.
Impulssteuerung	Das Kind kann sich zum Beispiel nach einem Trotzanfall oder einer ähnlichen Phase der Konfrontation und Erregung wieder beruhigen. Es nimmt dann Verwöhnung an. Das Kind kann auch über längere Zeit an einem Spielzeug oder einer Spielidee festhalten. Es kann in angemessener Zeit ein packendes und erregendes Spiel beenden, wenn es dazu aufgefordert wird.
Steuerungsinstanz	Das Kind kann, wenn eine andere Person von seinem Handeln betroffen wird, so viel von deren Befindlichkeit auf sich wirken lassen, dass sich hierdurch die Art und Intensität seiner Handlungen und Handlungswünsche verändert. Es kann unter solchen Umständen verzichten, den Impetus seines Handelns abschwächen, rückfragen, für sich werben oder ähnliche Hinweise auf ein empathisches Verständnis geben. Das Kind kennt die ihm vorgegebenen Verbote genau, bei der Einhaltung derselben ist es jedoch mehr oder weniger auf die Gegenwart seiner Hauptbezugsperson angewiesen. Der Lustgewinn überwiegt das Scham- oder Schuldgefühl.
Konfliktbewältigung	Das Kind bewältigt Konflikte mit Projektionen, Leugnungen und «Kaspern», Omnipotenz und anderen nach außen gerichteten Abwehrmanövern auf niedriger Abwehrstufe. Die Wirklichkeit wird hierdurch nachhaltig verändert, die Bezugspersonen steigen sogar zum Trost eines bedrängten Kindes auf diese Wirklichkeit ein. Diese Mechanismen kann das Kind nur auflösen, wenn es aus dem Konflikt herausgenommen wird und von einer Bezugsperson bei der Beurteilung der Situation unterstützt wird und in die andere Wirklichkeit mitgenommen wird.

Altersstufe 1 «Selbst- und Objekterleben»

Selbsterleben	Das Kind fühlt sich bestimmten Gruppen (Familie, Kindergarten, Freunde) zugehörig. Es kann Wünsche mit Nachdruck anmelden und durchsetzen. Die Beschreibung der eigenen Person gelingt mit externen Variablen (Äußeres, Kleidung, Geschlechtsmerkmal), aber auch beginnend mit Fähigkeiten (z. B. Sport). Vorstellungen der eigenen Person werden durch Wünsche mitbestimmt. Das Kind ist sich sicher, dass es ein Junge oder Mädchen ist. Das Kind kann sich mit positiven und negativen Eigenschaften beschreiben. Es kann seine Gefühle angemessen zum Ausdruck bringen, sodass der Untersucher sich ein stimmiges Bild über die Befindlichkeit des Kindes machen kann.
Selbst-Objekt-differenzierung	Das Kind erlebt sich abgegrenzt zu anderen Personen und erlebt sich als Urheber von Handlungen. Es kann erkennen, dass es zur selben Situation andere Gefühle hat als andere. Es kann dieselbe Situation unterschiedlich erlebt und bewertet werden. Das Kind kann bei Dingen zwischen Mein und Dein unterscheiden. Diese Fähigkeit ist nicht durchgehend stabil, am ehesten mit fremden Personen, z. B. gegenüber einem Untersucher, bewertbar, weniger mit der engsten Bezugsperson.
Objekterleben	Die Fähigkeit des Kindes, den Untersucher als eigenständige Person zu sehen, ist gegeben. Die andere Person ist nicht nur bedürfnisbefriedigendes Objekt, sondern das Kind erkennt und akzeptiert Spielideen und Bedürfnisse des Untersuchers und greift sie auf. Das Kind kann erkennen, dass Objekte/Menschen nicht nur gut und nicht nur böse sind, dass man sich nach einer Prüfung der Vertrauenswürdigkeit an jemanden wenden kann. Das Kind kann an einer Einschätzung der Person festhalten, auch wenn es ihm nicht gut geht. Man merkt dem Kind an, wie es sich immer wieder an die Arbeit macht, Objekte zu prüfen. Keine schablonenhaften stereotypen Haltungen zu den Objekten. Das Kind verhält sich gegenüber der engsten Bezugsperson anders als gegenüber weniger vertrauten Personen.
Empathie und objektbezogene Affekte	Das Kind kann in einer Spielsituation objektbezogene Affekte wie Fürsorglichkeit, Dankbarkeit, Enttäuschung, Sorge ausdrücken. Es kann wiedergutmachende und tröstende Absichten ausdrücken. Es kann die Emotionen oder Bedürfnisse des anderen nachvollziehen und sich davon leiten lassen.

Altersstufe 1 «Kommunikative Fähigkeiten»

Kontakt	Das Kind zeigt Interesse an der Kontaktaufnahme und eröffnet mit wachsendem Vertrauen dem Untersucher seine Welt. Das Kind zieht andere Personen zur Lösung von Problemen heran. Das Kind kann sich positive Resonanz verschaffen (zum Beispiel, indem es sich in anderen spiegelt). Die Kommunikation kann zur Affektregulierung, zur Sicherung und zum Aufbau des Selbst genutzt werden. Anerkennende und wertschätzende kommunikative Angebote wirken beruhigend und angstmindernd. (Klinische Störungen zum Beispiel in Form von starrer Distanz, Kontaktangst, Scheu, Hemmung, Erstarrung, Distanzlosigkeit in Form von oberflächlicher Freundlichkeit, puppenhafter Niedlichkeit, unangemessenem Anschmiegen)
Entschlüsselung fremder Affekte	Die Fähigkeit zum Verstehen fremder Affekte ist grundsätzlich gegeben. (Das Kind lässt sich allerdings leicht von fremden Affekten anstecken: Das Kind weint mit und lacht mit.) Affekte sind kommunizierbar. Dabei kann sich das Kind zwischen verschiedenen affektiven Reaktionsmustern bewegen: Affektansteckung (s. o.), Affektmodulation und Affektblockade. Auf Störungen oder Unterbrechungen der Kommunikation reagiert das Kind mit Affektschwankungen. Das Spektrum der erkennbaren Gemütsregungen umfasst die Affekte wie Freude, Interesse, Verachtung, Ekel, Angst und Trauer. Diese können auch benannt werden. (Klinische Beispiele für Störungen: Kind ignoriert den Schmerz bei sich und anderen, versteht nicht, wenn die Mutter traurig ist; schlägt wahllos andere Personen, entlädt sich affektiv, drückt seine Gefühle nicht aus oder zeigt flache Affekte und reagiert nur zeitweise mit heftigen vegetativen Ausnahmezuständen.)
Kommunikative Funktion eigener Affekte	Vorübergehende heftige Affekte oder Mangel an Affektausdruck können die affektive Resonanz der Bezugsperson nicht gefährden.
Reziprozität	Das Kind besitzt grundsätzlich die Fähigkeit, sich auf andere einzustimmen. Die Ansprechbarkeit für die Affekte des anderen führt zu einem Interesse an einem wechselseitigen Dialog. Spielangebote werden aufgenommen und wechselseitig weiterentwickelt. Die Kommunikation mit dem Kind löst in dem anderen ein Erleben des adäquaten Beteiligtseins aus.
Internalisierte Kommunikation	Das Kind verfügt über innere stabile Objekte, mit denen es kommunizieren kann, ohne dass die Bezugsperson real vorhanden ist. Das zeigt sich zum Beispiel daran, dass es beim Spielen allein sein kann. Das «Alleinsein-Können» schließt auch die Fähigkeit ein, in der tatsächlichen Gegenwart der Bezugsperson «allein» zu spielen.

Altersstufe 2 «Steuerung»

Negativer Affekt	Das Kind kann in einem geleiteten diagnostischen Spiel mit entsprechenden Auslösereizen verschiedene Seiten seines Gefühls zum Ausdruck bringen und dazu stehen. Es erreicht eine Balance mit fließenden Übergängen zwischen den Seiten seiner Ambivalenz. Es kippt nicht mit der Gefühlslage hin und her. Es bleibt auch nicht starr bei einer einzigen Stimmungslage. Negative Affekte von Angst, Wut, Trauer können ausgehalten werden.
Selbstgefühl	Das Kind findet nach erfahrener Kritik oder nach Misserfolgen alleine einen Weg, sich wieder wohl zu fühlen. Es kann die Kränkung ertragen, dass jemand aus seinem Umkreis die positive Selbsteinschätzung nicht teilt, die ihm die Eltern entgegenbringen, ohne in eine deutliche Krise zu geraten.
Impulssteuerung	Das Kind kann sich aus einer spielerischen Aggressionshandlung (kindliches Raufen) wieder lösen, wenn die allgemeine Situation dies erfordert. Die aggressiven Affekte gehen nicht ziellos weiter und gehen nicht ins Leere. Das Kind kann den Aufschub von Belohnungen ertragen. Das Kind kann eine bekannte Situation (z. B. Schulstunde) von Anfang bis Ende einigermaßen ruhig und situationsgerecht durchhalten. In einer neuen Situation (z. B. Untersuchung) «baut» es seine Steuerung zunehmend «auf».
Steuerungsinstanzen	Das Kind kann sich spätestens nach einer Verbotsübertretung an das Verbot erinnern und einen Fehler eingestehen. Es durchschaut schädliche Folgen seines eigenen Handelns auf andere, freilich nicht immer als Antizipation, oft erst retrospektiv. Das Kind kennt neben den es betreffenden Regeln (Spielregeln, Klugheitsregeln und moralische Normen) auch darüber hinausgehende allgemeine Normen, welche von den Eltern, Lehrern oder Personen aus seiner unmittelbaren Umgebung bestimmt sind. Es möchte diese auch befolgen. Wenn dies nicht gelingt, fühlt es sich schlecht. Eine gewisse Rigidität zeigt sich häufig; wenn jedoch ein narzisstischer Zusammenbruch droht, ist eine Abänderung der Normen möglich.
Konfliktbewältigung	Scham, Schuld und Angst können auf eine Weise abgewehrt werden, welche die Realität wenig verzerren. Die Realitätsprüfung bleibt trotz der Abwehrbemühungen des Kindes gewährleistet. Projektion und Leugnung bleiben weiterhin wichtige Abwehrmechanismen: Ein Schulkind, das mit einer Attacke gegen einen Mitschüler konfrontiert wird, kann behaupten, dass nicht es, sondern das andere Kind geschlagen habe. Es muss aber nach Klärung der Situation seine eigene Beteiligung einsehen können. Reifere Abwehrmechanismen (Rationalisierung, Verdrängung) sind in vielen anderen Fällen nun dauerhaft verfügbar und beginnen die Persönlichkeit des Kindes zu charakterisieren.

Altersstufe 2 «Selbst- und Objekterleben»

Selbsterleben	Bei der Beschreibung der eigenen Person gewinnen interne, differenziertere Zuschreibungen (Fähigkeiten, Eigenschaften) zunehmend an Bedeutung und führen so zu einer genaueren Vorstellung von der eigenen Person, die das Kind auch verbal äußern kann. Das Kind nimmt wahr und setzt sich erkennbar damit auseinander, wie es von außen wirkt und angesehen wird. Das Kind kann zwischen Gefühl und Gefühlsausdruck unterscheiden. Es kann unterschiedliche Gefühlslagen als zu sich gehörig erleben und beschreiben. Das Kind kann so tun, «als ob» (besonders im Spiel erkennbar) und kann darüber reden. Dadurch sind Humor und Lüge möglich.	
Selbst-Objektdifferenzierung	Im Spiel und im Gespräch kann das Kind seine eigene Rolle und die des Untersuchers wahrnehmen. In bewusster Nachahmung und Anlehnung an soziale Vorbilder gestaltet es seine sozialen Rollen aus. Es kann erkennen, dass es andere Interessens- und Motivlagen gibt, und diese sowohl mit Erwachsenen als auch mit Gleichaltrigen abstimmen. Das Kind ist zunehmend in der Lage, Interessenkonflikte zu erkennen und dann auch auszuhandeln. Es kann flexibel zwischen der Ebene des «Als ob» (im Spiel und im Gespräch) und der Beziehungsebene wechseln.	
Objekterleben	Das Kind ist während der Untersuchung durchgängig in der Lage, sein Gegenüber in seiner therapeutischen Funktion und als Träger einer bestimmten sozialen Rolle zu erkennen. Es besteht eine Bereitschaft, sich mit den Sichtweisen des anderen auseinander zusetzen. Gegenüber Erwachsenen und Gleichaltrigen besteht eine Abstufung des Nähe-Verhältnisses (Unbekannte, Bekannte, Freunde).	
Empathie und objektbezogene Affekte	Das Kind ist in der Lage, sich ein Bild von den Bedürfnissen und Gestimmtheiten des anderen zu machen, und dies im Spiel oder Gespräch auch auszudrücken. Das Kind nimmt wahr, welche Gefühle es im anderen auslöst, und kann danach handeln. Es unterscheidet zwischen einer momentanen Gefühlsäußerung und einer überdauernden emotionalen Grundhaltung beim anderen.	

Altersstufe 2 «Kommunikative Fähigkeiten»

Kontakt	Das Kind zeigt (überwiegend über Sprache, aber auch im Spiel) Interesse an der Kontaktaufnahme und ist aktiv an dem Aufbau einer Kommunikation beteiligt. Es versteht und berücksichtigt die spezifische Untersuchungssituation. Die Kontaktaufnahme ist weder distanzlos noch durch besondere Unnahbarkeit, Scheu oder Schüchternheit gekennzeichnet. Sie zeigt eine gewisse Stetigkeit und Dauer. Im Verlauf einer Begegnung verbessert sich das Kontaktverhalten (eher, als dass es sich verschlechtert). Die Kontaktsuche richtet sich auch auf gleich alte Kinder. Kontakte zu dieser Bezugswelt außerhalb der Familie werden gesucht und gepflegt. Neben dem affektiven Austausch, welcher der Selbst- und Affektregulierung gilt, hat die Kommunikation auch eine kognitive informative Funktion. Das Kind zeigt intentionales Interesse, etwas wissen zu wollen. Es fragt den Untersucher etwa: «Spielst du mit mir? Was ist das?»
Entschlüsselung fremder Affekte	Fremde Affekte können im allgemeinen zutreffend erkannt und sicher von eigenen unterschieden werden. Verzerrungen der Interpretation durch eigene Affekte können im Rahmen der Interaktion korrigiert werden.
Kommunikative Funktion eigener Affekte	Ein breites Spektrum an Affekten steht für die Kommunikation zur Verfügung. Das Spektrum kann, zum Beispiel im Spiel, zur Geltung gebracht werden. Es kann unter Umständen durch vorangegangene Ereignisse erlebnisreaktiv eingeschränkt sein. Eigene Affekte unterbrechen die Kommunikation nicht. Das Kind kann Gefühle als Grund für sein Handeln benennen: «Ich habe ihn gehauen, weil ich sauer auf ihn war.» Affekte können spontan mitgeteilt und rückblickend betrachtet werden: «Ich bin traurig.» «Vor drei Tagen bin ich traurig gewesen.»
Reziprozität	Die Kommunikation mit dem Kind (z. B. in der Untersuchungssituation) führt zu einem Gefühl von «Wir». Eine Feinabstimmung ist möglich. Indem die Wünsche des Kindes und seines Gegenübers verhandelt werden, entsteht etwas Drittes. Im Spiel entsteht ein gemeinsam gestaltetes Werk.
Internalisierte Kommunikation	Das Kind kann sich gut von einer Bezugsperson trennen und verhält sich auch bei längerer Abwesenheit dieser Person nicht wesentlich anders als sonst, da es die inneren Haltungen und Orientierungen, die ihm von den Eltern vermittelt wurden, aufrechterhalten kann.

Altersstufe 3 «Steuerung»

Negativer Affekt	Das Kind / der Jugendliche kann negative Affekte durch Abwehrmanöver (wie Kritik, Sarkasmus, Rationalisierung) beherrschen. Das Kind / der Jugendliche kann Ambivalenz tolerieren, d. h. bei sich anerkennen, bewusst erleben, mitteilen und austarieren.
Selbstgefühl	Das Kind / der Jugendliche kann ein positives Selbstwertgefühl mit konfliktbedingten Einschränkungen aufrechterhalten. Bei erfahrener Kritik findet das Kind / der Jugendliche Möglichkeiten, sein positives Selbstwertgefühl wiederzugewinnen.
Impulssteuerung	Das Kind / der Jugendliche kann seine Impulse, zum Beispiel im Rahmen von Aggressivität, in den Dienst der Regulierung seiner Beziehungen zu sich selbst und anderen stellen. Es/er kann bei dieser Regulierung Übersteuerungen (z. B. rigides Verhalten) und insbesondere Untersteuerungen (z. B. Impulsdurchbrüche) vermeiden. Das Kind / der Jugendliche kann Belohnungsaufschub ertragen.
Steuerungsinstanz	Das Kind / der Jugendliche kann sich gut vorstellen, dass seine Wünsche mit denen anderer kollidieren, und sucht im Konfliktfall nach Kompromissen (vgl. auch Beurteilung der Empathie im Sinne, der Wahrnehmung der Bedürfnisse des anderen). Die Vielschichtigkeit mancher moralischer Fragen wird innerhalb eines gesellschaftlich geprägten Rahmens wahrgenommen, allgemeine Normen werden zunehmend individuell überprüft. Unter Umständen wird eine persönliche, nachvollziehbare Entscheidung getroffen.
Konfliktbewältigung	Das Kind / der Jugendliche geht mit Konflikten so um, dass die Einschätzung der eigenen sozialen Situation (Realitätsprüfung) und der aktuellen Interaktion wenig verzerrt wird. Dies kann zum Beispiel geprüft werden, wenn ein Patient zu seinen gegengeschlechtlichen sozialen Beziehungen und deren Problemen angesprochen wird. Das Abwehrrepertoire erweitert sich in der Auseinandersetzung mit aggressiven und sexuellen Impulsen um Askese, Intellektualisierung und Sublimation. Hohes Integrationsniveau erfordert, dass die Variationsbreite und freie Verfügbarkeit der Abwehrformen größer wird.

Altersstufe 3 «Selbst- und Objekterleben»

Selbsterleben	Die Selbstbeschreibung gelingt in Bezug auf authentische und differenzierbare persönliche Eigenschaften (z. B. Körperbild, Geschlechtsrollenidentität, soziale Stellung, persönliche Kompetenzen und deren Grenzen) und nachvollziehbare kollektive Werte (politische Meinungen, Meinungen zur Umwelt). Das Kind / der Jugendliche kann zwischen Gefühl und Gefühlsausdruck unterscheiden. Es/er kann unterschiedliche Gefühlslagen als zu sich gehörig erleben und beschreiben. Es/er kann wichtige, ihm nahe stehende Personen in seiner Schilderung lebendig werden lassen. Über verschiedene Gefühlslagen und verschiedene Entwicklungsphasen hinweg besteht ein Identitätsgefühl (Ich-Aktivität, Kohärenz, Konsistenz, Abgegrenztheit, Vitalität). Das Kind / der Jugendliche besitzt eine grundsätzliche Vorstellung von seiner Selbstwirksamkeit.
Selbst-Objekt-differenzierung	Grundsätzlich gelingt die Zuordnung von Affekten, Impulsen oder Gedanken entweder zu sich selbst oder zu anderen. Das Kind / der Jugendliche kann sich zunehmend gegen den familiären Rahmen abgrenzen, die Zugehörigkeit zur Peer-Group als etwas Wichtiges erkennen und akzeptieren. Die wichtigen Beziehung bleiben erhalten und werden zunehmend neu definiert. Dabei können passagere, durch Konflikte ausgelöste Polarisierungen auftreten. Das Kind / der Jugendliche kann erkennen, dass es andere Interessen und Motive im Verhältnis zu wichtigen anderen hat und diese aufeinander abstimmen. Es/er ist zunehmend in der Lage, Interessenskonflikte zu erkennen und auszuhalten.
Objekterleben	Das Kind / der Jugendliche ist während der Untersuchung durchgängig in der Lage, sein Gegenüber in seiner therapeutischen Funktion und als Träger einer bestimmten sozialen Rolle zu unterscheiden. Es besteht eine Bereitschaft, sich mit den Sichtweisen des anderen auseinander zu setzen. Unter Konfliktdruck kommen leichte projektive Verzerrungen vor. Gegenüber Erwachsenen und Gleichaltrigen besteht eine Abstufung des Nähe-Verhältnisses (Freund/bekannt/fremd). Das Kind / der Jugendliche kann ihm nahe stehende Personen in seiner Schilderung lebendig werden lassen. Die Erlebniswelt der anderen kann als eigenständige Perspektive eingefühlt und nachvollzogen werden.
Empathie und objektbezogene Affekte	Das Kind / der Jugendliche ist in der Lage, sich ein Bild von den Bedürfnissen und Gestimmtheiten des anderen zu machen, und dies auch auszudrücken. Das Kind / der Jugendliche nimmt wahr, welche Gefühle es im anderen auslöst, und kann danach handeln. Es/er unterscheidet zwischen einer momentanen Gefühlsäußerung und einer überdauernden emotionalen Grundhaltung beim anderen. Gelegentlich ist eine Affektverzerrung oder -verdeckung zur Abwehr von Unsicherheiten («cool») zu beobachten, um z. B. Schuld, Scham, Sorge zu verbergen. Diese Verzerrung kann das Kind / der Jugendliche, aber auch immer wieder zurücknehmen und eine offene affektive Situation zulassen.

Altersstufe 3 «Kommunikative Fähigkeiten»

Kontakt	Das Kind / der Jugendliche kann Kontakte zu einer eigenen Bezugswelt aufnehmen und diese selbst gestalten. Das Kind / der Jugendliche kann mit dem Untersucher offen über ein breiteres Spektrum von Themen sprechen. Es/er ist auch zu einem spielerischen Umgang mit dem Kontaktangebot fähig. Die unterschiedlichen Bezugswelten der Erwachsenen und der Gleichaltrigen werden zum Gegenstand der Kommunikation. Eine Distanzierung über Ironie ist möglich.
Entschlüsselung fremder Affekte	Fremde Affekte können zutreffend verstanden werden. Das Verständnis sorgt für den Erhalt des weiteren Kontaktes. Verzerrungen durch Projektionen lassen sich korrigieren. Die Wahrnehmung fremder Affekte kann durch narzisstische Regulationsmechanismen, z. B. Idealisierung und Größenphantasien, eingefärbt sein. Kommunikative Funktion eigener Affekte Die eigene affektive Beteiligung ist stets präsent und wirkt belebend auf die Kommunikation. Die Affekte können nicht nur explizit, sondern auch implizit im Erleben der Außenwelt und in den Handlungen sichtbar werden. Die Affekte kommen auch in den selbstreflexiven Emotionen zum Ausdruck (Scham, Neid, Stolz, Schuld usw.) Blockaden der Affekte sind nicht starr, sondern können mit Hilfe einer Vertrauensperson gelockert werden.
Reziprozität	Die kommunikativen Bemühungen richten sich sowohl auf Gleichaltrige als auch auf die Erwachsenen. Es entsteht in der Kommunikation ein «Wir»-Gefühl. Narzisstische Regulationsprozesse z. B. Suche nach Anerkennung, Bestätigung, Wertschätzung, können die Reziprozität einschränken.
Internalisierte Kommunikation	Alleinsein kann genutzt werden zur Konfliktbewältigung, zur Selbstreflexion, zur distanzierten Betrachtung der Realität. Das Alleinsein in dieser differenzierten Gestaltung ersetzt das Handeln. Alleinsein bedeutet mehr und anderes als sozialen Rückzug und wird als innere Bereicherung erlebt.

Spezifische Hinweise zur Befunderhebung

Bei der Altersstufe 1 sind nur spielerische Untersuchungstechniken möglich. Bei der Altersstufe 2 ist neben dem Spiel eine verbale Exploration notwendig. Bei der Altersstufe 3 genügt ein sprachliches Interview. In allen Phasen sind fremdanamnestische Daten hinzuzuziehen und mit dem aktuellen Untersuchungsbefund abzugleichen. Das Spiel sollte ebenso wie das Interview konfrontierende und stützende Elemente enthalten und so verlaufen können, wie üblicherweise eine Untersuchung im ambulanten oder stationären klinischen Setting durchgeführt wird. Grundsätzlich kann festgestellt werden, dass ein normal um Rapport und Kontakt bemühter («good enough») Untersucher mit hoher Reliabilität psychische Probleme bei Kindern erfassen kann. Andererseits kann die Intensität der Symptomatik durch einen fordernden und invasiv explorierenden Untersucher noch gesteigert werden (Resch, 1996). OPD-KJ-Kriterien sollten nicht «abgearbeitet» werden, es ist jedoch vor dem Hintergrund der psychodynamischen Grundidee notwendig, dass sich in der Interaktion zwischen Kind und Untersucher eine Beziehung entfaltet, die in die Strukturbewertung eingeht.

Zentral für die Einschätzung ist die Interaktion in der Untersuchungssituation. Entsprechend der Entwicklungsphase wird mit dem Kind gespielt, gespielt und gesprochen oder nur ein Gespräch geführt. Die Zeitdauer sollte etwa eine Stunde betragen.

Vorschläge für ein Verlaufsmodell eines Gesprächs: Gegenseitiges Bekanntmachen und Klärung der Gesprächssituation, dann Vertiefung des Vorstellungsgrundes. Welches Verständnis hat das Kind von sich und seiner eigenen Problematik, wie erlebt er die Probleme/Symptome, was denken und sagen die Eltern dazu? Kann das Kind ein Erlebnis erzählen, ein Beispiel geben? Dann allgemeine biographische Fragen zur Familie, Wohnsituation, Tagesablauf, Rituale.

In Anlehnung an die Vorgaben der OPD-E kann sicher ab dem sechsten Lebensjahr das Kind / der Jugendliche aufgefordert werden, ein bedeutendes Ereignis mit einer wichtigen Bezugsperson in all seinen Facetten zu schildern. Wie erlebt sich das Kind selbst, wie erlebt es die anderen, handelt es sich eher um intrapsychische oder interpersonelle Konflikte, wie kann es in der Untersuchungssituation kommunizieren und Kontakt aufnehmen zum Untersucher? Weitere wichtige Lebensbereiche sind Schule, Freizeit und die Gruppe der Gleichaltrigen.

Gesprächselemente, die der Herstellung eines besonderen Vertrauens, einer besonderen Nähe dienen oder ein besonders vertieftes Verständnis des Kindes zum Ausdruck bringen – zur Entlastung des Kindes und als Angebot an das Kind, sich weiter zu öffnen als Vorbereitung auf konfliktorientierte, forderndere und konfrontierendere Fragen sind wichtig. Einhaken, Insistieren bei einem Aspekt, der sich im bisherigen Verlauf gezeigt hat. Lassen Sie sich schildern, wie sich bestimmte schwierige Situationen «wirklich» abspielen. Erinnert sich das Kind an eine Begebenheit? (Beziehungsepisoden)

Vorschläge für ein Verlaufsmodell einer gemeinsamen Spielsituation: Die Spielmaterialien sollten möglichst aus dem Szeno-Kasten bezogen werden und das Spiel auf dem Deckel des Kastens durchgeführt werden.

Keine expansiven aktiven Spiele, sondern solche, die sitzend am Tisch gespielt werden können. Zunächst kurze Erklärung, wie mit dem Szeno-Kasten gespielt wird. Die aktive Teilnahme des Untersuchers am Spiel ist vorgesehen.

Am Beginn der Spielsituation jedoch und immer wieder im Verlauf soll das Kind die Initiative ergreifen, damit der Einfluss des Untersuchers als Reaktion auf ein bestimmtes Verhalten des Kindes erkennbar bleibt und das Wechselverhältnis von spontanem und reaktivem Verhalten sowie die Art der eingegangenen Beziehung beurteilbar bleiben.

Erste Phase, in der das Kind sich (bis auf eventuelle kurze Ermunterungen und Einladungen selbst überlassen bleibt). Zweite Phase, in der der Untersucher versucht, Partner des Spiels und in eine Spielsequenz aufgenommen zu werden, damit die Spielkommunikation, Übertragung und intersubjektiver Austausch besser beurteilbar werden (eventuell auch Provokationen, kurze deutende Kommentare, wenn sich dies anbietet). Spielbeendigung, Einräumen des Kastens und Verabschiedung sind wichtiger Teil der Untersuchung.

Gelegentlich stellen sich in Gespräch und Spiel isolierte unterschiedliche Strukturniveaus dar. Vor allem in Spielphasen kann das Strukturniveau tiefer liegen. Der Untersucher muss unter Zuhilfenahme des klinischen Gesamturteils und der Anamnese entscheiden, welche Gesamtbewertung er vornehmen will. Er ist nicht verpflichtet, einen Durchschnitt zu bilden. Das gleiche gilt für die Ermittlung des Gesamtscores, der nicht das rechnerische Mittel der Einzelscores darstellen muss (siehe Auswertungsbogen).

Aspekte der empirischen Überprüfung

Bezüglich der Reliabilität sind im Rahmen der Entwicklung des Instrumentes erste Untersuchungen zur Interraterreliabilität durchgeführt werden.

Die auf Video aufgezeichneten Interviews mit Kindern und Jugendlichen mit verschiedenen psychischen Störungen wurden von erfahrenen Klinikern durchgeführt und eingeschätzt. Die Rater wurden dabei gebeten, Widersprüche und Schwierigkeiten beim Einschätzungsprozess zu diskutieren. Diese Rückmeldungen flossen wiederum in die Verbesserung der Ankerbeispiele ein.

In einer ersten Reliabilitätsprüfung haben zehn kinderpsychiatrisch-/-psychologisch ausgebildete und erfahrene Kliniker sechs auf Video aufgezeichnete Erstinterviewsituationen eingeschätzt, nachdem sie ein Training der Strukturachse absolviert hatten. Sie wurden dabei aufgefordert, das Erleben und Verhalten des Kindes im Gespräch und im Spiel mit dem Untersucher anhand der Ankerbeispiele für die einzelnen Aspekte der drei Strukturdimensionen einzuschätzen.

Die Einschätzung der Dimensionen (Selbst- und Objekterleben, Steuerung und kommunikative Fähigkeiten) sowie des Gesamtscores gelang deutlich besser als die Einschätzung auf Itemebene. Die Patientenstreuung war zu gering, um über die Daten eine verlässliche Aussage treffen zu können. Erst zukünftige multizentrische Studien werden Auskunft darüber geben können, wie reliabel diese Achse ist.

Achse «Behandlungsvoraussetzungen»

Einleitung

Die Bedeutung der Dimensionen Krankheitserleben und Krankheitsverarbeitung bei der Abklärung differentieller Psychotherapieindikationen ist unbestritten und von daher eine Grundlage der Achse Behandlungsvoraussetzungen. Unter psychoanalytischen Aspekten muss man auf die Überschneidung der Konstrukte Coping und Abwehr hinweisen und herausarbeiten, dass eine theoretische und empirische Auslotung der beiden Konzepte bislang noch nicht hinreichend geleistet worden ist (Fonagy & Moran, 1991). Aus diesem Grund wird der Begriff der Krankheitsverarbeitung nicht operationalisiert, sondern nur mit einer Beschränkung auf die Dimensionen des Krankheitserlebens gearbeitet, die unmittelbar für die Indikationsstellung zur Psychotherapie bedeutsam erscheinen.

In der Kinder- und Jugendpsychiatrie und -psychotherapie geht es nicht nur um Indikationsstellungen zur Psychotherapie, sondern um ein sehr viel breiteres Behandlungsspektrum. Entwicklungspsychiatrische und -psychopathologische Aspekte sind ebenso zu berücksichtigen (Resch, 1996) wie Ressourcen und spezifische Therapievoraussetzungen.

Vorüberlegungen

Von diesen Überlegungen ausgehend erschien es wichtig, die Achse I der OPD-E für ihre Adaptation an das Kindes- und Jugendalter deutlicher bezüglich der genannten Dimensionen zu strukturieren. Dabei sollte vor allem zwischen den fremd einzuschätzenden Dimensionen und denen, die eine bloße Wiedergabe der subjektiven Einschätzungen der Patienten darstellen, unterschieden werden. Die Bedeutung dieser subjektiven Dimensionen erklärt sich daraus, dass sie normalerweise allenfalls implizit Bestandteil kinder- und jugendpsychiatrischer Diagnostik sind und zumindest in Manualen der klinischen Routine nicht vorkommen. Eine systematische Verbindung von Instrumenten zur Erfassung subjektiver Dimensionen aus der Forschung mit der Klinik fehlt bislang. Psychodynamische Diagnostik muss sich dagegen explizit mit der Subjektivität der kindlichen Psyche, dem Erleben des Kindes/Jugendlichen, beschäftigen und Verbindungen zu objektiv einzuschätzenden Dimensionen und ihrer Einordnung und Klassifikation herstellen. Die Achse Behandlungsvoraussetzungen ist insofern ein prototypisches Beispiel für die Verbindung psychodynamischer

Operationalisierung mit normativen Dimensionen. Die Beurteilung des Schweregrades wird in der OPD-KJ ausschließlich der subjektiven Einschätzung durch den Patienten überlassen. Zu den subjektiven Dimensionen wurden die subjektiven Krankheitshypothesen aufgenommen. Grundlage war die Überlegung, dass gerade im Kindesalter für die Behandlung ausgesprochen dysfunktionale subjektive Hypothesen vorkommen können, die eine erhebliche Bedeutung bekommen können und nicht immer angesprochen und aufgearbeitet werden. Eine routinemäßige Erfassung erschien deshalb sinnvoll.

Bezüglich der Motivation zur Behandlung erschien eine Aufteilung zwischen einer allgemeinen Veränderungsmotivation und einer spezifischen Behandlungsmotivation sinnvoll. Der klinische Alltag zeigt immer wieder Kinder und Jugendliche, die eine hohe Veränderungsmotivation haben, aber nicht bereit oder in der Lage sind, ein spezifisches Behandlungsangebot anzunehmen und durchzuhalten.

Die Bedeutung von Ressourcen für die Behandlungsindikation war auch schon von der OPD-E festgestellt und entsprechend gewürdigt worden. Für die Anwendung bei Kindern und Jugendlichen erschien allerdings eine Erweiterung unumgänglich.

Der Begriff der Compliance wurde wegen seiner Unschärfe und Vieldeutigkeit in die Dimension der Therapie- und Arbeitsbündnisfähigkeit übergeleitet. Damit ist – ausschließlich bezogen auf den Patienten – nur das beschrieben, was eine wichtige Behandlungsvoraussetzung darstellt und der Begriff der Compliance um die vielen unscharfen Variablen bereinigt, die ihn kaum operationalisierbar erscheinen lassen (es sei denn, man reduziert Compliance auf das «Befolgen ärztlicher Anweisungen»).

Die nachfolgende Auflistung zeigt eine Übersicht über die Items der Achse Behandlungsvoraussetzungen.

- Subjektive Dimensionen
    - Subjektiver Schweregrad der somatischen Beeinträchtigung
    - Subjektiver Schweregrad der psychischen Beeinträchtigung
    - Subjektive Krankheitshypothesen
    - Leidensdruck
    - Veränderungsmotivation

- Ressourcen
    - Beziehungen zu Gleichaltrigen
    - Ausserfamiliale Unterstützung
    - Familiale Ressourcen
    - Intrapsychische Ressourcen

- Spezifische Therapievoraussetzungen
    - Einsicht in bio-psycho-soziale Zusammenhänge
    - Spezifische Behandlungsmotivation
    - Krankheitsgewinn
    - Therapie- und Arbeitsbündnisfähigkeit

Operationalisierung
Subjektive Dimensionen
Subjektiver Schweregrad der somatischen/ psychosozialen Beeinträchtigung

Theoretischer Hintergrund

Das subjektive Erleben einer körperlichen und/oder psychischen Erkrankung spielt für den Verlauf einer Krankheit, für die Fähigkeit und den Willen zur Veränderung bzw. Besserung eine wichtige Rolle. Besondere Bedeutung kommen dabei Diskrepanzen zu, die auftreten, wenn das objektive bzw. das von außen beurteilbare Ausmaß an Beeinträchtigung und das subjektive Leiden nicht übereinstimmen. Die Copingforschung hat gezeigt, wie bestimmte Formen des vermeidenden Copings – und die Wahrnehmung oder Verleugnung des eigenen Zustands ist ein Bestandteil dessen – signifikante Prädiktoren für adoleszente Symptome sind (Seiffge-Krenke, 2000). Gerade bei Kindern kann das subjektive Erleben z. B. eines Schmerzes oder einer psychischen Beeinträchtigung sehr von dem aus der Erwachsenenperspektive angelegten Maß abweichen. Für eine hinreichende Einschätzung des Gesamtschweregrads einer Erkrankung bei Kindern und Jugendlichen sowie für die Aufnahme eines hinreichenden diagnostischen und psychotherapeutischen Dialogs sollte das subjektive Maß mit einfließen.

Definition

Der subjektive Schweregrad der Beeinträchtigung ist ein rein subjektiv zu erfassendes, situatives Kriterium. Es erfasst das vom Kind/Jugendlichen erlebte und bestimmte Ausmaß der Beeinträchtigung durch eine körperliche und/oder psychische Krankheit oder Behinderung.

Es ist nicht gleichzusetzen mit klinischen Einschätzungen des Schweregrads einer Erkrankung oder der Beeinträchtigung des psychosozialen Anpassungsniveaus, wie sie beispielsweise auf der sechsten Achse der MAS vorgenommen werden.

Das Ausmaß an subjektiver Beeinträchtigung wird unabhängig voneinander für die jeweils erlebte somatische und psychosoziale Beeinträchtigung erfasst.

Beispiele

Wenn sich der subjektive Schweregrad der Beeinträchtigung nicht aus spontanen Äußerungen des Patienten erschließt, sollte er direkt erfragt werden. Empfohlen werden folgende Fragen:

1. Bist Du krank? / Hast Du Probleme?

2. Wenn Ja: Wie schwerwiegend ist deine Krankheit / sind deine Probleme aus deiner Sicht?

3. Was wäre in deinem Leben anders / was könntest Du anderes tun, wenn deine Krankheit / deine Probleme nicht wären?

Eine Verneinung der ersten Frage ist gleichzusetzen mit dem Schweregrad 0. Für die Beantwortung der zweiten Frage empfiehlt es sich, dem betroffenen Kind / Jugendlichen eine Skala von 0 bis 100 vor Augen zu führen, am besten mit der auf dem Auswertungsbogen befindlichen Skala. Bei kleineren Kindern unter 6 Jahren wird eine Einschätzung unter Zuhilfenahme der auf dem Auswertungsbogen angezeigten drei Klötze empfohlen. Wie im Interviewleitfaden beschrieben, empfiehlt sich diese Frage zu Beginn des OPD-KJ-Interviews für den Teil der Behandlungsvoraussetzungen. In die Wertung fließt ausschließlich die Angabe der Kinder / Jugendlichen ein. Bei Vorliegen von kombinierten Erkrankungen gilt die Frage immer der Krankheit, die den Vorstellungsgrund für das Interview darstellt.

Ein nicht verbal geäußertes Ausmaß an Beeinträchtigung erfordert für die Einschätzung ein hohes Maß an anderweitig geäußerter Eindeutigkeit. Im Zweifelsfall ist das jeweils niedrigere Niveau anzunehmen. Das subjektive Maß der Beeinträchtigung ist nicht gleichzusetzen mit Leidensdruck.

Abschließend wird die Ausprägung des subjektiven Schweregrads der somatischen und/oder psychischen Beeinträchtigung gemäß der Ausprägungsgrade 0 = nicht vorhanden, 1 = wenig ausgeprägt, 2 = mittelgradig ausgeprägt und 3 = schwer (hochgradig) ausgeprägt auf dem Auswertungsbogen kodiert.

Subjektive Krankheitshypothesen

Theoretischer Hintergrund

Krankheitskonzepte von Patienten sind in den letzten Jahren zunehmend Gegenstand der Forschung geworden, seit verstehbar ist, wie sehr subjektive Theorien über bestimmte körperliche oder seelische Zustände sowohl die Krankheitsverarbeitung als auch die Therapiemotivation entscheidend beeinflussen bzw. ein integraler Bestandteil dieser Prozesse sind (z. B. Kelly, 1955; Bender, 1980; Bosma & Jackson, 1990; Faller, 1990; Muthny, 1990; Rügert, Blomert & Förster, 1990; Meichenbaum & Turk, 1994; Schüßler & Leibing, 1994). Bei Kindern und Jugendlichen können diese subjektiven Konzepte und impliziten Theorien noch mehr als in der Diagnostik und Behandlung von Erwachsenen von denen der Behandler divergieren, weil Kinder und Jugendliche in besonderer und natürlicher Form abhängig von ihrer emotionalen und kognitiven Entwicklung sind. Wenn ein Kind beispielsweise davon ausgeht, dass seine Erkrankung eine Strafe für ein bestimmtes von den Eltern unerwünschtes Verhalten ist, so wird das Verständnis des Symptoms durch den Behandler so lange das Kind nicht oder nur teilweise erreichen, solange das unausgesprochene Konzept des Kindes nicht thematisiert und aufgelöst worden ist. Ein dissozialer Jugendlicher wird sich so lange einer Therapie verweigern, bis sein Konzept, dass nicht er, sondern seine Umgebung ihm gegenüber feindselig eingestellt ist, kognitiv und emotional aufgelöst ist. Diese Beispiele ließen sich um eine Vielzahl von möglichen Krankheitskonzepten von Kindern und Jugendlichen erweitern. In der klinischen Behandlung gilt es, sie in jedem Einzelfall zu überprüfen, und dabei soll dieses Item eine Hilfe sein.

Von Groeben & Scheele (1983) wurde subjektive Theorie definiert als «ein Aggregat (aktualisierbarer) Kognitionen der Selbst- und Weltsicht mit zumindest impliziter Argumentationsstruktur, die eine (zumindest partielle) Explikation bzw. Rekonstruktion dieses Aggregats in Parallelität zur Struktur wissenschaftlicher Theorien erlaubt».

Untersuchungen zu Konzepten von psychisch kranken Kindern und Jugendlichen sind bis heute sehr wenig durchgeführt worden, wie überhaupt auch bei den bislang zitierten Untersuchungen «emotional-bewertende Konzeptbestandteile vernachlässigt» (Lohaus, 1993) wurden. Es gibt Hinweise darauf, dass subjektive Annahmen der Kinder selbst Ängste und Befürchtungen auslösen oder unterhalten können, die – bezogen auf eine schon bestehende kinder- und jugendpsychiatrische Erkrankung – krankheitsverstärkend sein können (Schulte-Markwort, 1995).

Definition

Eine subjektive Krankheitshypothese ist definiert als die subjektive Annahme eines Kindes oder eines Jugendlichen bezüglich der Entstehung seiner körperlichen und/oder psychischen Erkrankung. Sie wird wörtlich dokumentiert, um illustratives Material bei der OPD-KJ-Profilerstellung zu haben. Zudem werden sie eingeschätzt in Bezug auf ihre Altersangemessenheit.

Beispiele

Ein Versuch der Operationalisierung vor dem dritten Lebensjahr macht wenig Sinn, weil nur bei deutlich retardierten Kindern eine Altersinadäquatheit der Krankheitshypothesen feststellbar ist. Akzelerierte Kinder können schon mit dem Raster der präoperationalen Phase eingeschätzt werden. Die häufigste Antwort auf die Frage «weshalb bist Du krank?» in dieser und der präoperationalen Altersstufe dürfte lauten: «weiß ich nicht», ohne dass dies als auffällig zu bezeichnen wäre.

Altersstufe 1
Die altersbezogene niedrige Ausprägung wird gewählt, wenn mindestens drei der folgenden Kriterien *nicht* erreicht werden:

- Konzentration auf sicht- oder fühlbare Symptome
- ansatzweise eigene Vorstellungen über Krankheitsursachen (wenig realistisch)
- ansatzweise Verständnis für die Prozesshaftigkeit von Krankheit
- ansatzweise Verständnis für die Intentionen anderer und für die Fähigkeiten anderer, die eigene Situation zu verstehen

- Sehen von mehr als nur einem Aspekt
- erste Kenntnisse über die eigene somatische/psychische Störung
- ansatzweise Vorstellungen über mögliche Hilfsangebote

Die mittlere Altersausprägung wird gewählt, wenn mindestens fünf der o. g. Kriterien erfüllt sind.

Für eine hohe Altersausprägung gelten folgende Kriterien:

- realistischere Vorstellungen von Krankheitsursachen
- größeres Verständnis für die Prozesshaftigkeit von Erkrankungen
- Trennen der eigenen Perspektive von denen der anderen, Intentionen der anderen besser verstehen
- Kenntnisse über die eigene somatische/psychische Störung vorhanden
- Vorstellungen über mögliche Hilfsangebote

Altersstufe 2

Für eine niedrige altersbezogene Angemessenheit gelten folgende Kriterien:

- Festhalten an dem unmittelbar Gegebenen, einzelne Symptome stehen im Mittelpunkt
- irrationale Erklärungskonzepte, Generalisierung einzelner Prinzipien
- Egozentrismus; Schwierigkeiten, Intentionen anderer zu verstehen
- keine Kenntnisse über die eigene somatische/psychische Störung
- keine Vorstellungen über mögliche Hilfsangebote

Für eine mittlere Ausprägung ist zu fordern:

- Verständnis einfacher Relationen zwischen Krankheitsursache und -wirkung
- zunehmendes Verständnis für Prozesshaftigkeit von Krankheiten
- Verständnis für Sachverhalte, die konkret beschrieben werden (z. B. konkrete Symptome, Therapien)
- Fähigkeit, Denken und Gefühle anderer zu erschließen, und das Wissen, dass andere dies auch können
- deutliche Kenntnisse über die eigene somatische/psychische Krankheit und/oder psychiatrische/psychotherapeutische Versorgungsangebote

Für eine hohe Ausprägung gilt:

- Verständnis für komplexe Funktionszusammenhänge
- Fähigkeit, abstrakte Modelle (auch hypothetisch) auf andere Sachverhalte zu übertragen
- Fähigkeit, Sachverhalte aus den verschiedensten Perspektiven zu betrachten (z. B. psychosomatische Wechselwirkungen, gesellschaftliche Perspektiven)

Altersstufe 3
Eine niedrige Altersausprägung liegt vor:

- Verständnis einfacher Relationen zwischen Krankheitsursache und Wirkung vorhanden
- Verständnis für Sachverhalte, die konkret beschrieben werden (z. B. konkrete Symptome, Therapien)
- Fähigkeit, Denken und Gefühle anderer zu erschließen, und Wissen, dass andere dies auch können
- wenig Kenntnisse über die eigene psychische Störung und über mögliche Hilfsangebote

Für eine mittlere Altersausprägung gilt:

- Verständnis für komplexere Funktionszusammenhänge
- Fähigkeit, abstrakte Modelle (auch hypothetisch) auf andere Sachverhalte zu übertragen
- Fähigkeit, Sachverhalte aus den verschiedensten Perspektiven zu betrachten (z. B. psychosomatische Wechselwirkungen, gesellschaftliche Perspektiven)
- deutliche Kenntnisse über die eigene somatische/psychische Krankheit und/oder psychiatrische/psychotherapeutische Versorgungsangebote

Für eine hohe Ausprägung gilt:

- Ausgeprägtes Verständnis für komplexe Funktionszusammenhänge
- Fähigkeit, abstrakte Modelle (auch hypothetisch) auf andere Sachverhalte zu übertragen und zu vergleichen
- Fähigkeit zum flexiblen Perspektivenwechsel
- Fähigkeit zur Distanzierung von der eigenen Problematik/Person/Familie
- differenzierte Kenntnisse über die eigene somatische/psychische Krankheit und/oder psychiatrische/psychotherapeutische Versorgungsangebote
- kann sich mit anderen Patienten/Störungen vergleichen

Um eine altersangemessene/altersunangemessene Ausprägung zu kodieren, wird anhand des beschriebenen Schemas analog zur Kodierung des subjektiven Schweregrads beurteilt.

Leidensdruck

Theoretischer Hintergrund

Es gibt keine linearen Zusammenhänge zwischen einem von außen festgestellten Schweregrad einer Erkrankung und dem subjektiven Leidensdruck. Besonders bei Kindern können z. B. kleinste körperliche Verletzungen zu einem erheblichen Leidensdruck führen und schwere chronische Zustände von Verwahrlosung oder auch körperlicher chronischer Erkrankung jahrelang geduldig ertragen werden, ohne dass das betreffende Kind zu verstehen geben würde, dass es leidet.

Für viele Aspekte der Behandlung hat der Leidensdruck eine große Bedeutung, auch wenn hier gilt, dass sich aus einem großen Leidensdruck weder eine deutliche Veränderungs- oder Therapiemotivation ableiten muss. Bei einer Interpretation der Antwort von Kindern und Jugendlichen ist ferner der Anpassungsdruck zu beachten, dem sie möglicherweise ausgesetzt sind.

Definition

Der Leidensdruck, der im Zusammenhang mit dem OPD-KJ-Interview erfragt werden soll, ist ebenfalls rein subjektiv definiert.

Erfasst werden soll das subjektive Ausmaß des Leidens unter einer Krankheit bzw. einem psychischen Zustand. Kodiert werden sollen nur situative Angaben der Kinder und Jugendlichen zum Ausmaß ihres Leidens.

Beispiele

Wenn sich der Leidensdruck nicht durch spontane Mitteilungen der Patienten sicher einschätzen lässt, sollte er direkt erfragt werden. Empfohlen werden z. B. folgende Fragen:

- Ist Deine Krankheit / Dein Problem schlimm für Dich?
- Leidest Du unter Deiner Krankheit / Deinem Problem?
- Wenn Ja: Wie sehr?

Eine Verneinung der ersten Frage ist gleichzusetzen mit dem Ausprägungsgrad 0. Für die Beantwortung der zweiten Frage empfiehlt es sich, den betroffenen Kindern/Jugendlichen eine Skala von gar nicht bis schwer vor Augen zu führen, am besten mit der auf dem Auswertungsbogen befindlichen Skala. Bei kleineren Kindern unter 6

Jahren wird eine Einschätzung unter Zuhilfenahme der auf dem Auswertungsbogen angezeigten drei Klötze empfohlen. In die Wertung fließen ausschließlich Angaben der Kinder und Jugendlichen ein. Bei Vorliegen von kombinierten Erkrankungen gilt die Frage immer der Krankheit, die den Vorstellungsgrund für das Interview darstellt.

Ein nicht verbal geäußerter Leidensdruck erfordert für die Einschätzung ein hohes Maß an anderweitig geäußerter Eindeutigkeit. Im Zweifelsfall ist das jeweils niedrigere Niveau anzunehmen.

Veränderungsmotivation

Theoretischer Hintergrund

Der Begriff der Veränderungsmotivation erscheint im deutschsprachigen Raum zunächst bei der verhaltenstherapeutischen Konzepten entstammenden Selbstmanagement-Therapie (Kanfer et al., 1996) und bildet dort mit den Begriffen Selbstregulation und Selbstmanagement eines der wesentlichen theoretischen Konstrukte, wobei es einen Überschneidungsbereich mit der Therapiemotivation gibt. Mittlerweile verwenden mehrere verhaltenstherapeutisch orientierte Autoren diesen Begriff (z. B. Grawe et al., 1996). Anders als bei erwachsenen Patienten, die in aller Regel aus eigener Entscheidung kommen, werden Kinder und Jugendliche häufig von ihren Eltern vorgestellt und geben im Gespräch an, dass sie nichts verändern wollen bzw. dass sich bestimmte Lebensumstände ändern sollen. Es soll hier nur die Veränderungsmotivation des Kindes oder des Jugendlichen eingeschätzt werden. Die Veränderungsmotivation der Familie fließt in den Bereich Ressourcen mit ein. Bei Kindern oder Jugendlichen besteht häufig der Wunsch nach Veränderung, ohne dass dieser mit dem Wunsch nach Therapie verbunden ist. Die spezifische Psychotherapiemotivation beinhaltet u. a. den direkten Wunsch nach Therapie zur Überwindung einer Symptomatik, während bei der Veränderungsmotivation unabhängig von einem Therapiewunsch nach Lösungsmöglichkeiten gesucht wird, die auch als von außen kommend oder sich auf die Familie beziehend gewünscht werden können. Abzugrenzen ist die Veränderungsmotivation vom Leidensdruck, der sich ausschließlich auf das subjektive Gefühl von Leiden ohne Bezug zu möglichen Veränderungen bezieht.

Definition

Das Kind oder der Jugendliche ist unzufrieden und äußert das Bedürfnis nach Veränderung. Wird der Änderungswunsch verbal nicht angesprochen, muss er eindeutig aus dem Verhalten erkennbar sein, um dieses Merkmal zu kodieren. Die Veränderungsmotivation ist um so ausgeprägter, je mehr das Kind oder der Jugendliche bereit ist, sich selber zu ändern und nicht die Veränderungen von der Umgebung zu erwarten. Dazu gehört, dass das Kind oder der Jugendliche Verantwortung für sein eigenes Handeln übernimmt. Der Veränderungswunsch kann, muss aber nicht mit einem Wunsch nach Therapie verbunden sein. Die Veränderungsmotivation ist niedrig zu kodieren, wenn nur in einem Teilaspekt Veränderung gewünscht wird; werden in mehreren Teilaspekten Veränderungen gewünscht, ist sie mittelgradig. Für die Kodierung einer hohen Veränderungsmotivation sind bei den Altersstufen ab sechs Jahren Wünsche nach der Veränderung beziehungsdynamischer Konditionen notwendig, die bei sechsjährigen Kindern nur punktuell geäußert zu werden brauchen, während zehnjährige auf Nachfrage diese wiederholen sollten.

Beispiele

Altersstufe 1
Ausprägung nicht vorhanden
Veränderung und Unzufriedenheit werden im Spiel oder Gespräch nicht thematisiert.

Ausprägung niedrig
Die Kinder sind mit der jetzigen Situation nur wenig unzufrieden und wünschen Veränderungen vor allem von anderen.

Ausprägung mittel
Die Kinder geben an, mit der jetzigen Situation unzufrieden zu sein oder thematisieren dies in der Spielsituation.

Ausprägung hoch
Die Kinder geben an, mit der jetzigen Situation sehr unzufrieden zu sein oder thematisieren dies deutlich in der Spielsituation.

Altersstufe 2
Ausprägung nicht vorhanden
Das Kind zeigt kein Interesse an Veränderungen und gibt zu erkennen, dass es mit der jetzigen Situation zufrieden ist. Die Kinder sind passiv und antworten auf Nachfrage gar nicht oder nur mit sehr knappen Antworten.

Ausprägung niedrig
Die Kinder verhalten sich in Bezug auf ihre Unzufriedenheit mit der Symptomatik und den Wunsch nach Veränderung in der Gesprächssituation weitgehend passiv und antworten nur auf Nachfrage mit kurzen Antworten, aus denen geringfügige Wünsche nach Veränderung hervorgehen. Beispielsweise sollen die ständigen Prügeleien mit den anderen Kindern aufhören, daran schuld seien aber vor allem die anderen.

Ausprägung mittel
Die Kinder thematisieren ihre Unzufriedenheit mit der Symptomatik und den Wunsch nach Veränderung verbal nur auf Nachfrage bzw. in der Spielsituation eher nebensächlich. Sie übernehmen nur mäßig Verantwortung für ihre Probleme.

Ausprägung hoch
Die Kinder artikulieren selbstständig sowohl ihre Unzufriedenheit mit der Symptomatik als auch den Wunsch nach Veränderung. Die Kinder sind im Gespräch für Vorschläge des Therapeuten offen oder nehmen in Spielsituationen Vorschläge zu Veränderungen auf bzw. thematisieren dabei Veränderungen.

Beispiel: Ein Neunjähriger möchte unbedingt vor der geplanten Klassenfahrt mit dem Einnässen aufhören; er macht dabei deutlich, dass er selbst dafür etwas tun möchte.

Altersstufe 3
Ausprägung nicht vorhanden
Die Jugendlichen sind mit der jetzigen Situation voll zufrieden; wenn es überhaupt Probleme gibt, dann sind andere daran schuld.

Ausprägung niedrig
Die Jugendlichen sind mit der jetzigen Situation und Symptomatik insgesamt zufrieden und möchten nur wenig Veränderungen, die Verantwortung wird größtenteils bei anderen gesehen.

Beispiel: Ein dissozialer Jugendlicher möchte mit dem Stehlen aufhören, weil ihm Sanktionen drohen.

Ausprägung mittel
Es werden von den Jugendlichen Veränderungswünsche in mehreren Teilaspekten geäußert. Sie geben an, unzufrieden zu sein, und übernehmen Verantwortung für ihre Symptomatik. Beziehungsaspekte werden nur eingeschränkt thematisiert.

Beispiel: Ein Jugendlicher will sich von seinen «schlechten Freunden» zurückziehen, um nicht mehr so viel in Diebstähle oder Prügeleien verwickelt zu werden.

Ausprägung hoch
Die Jugendlichen sind sehr unzufrieden und machen von sich aus Vorschläge zu Veränderungen oder haben dies bereits in der Familie gemacht. Dabei übernehmen sie Verantwortung für sich, teilweise auch für die Symptomatik. Sie thematisieren im Gespräch spontan Beziehungsaspekte, von denen sie teilweise sagen können, dass sie mit diesen unzufrieden sind.

Beispiel: Eine Jugendliche thematisiert ihre enge Bindung an ihre depressive Mutter, von der sie mehr Abstand sucht, und möchte aus dem Elternhaus ausziehen.

Ressourcen

Theoretischer Hintergrund

Die angemessene Berücksichtigung psychosozialer und individueller Ressourcen sollte zu jeder kinder- und jugendpsychiatrischen und psychodynamischen Diagnostik und Therapie gehören. Seit den Ergebnissen der Forschung mit Risikokindern (Rutter, 1985; Werner, 1989) ist die klinische Bedeutung dieses Konzeptes unstrittig. Dennoch ist die diagnostische Praxis immer noch häufig eher von pathogenetischen als von salutogenetischen Konzepten geprägt (Antonovsky, 1979; Häfner, 1981; Reister, 1993 b). Für die Revision dieser pathozentrierten Haltung innerhalb des psychodynamischen Diskurses hatten die familientherapeutischen Ansätze eine einflussreiche Bedeutung (Cierpka, 1996).

Die Zahl empirischer Arbeiten zur Gesundheitsentwicklung von Kindern und Jugendlichen ist begrenzt (vgl. Rutter und Quinton, 1984; Esser & Woerner, 1990; Radke-Yarrow und Sherman, 1990; Werner und Smith, 1992; Zinnecker und Silbereisen, 1997). Die retrospektiven Analysen an Erwachsenen haben aber eindeutige Hinweise auf stabilisierende innerpsychische wie äußere Faktoren gegeben, die auch bei mehrfach belasteten Kindern einen Schutz vor psychischer bzw. psychosomatischer Erkrankung geben (Tress, 1986; Reister und Tress, 1993).

Als Teil der psychischen Widerstandskraft (resiliency, vgl. Tress, 1987) scheint die situationsbezogene Flexibilität affektiver und kognitiver Reaktionsmuster die Wahrscheinlichkeit für langfristige seelische Gesundheit zu erhöhen. Die Widerstandskraft gegen belastende Ereignisse und Beziehungen interagiert mit dem allgemeinen kognitiven Niveau (vgl. Achse 3 des MAS), der körperlichen Entwicklung und Leistungsfähigkeit (vgl. Achse 4 des MAS) sowie den psychosozialen Bedingungen in einem komplexen Wechselspiel.

Definition

Der Begriff der Ressourcen umfasst in der OPD-KJ alle protektiven Faktoren, allerdings mit eindeutiger interaktioneller Akzentuierung. Gemeint sind nicht isoliert messbare Fähigkeiten (wie z. B. Intelligenz), sondern in Interaktion und Kommunikation gelebte psychosoziale Kompetenz. Es soll eingeschätzt werden, inwieweit ein Kind und seine Familie Ressourcen, die in der Lebenswirklichkeit vorhanden sind, bei der Problembewältigung zu nutzen versteht.

Der Bereich Ressourcen der OPD-KJ beinhaltet auch faktisch vorhandene Gegebenheiten, die die Lebenssituation, die Psychodynamik und die therapeutische und prognostische Situation eines Kindes und seiner Familie mit determinieren. So fließt beispielsweise eine räumlich isolierte Wohnlage mit in die Beurteilung ein. Fremdanamnestische Angaben sind in diesen Zusammenhängen unbedingt zu integrieren und Nachfragen im Interview vonnöten, um die Sachlage zu klären.

Die Kategorien dieses Bereichs besitzen eine große inhaltliche und operationale Nähe zu den Achsen 3 bis 6 des MAS sowie zu der Kategorie «Kommunikation und

Bindung» der Achse «Struktur» der OPD-KJ und sollten daher möglichst vor dem Hintergrund von Kenntnissen über die psychische Struktur sowie über typische Beziehungsmuster (vgl. Achse «Beziehung» OPD-KJ) interpretiert werden.

Beziehungen zu Gleichaltrigen

Theoretischer Hintergrund

Auf der Grundlage von Beziehungserfahrungen innerhalb der Eltern-Kind-Beziehung reift die Fähigkeit zur Gruppenintegration heran. Es besteht eine erhebliche interindividuelle Variabilität der Entwicklung dieses Bereichs in der Phase zwischen der Mitte des zweiten und dem sechsten Lebensjahr, beispielsweise wegen unterschiedlichem Kindergartenbesuch. Gleichwohl ist die Entwicklung von Spielbeziehungen als soziales Lernfeld verhaltensbiologisch angelegt (Hassenstein, 1986).

Es gibt im Vorschulalter in der Regel erste außerfamiliale Kontakte (weitere Verwandtschaft, Kleinkind-Turnen, Spielkreise, musikalische Früherziehung etc.), deren interaktionelle Ausgestaltung und Kontinuität Rückschlüsse auf psychische Ressourcen des Kindes erlauben.

In der Phase zwischen dem 6. und dem 12. Lebensjahr stellt die Integration in die Gleichaltrigengruppe eine der wichtigen Entwicklungsaufgaben dar. Das Knüpfen von dauerhaften und gleichzeitig flexiblen Kontakten außerhalb der Familie, das Zurechtkommen mit schulischen Anforderungen und die präpubertäre Auseinandersetzung mit der eigenen Geschlechtsrolle fallen in diese Zeit und werden zunehmend über Gleichaltrigenbeziehungen reguliert. Die in der Eltern-Kind-Beziehung erworbenen Beziehungsmuster erweisen sich in vielerlei neuen Situationen als wenig funktional oder modifikationsbedürftig und müssen revidiert werden. Neben Phasen sozialen Rückzugs können Phasen scheinbar wahlloser Kontaktsuche treten. Regressive und progressive Elemente der psychischen Entwicklung stehen im Wechsel, wobei die enge Bezogenheit auf die Familie meist nicht – wie teilweise in der Adoleszenz – in Frage gestellt wird.

Klinisch relevant wären in dieser Altersstufe Kinder, die hauptsächlich in der Pflege jüngerer Kinder und Säuglinge ihre sozialen Kontakte suchen und das kompetitive Spiel mit Gleichaltrigen meiden. Auf der anderen Seite stehen Kinder mit hoher Affinität zu älteren Jugendlichen, die deren Verhaltensmuster imitieren und pseudoautonomes Verhalten zeigen. Eine weitere klinische Problematik besteht in der ausschließlichen Bezogenheit auf erwachsene Kommunikationspartner.

In der Adoleszenz wird die Integration in verschiedene Gruppen Gleichaltriger zur vorrangigen psychosozialen Aufgabe, stets im Zusammenspiel mit einer teilweise distanzierenden Neuorientierung in der Beziehung zu den Eltern. Die zunehmende Wichtigkeit von «besten» Freundinnen und Freunden und die passagere Fixierung auf erste «romantische Partner» bestimmen neben vielen anderen Faktoren ein gesundes jugendliches Sozialverhalten. Die Gleichaltrigenbeziehungen klinisch auffälliger Jugendlicher können sich erheblich davon unterscheiden.

In allen Altersbereichen sind geschlechtstypische Verhaltensweisen unbedingt zu berücksichtigen (vgl. hierzu Seiffge-Krenke, 1996; Resch, 1997).

Definition

In die Beurteilung der Beziehungen zu Gleichaltrigen fließen über alle Altersstufen Konzepte des «social support» (vgl. Kessler und McLeod, 1985), wie «Teilnahme an sozialen Netzwerken» (Kindergarten, Sportvereine, schulische Arbeitsgemeinschaften, informelle Gruppen, kirchliche Gruppen etc.) und «subjektive Wahrnehmung von Unterstützung» (Nennung hilfreicher anderer Personen, klare und kritisch hinterfragbare Nennung von festen Freunden) mit ein.

Mit in die Beurteilung sollen Überlegungen zum Umgang der Kinder mit ihrer äußeren Lebenswelt einfließen. Die reale Verfügbarkeit von Gleichaltrigen (u. U. behindert durch isolierte Wohnlage, körperliche Störung, Altersschichtung des Wohnumfeldes etc.) sollte ebenso beachtet werden wie die individuelle Fähigkeit des Kindes, auch bei eingeschränkten Möglichkeiten Sozialkontakte zu pflegen.

Erfragt werden die Beziehungen zu Gleichaltrigen beispielsweise durch folgende Fragen:

- Hast du Freunde?
- Was machst du am liebsten gemeinsam mit deinen Freunden?
- Hast du einen besten Freund / eine beste Freundin?
- Was ist dir in einer guten Freundschaft besonders wichtig?
- Worauf kommt es dir bei einer guten Freundschaft an?

Insbesondere die letztgenannten Fragen erlauben qualitative authentische Aussagen der Kinder und Jugendlichen, die eine entsprechende Einschätzung der Repräsentanzen von Gleichaltrigen-Beziehungen ermöglichen (für eine entwicklungspsychologisch fundierte Operationalisierung von Gleichaltrigen-Beziehungen und ihren Repräsentanzen im Einzelinterview siehe P. Kernberg, Clarkin, Greenblatt et al., 1992).

Beispiele

Altersstufe 1
Ausprägung nicht vorhanden
Dies trifft nur für extrem ausgeprägte Fälle von Kindern zu, die in überaus isolierten Verhältnissen aufwachsen oder durch erhebliche neuropsychiatrische oder organische Störungen beeinträchtigt sind.

Ausprägung niedrig
Gleichaltrige haben nur geringe subjektive wie objektive Bedeutung für das Sozialverhalten des Kindes. Es nimmt zwar an gelegentlichen Gruppenaktivitäten teil, zeigt aber wenig Eigeninitiative und vermag Gleichaltrige nicht differenziert wahrzunehmen. Im Spiel werden eher jüngere Kinder, vor allem aber Erwachsene gesucht. Kinder dieser Kategorie werden höchst selten spontan zu Geburtstagsfeiern oder Freizeitaktivitäten eingeladen.

Hier sind auch Kinder einzuordnen, die aufgrund realer äußerer Lebensumstände (chronische Hospitalisierung, extrem isolierte Wohnlage, sozial überängstliches Familiensystem etc.) kaum Kontakte zu Gleichaltrigen aufnehmen können. Auf Nachfrage können zwar Spielkontakte angegeben werden, die Spielbeziehungen zu bestimmten gleichaltrigen Partnern erscheinen jedoch weitgehend beliebig austauschbar und kaum eine eigenständige Quelle für erlebte positive emotionale Erfahrung zu sein.

Ausprägung mittel
Diese Kinder nehmen regelmäßig an fremdorganisierten oder selbst initiierten Gruppenaktivitäten (Spielkreise, Eltern-Kind-Turnen etc.) teil und beziehen daraus prinzipiell positive subjektive Erlebnisse sozialer Akzeptanz. Bei Irritationen (Trennungen, zeitliche Inkonstanz von Aktivitäten, geringe Unterstützung durch Erwachsene etc.) reagieren sie eher durch Rückzug und sind nur bedingt in der Lage, innere Repräsentanzen von Gleichaltrigen über einen längeren Zeitraum stabil zu halten. Nach zweiwöchiger Unterbrechung sind Erinnerungen an Spielerlebnisse stark verblasst und nur durch Intervention von außen (Photos, Erzählungen) zu reaktivieren. Der eigenständige subjektive Wert von Spielbeziehungen im Sinne einer Quelle positiver sozialer und emotionaler Erfahrungen ist ansatzweise vom Kind benennbar, wenngleich nicht voll ausgeprägt vorhanden.

Ausprägung hoch
Bei dieser Ausprägung sind Kinder zu finden, die bereits ab dem Ende der Säuglingszeit stabile Beziehungen zu Gleichaltrigen außerhalb der Familie haben. Hier sind besonders der Kindergarten, aber auch informelle Spielkreise, Sportaktivitäten, musische Gruppen und entferntere Verwandte zu nennen. Diese Beziehungen sind selbstverständlich erheblich von der emotionalen und praktischen Unterstützung seitens der primären Bezugspersonen oder ggf. anderer Erwachsener abhängig. Die hier zu findenden Kinder sind in der Lage, von sich aus Kontakte zu Gleichaltrigen zu pflegen und länger als 4 Wochen dauernde Trennungen durch intrapsychische Objektkonstanz auszugleichen. Sehr zu achten ist auf den Einfluss der Eltern. Vorrang bei der Einschätzung sollte das subjektive Erleben des Kindes haben. Spielbeziehungen können vom Kind in einer Weise benannt oder beschrieben werden, die erkennen lässt, dass sie als eine stabile Quelle positiver emotionaler und sozialer Erfahrungen erlebt werden.

Altersstufe 2
Ausprägung nicht vorhanden
Hier sind schwerst gestörte Kinder zu nennen, die faktisch nicht in der Lage sind, Beziehungen zu Gleichaltrigen zu knüpfen oder zu erhalten. Dies trifft nur für extrem ausgeprägte Fälle von Kindern zu, die in überaus isolierten Verhältnissen aufwachsen oder durch erhebliche neuropsychiatrische oder organische Störungen beeinträchtigt sind (vgl. hierzu immer Achse 4 des MAS: «Organische Störungen»).

Ausprägung niedrig
Diese Kinder pflegen nur sporadische und oberflächliche Beziehungen zu Gleichaltrigen. Sie können häufig relevante Klassenkameraden oder Spielpartner nicht benennen, haben deren Namen nicht parat oder bezeichnen die «ganze Schulklasse» als «meine Freunde». Wegen der in diesem Alter und bei dieser Fragestellung hohen Dissimulationstendenz muss hier explizit nachgefragt werden und Fremdinformationen (Eltern, Lehrer, Geschwister etc.) beigezogen werden.

In diesem Bereich sind auch Kinder zu bewerten, die ausschließlich durch Erwachsene initiierte Beziehungen zu Gleichaltrigen haben. Diese Kinder werden höchst selten zu Geburtstagsfeiern eingeladen und haben eher Kontakte zu kleineren Kindern oder älteren Menschen. Die Frage nach Freunden mag im Sinne der sozialen Erwünschtheit bejaht werden. Die Nachfrage nach bestimmten Freundschaften und entsprechenden gemeinsamen Erlebnissen mit Freunden wird hingegen eher vage, diffus oder verallgemeinernd beantwortet.

Beispiel: «Hast du Freunde?» – «Ja» «Hast du einen besten Freund?» – «Weiß nicht.» «Was machst du am liebsten, wenn du mit einem guten Freund zusammen bist?» – «Keine Ahnung, irgendwas.»

Ausprägung mittel
Kinder aus dieser Gruppe haben regelmäßige und prinzipiell als positiv erlebte Kontakte zu Gleichaltrigen, die zumindest teilweise auf eigener Initiative beruhen. Es bilden sich stabile Beziehungen zu Gleichaltrigen heraus, die aber in ihrer subjektiven Bedeutung deutlich unter den Beziehungen zu den primären Bezugspersonen liegen und auch in psychosozialen Krisenzeiten dem Kind nur partiell Rückhalt geben können. Im Interview sind diese Kinder weitgehend in der Lage, Gleichaltrige als eigenständige Persönlichkeiten differenziert darzustellen und ansatzweise gemeinsame Aktivitäten oder Erlebnisse zu benennen, die sie mit Freunden besonders schätzen gelernt haben.

Ausprägung hoch
Es handelt sich hierbei um sehr kontaktfreudige und in regelmäßigem intensiven Austausch mit Gleichaltrigen stehende Kinder. Die Beziehungen zu anderen Kindern sind ein wesentlicher Lebensbestandteil, dessen subjektive Wichtigkeit den Bereichen Eltern, Familie sowie Schule durchaus entsprechen kann. Intensives Engagement im sportlichen, musischen oder religiösen Bereich kann hierzu gehören, wobei Initiative

und Aktivität das ohnehin in dieser Altersstufe anzutreffende Niveau deutlich überschreiten.

Hier sind auch diejenigen Fälle zu kodieren, wo die Position in der Gleichaltrigengruppe entscheidend für das psychische und soziale Überleben geworden ist, da andere Sozialisationsfaktoren versagen (dissoziale Cliquen- und Gangbildung, «wechselseitige Erziehung» von Kindern untereinander).

Bei psychosozialen Krisensituationen erfahren diese Kinder einen wichtigen Rückhalt in der Gruppe. Diese Kinder können auf Nachfrage neben konkreten Aktivitäten, die sie gerne mit Gleichaltrigen teilen, auch Werte benennen, die für sie eine gute Freundschaft ausmachen und die deren Bedeutung als eigenständige Quelle von sozialem Halt unterstreichen.

Beispiel: «Ein guter Freund sagt nichts weiter.»

Altersstufe 3

Ausprägung nicht vorhanden
Hier sind schwerst gestörte Jugendliche zu nennen, die faktisch nicht in der Lage sind, Beziehungen zu Gleichaltrigen zu knüpfen oder zu erhalten. Dies trifft nur für extrem ausgeprägte Fälle von Jugendlichen zu, die in überaus isolierten Verhältnissen aufwachsen oder durch erhebliche neuropsychiatrische oder organische Störungen beeinträchtigt sind. s. S. 154 oben

Ausprägung niedrig
Diese Kategorie umfasst Jugendliche, die sehr wenig Kontakte zu Gleichaltrigen pflegen, an alterstypischen Gruppenaktivitäten (Sport, Freizeitvergnügen, «Rumhängen», etc.) kaum teilnehmen. Hier werden auch Jugendliche kodiert, die zwar eine tragfähig erscheinende Freundschaft benennen können, aber darüber hinaus von keinerlei positiv erlebten Gruppenkontakten berichten, die somit in einem ausschließlich dyadischen Beziehungsmuster verhaftet zu sein scheinen.

Beispiel: «Nur meine beste Freundin versteht mich.»

Ausprägung mittel
Die Gleichaltrigen-Gruppe fungiert als wichtiger Bezugsrahmen für diese Entwicklungsphase und bildet den Hintergrund für soziale Aktivitäten. Der Kontakt zur Familie und den primären Bezugspersonen steht gleichwertig daneben.

Ausprägung hoch
In dieser Altersgruppe stellen die Beziehungen zu Gleichaltrigen-Gruppen zentrale Lebensbereiche dar, zu deren Gunsten andere, früher bedeutsamere Lebensbereiche zu geringerer subjektiver Bedeutung umgewertet werden (vgl. Achse «Beziehung», OPD-KJ).

Als hoch sind solche Jugendliche zu kodieren, deren fast ausschließliche soziale Aktivität sich mit Gleichaltrigen manifestiert, sei es zuungunsten anderer Beziehungen, sei es als bereichernde Ergänzung zu prinzipiell stabilen Beziehungen mit primären Bezugspersonen oder Familienmitgliedern. In psychosozialen Belastungssituationen sind Freunde die entscheidenden Ansprechpartner und Stützen bzw. in eine Gesamtproblematik bedeutsam einbezogen.

Außerfamiliale Unterstützung

Theoretischer Hintergrund

Die Verfügbarkeit von psychosozialen Hilfssystemen sowie deren Nutzung kann den Verlauf psychischer Störungen entscheidend beeinflussen (vgl. Eckenrode, 1991).

Insbesondere in dem komplexen Hilfesystem eines modernen Sozialstaats mit teils widerstreitenden und widersprüchlichen Aufträgen und Kostenträgern ist es für eine psychodynamische Diagnostik bedeutsam, wiederkehrende Muster von Patienten und ihren Familien zu erkennen und im Hinblick auf ihre Funktionalität zu beurteilen.

Re-Inszenierungen früherer Beziehungen finden sich vor allem bei strukturell geringer integrierten Patienten und sind für Diagnostik und Behandlungsplanung bedeutsam.

Definition

Bei der Beurteilung der außerfamilialen Unterstützung soll einerseits erfasst werden, inwieweit eine Familie oder auch ein Kind allein überhaupt Kenntnis von Hilfsangeboten hat, wie und seit wann diese genutzt werden und ob sich sekundäre Abhängigkeiten von Helfern entwickelt haben, die die Autonomieentwicklung ungünstig beeinflussen.

Extrempole sind hier ängstlich strukturierte Familien, die Hilfsangebote ignorieren auf der einen und die viele Helfer und Therapeuten beschäftigenden Multiproblemfamilien auf der anderen Seite. Eine zeitgerechte, lösungs- und problemorientierte Nutzung von Hilfsangeboten steht in der Mitte.

Bei dieser Kategorie geht es um den faktischen Umgang mit außerfamilalen Systemen, die soziale Unterstützung bieten können. Dies ist im Interview (meistens mit den Eltern) zu erfragen und durch fremdanamnestische Daten zu ergänzen. Das innere Erleben spielt hierbei eine untergeordnete Rolle.

Beispiele

Altersstufe 1
Ausprägung nicht vorhanden
Diese Familien haben faktisch keine Kenntnis von Hilfsangeboten oder verweigern sich außerfamilialer Hilfe strikt und kategorisch. Es herrschen ängstliche Wirklichkeitskonstruktionen vor, eine Außenwelt wird streng von der innerfamilialen Realität

abgegrenzt. Die Kinder haben quasi keinen Kontakt zu Fremden, die als potentiell bedrohlich und keinesfalls in irgendeiner Weise hilfreich erlebt werden.

Ausprägung niedrig
Hier finden sich Familien mit sehr geringer Kenntnis von psychosozialen Hilfseinrichtungen. Die Kinder wachsen mit wenig Kontakt zu Gleichaltrigen auf, die Familie ist stark auf die Binnenstruktur bezogen und grenzt sich ängstlich bis feindselig von der Umgebung ab. Kindergartenbesuch ist selten oder unregelmäßig, der Kontakt zu dortigen Bezugspersonen ist brüchig oder begrenzt sich auf formale Themen. Die Kinder selbst berichten kaum über Personen außerhalb der Familie und können sich diese auch nicht als hilfreich bei Problemsituationen vorstellen, es sei denn als übermächtige Retter.

Ausprägung mittel
Es besteht prinzipielle Kenntnis über staatliche oder private Unterstützersysteme für Kinder dieser Altersstufe, und das Kind nimmt an außerfamilialen Aktivitäten unter Fremdanleitung teil. Für die Eltern bedeuten aber außerfamiliale Ratgeber deutlich weniger als innerfamiliale, und das Angebot spezifischer Hilfen bei Verhaltensauffälligkeiten wird wenig, skeptisch und nur bei deutlichen Problemen genutzt.

Ausprägung hoch
Die Eltern nutzen intensiv die für diese Altersstufe bestehenden Hilfsangebote, sie haben Kontakt zu anderen Eltern mit Babys und Kleinkindern, sei es in Krabbelgruppen oder im Kindergarten. Rat von Kindergärtnerinnen wird regelmäßig gesucht, Teilnahme an Elternabenden ist selbstverständlich, es wird auch Literatur über die kindliche Entwicklung genutzt. Impulse von außerhalb der Familie werden kritisch überprüft und erst nach einer Modifikation und auf des Kind bezogenen Anpassung in den familialen Umgang integriert.

Altersstufe 2
Ausprägung nicht vorhanden
Außerfamiliale Unterstützung spielt bei diesen Kindern keinerlei Rolle. Kenntnis über Hilfspersonen oder hilfreiche externe Institutionen ist nicht vorhanden. Alternativ besteht ein paranoid-feindseliges Familienklima, das es subjektiv nicht gestattet, außerfamiliale Hilfe zu suchen.

Ausprägung niedrig
Diese Kinder sind kaum in der Lage, außerfamiliale Hilfspersonen zu nutzen. Zwar befinden sie sich in Situationen mit prinzipiell hilfreichen Erwachsenen, die Kinder nehmen das aber kaum wahr und messen Personen außerhalb der Familie quasi keine (konstruktive) Macht zu. «Significant others» im salutogenetischen Sinn sind nur marginal ausgeprägt. Bei diesen Kindern sollte die Beziehungsgestaltung (Achse Beziehung) sowie die Bindungsfähigkeit (Achse Struktur) besonders beachtet werden.

Ausprägung mittel
Diese Kinder haben zwar Kenntnisse oder Kontakte zu extrafamilialen Hilfspersonen und pflegen ggf. auch Beziehungen zu diesen, die emotionale Relevanz ist aber nicht stark ausgeprägt. Hilfspersonen sind primär Funktionsträger (Trainer, Anleiter etc.) und weniger individuell besetzte und klar beschreibbare Objekte. In Krisenzeiten sind extrafamiliale Personen nur bedingt hilfreich und werden von den Kindern nur sporadisch oder fremdmotiviert aufgesucht. Der hilfreiche Einfluss dieser Außenstehenden wird im Vergleich zu den Eltern bzw. primären Bezugspersonen als eher gering empfunden.

Ausprägung hoch
Hier finden sich Kinder, die sich bereits sehr früh außerfamilialen Hilfspersonen (Kindergärtnerin, Heimerzieher, Lehrerin etc.) intensiv anvertrauen und deren Hilfe auch bei der Lösung familialer Probleme in Anspruch nehmen. Sie bemühen sich, familienfremde Personen mit in ihr tägliches Leben zu integrieren und so eine ggf. schützende Außenperspektive einzuführen.

Dies kann wahllos geschehen bei mangelnder Objektkonstanz (vgl. Achse Struktur) oder kontinuierlich mit dem Aufbau einer oder mehrerer Beziehungen zu relevanten Außenpersonen («significant others»).

Altersstufe 3
Ausprägung nicht vorhanden
Es besteht keinerlei Kenntnis über Hilfsinstitutionen (z. B. bei Flüchtlingen) oder diese werden abgelehnt.

Ausprägung niedrig
Die Kenntnis über potentiell hilfreiche außerfamiliale Institutionen oder Personen ist rudimentär ausgeprägt und wird nur bei extremen Situationen aktiviert. Alternativ besteht ein hohes innerfamiliales Angstpotential bis hin zur paranoiden Verzerrung bei stark an die Familie gebundenen Jugendlichen ohne eigene relevante Außenkontakte. Hilfsangebote werden umgedeutet, entwertet oder ignoriert und allenfalls in unvermeidlichen Notlagen akzeptiert.

Ausprägung mittel
Diese Jugendlichen kennen Wege und Strategien, sich außerhalb der Familie Hilfe bei psychosozialen Krisen zu verschaffen. Die außerfamilialen Beziehungen haben hierbei eher funktionalen als persönlichen Charakter und werden diskontinuierlich gestaltet. Je nach Bindungsmuster zur Primärfamilie (vgl. Achse Struktur) werden außerfamiliale Personen eher skeptisch oder ängstlich betrachtet.

Ausprägung hoch
Diese Jugendlichen haben genaue Kenntnis über schulische, institutionelle, vereinsgestützte oder sonstige Hilfen außerhalb der Familie und nutzen diese intensiv.

Hierzu gehören auch informelle Netzwerke von Jugendlichen, u. U. ohne Einbezug von Erwachsenen. Die Kontakte sind positiv, hilfreich und werden vom Jugendlichen aktiv gepflegt und auch ohne aktuelle Krisen aufgesucht. Sie ergänzen innerfamiliale Strukturen oder stellen einen tragfähigen Ausgleich für innerfamiliale Beziehungsprobleme dar.

Familiale Ressourcen

Theoretischer Hintergrund

Die jeweilige Familienstruktur hat sowohl pathogenetische als auch salutogenetische Aspekte (vgl. Cierpka, 1996; Mattejat, 1997). Während in den anderen Achsen der OPD-KJ pathogenetische familiale Aspekte in die einzelnen Kategorien je nach Bedeutung mit eingearbeitet wurden, stehen bei dieser Kategorie eindeutig die salutogenetischen Anteile im Vordergrund.

Da zur Zeit kein eindeutiger theoretischer Gesamtrahmen für familiale Ressourcen besteht, werden in der OPD-KJ einzelne, zum Teil empirisch belegte, zum Teil psychotherapeutisch konzeptualisierte Faktoren aufgeführt (s. u.), die in ihrer Summe Auskunft über die Fähigkeit von Familien geben, mit Problemen von Kindern und Jugendlichen angemessen umzugehen.

Definition

Als bedeutende familiale Ressourcen gelten die intensive Beziehung zu primären Bezugspersonen, hilfreiche Beziehungen zu weiteren Familienmitgliedern, eine konstruktive Kultur des Austauschs zwischen den Eltern, bindende Familienregeln, die Berechenbarkeit elterlicher Verhaltensweisen, die Abwesenheit eines aggressiven oder entwertenden Vaters bei stabiler Mutterbindung und stabile Beziehungen zu den Geschwistern. Neben diesen Bereichen fließen die Offenheit der Familie im Interview, die psychische Flexibilität aller Mitglieder, die Bezogenheit der Familienmitglieder aufeinander sowie der Austausch der Familie mit der Umwelt in die Einschätzung ein. Ferner wird berücksichtigt, wie aufgeschlossen oder interessiert die Familienmitglieder auf Gesprächsinterventionen (z. B. Klärungen, Konfrontationen, Deutungen) reagieren.

Beispiele

Altersstufe 1
Ausprägung nicht vorhanden
Weder Primär- noch Ersatzfamilie vorhanden. Aufwachsen im institutionellen Kontext ab Geburt. Keinerlei Erleben familialer Strukturen (Straßenkinder im Extremfall). Keine Phantasien über Eltern, auch keine Idealisierungen. Selten zu kodierende Kategorie.

Ausprägung niedrig
Eltern bzw. Elternteile oder familiale Elternersatzpersonen sind nur begrenzt verfügbar, inkonsequent im Umgang und emotional für das Kleinkind wenig präsent.

Die Bindung zwischen Kind und relevanten Familienmitgliedern ist brüchig oder zumindest ambivalent und kann in Krisensituationen nur selten als Stütze aktiviert werden.

Die Kommunikation zwischen den der Familie angehörenden Erwachsenen bzw. Geschwistern ist zum Teil problematisch, inkohärent und durch Missverständnisse und Projektionen gekennzeichnet (vgl. MAS Achse 5, verzerrte intrafamiliale Kommunikation).

Dennoch ist das Kind in der Lage, einzelne Beziehungsepisoden oder positive Erinnerungen an die Elternfiguren in eine prinzipiell positive Repräsentanzenwelt zu integrieren, wobei es zu einfachen Idealisierungen kommt. Die Eltern sind mit entsprechender Unterstützung ansatzweise in der Lage, ihre Beziehung zum Kind zu reflektieren und zu verändern.

Ausprägung mittel
Viele der unter der Definition genannten Faktoren sind in diesen Familien zu finden.

Die Kommunikation ist im Prinzip offen und an den Interessen des Kindes orientiert. Der Kontakt zu den Elternfiguren ist für das Kind tragend und zentral, andere Familienmitglieder sind in die innere Welt des Kindes integriert. Im Interview können die Eltern differenziert und emotional adäquat Problemlagen und jeweilige Lösungsansätze darlegen und diskutieren. Sie greifen Anregungen und Probedeutungen kreativ auf.

Ausprägung hoch
Diese Familien gehen sehr offen mit emotionalen wie kognitiven Problemen und Irritationen in Bezug auf ihr Kind um. Sie können ambivalente Gefühle gegenüber dem Kleinkind wahrnehmen, verbalisieren und für weitere Entwicklungen kreativ nutzen. Gleichzeitig sind sich die Eltern sowohl der Bedeutung und Wertigkeit ihrer Paarbeziehung als auch der transgenerationalen Grenzen bewusst. Sie nutzen den Austausch mit den eigenen Herkunftsfamilien wie mit etwaigen Geschwisterkindern, um in Bezug auf das symptomatische Kind zu einer differenzierten Sicht zu kommen. Die Eltern erkennen und respektieren die altersbezogenen Möglichkeiten und Grenzen des Kindes, stellen altersangemessene Forderungen.

Das Kind selbst ist in der Lage, Vater und Mutter differenziert zu erfassen und ggf. zu beschreiben, Unterschiede zu erkennen, ohne dass überwältigende Angstimpulse auftreten. In projektiven Tests kommen innere Familienbilder zum Ausdruck, die gleichzeitig Kohärenz und Unterscheidbarkeit der Individuen darstellen. Auch das Kind vermag ambivalente Impulse gegenüber den Eltern zu erkennen und auszudrücken.

Altersstufe 2
Ausprägung nicht vorhanden
Weder Primär- noch Ersatzfamilie vorhanden. Aufwachsen im institutionellen Kontext ab Geburt. Keinerlei Erleben familialer Strukturen (Straßenkinder etc.). Keine positiven Phantasien über Eltern, auch keine Idealisierungen. Selten zu kodierende Kategorie bei extremer Entwicklungsstörung.

Ausprägung niedrig
Eltern bzw. Elternteile oder familiale Elternersatzpersonen sind nur begrenzt verfügbar, inkonsequent im Umgang und emotional für das Kind wenig präsent. Die Bindung zwischen Kind und relevanten Familienmitgliedern ist brüchig oder zumindest ambivalent und kann in Krisensituationen nur selten als Stütze aktiviert werden. Die Kommunikation zwischen den der Familie angehörenden Erwachsenen bzw. Geschwistern ist zum Teil problematisch, inkohärent und durch Missverständnisse und Projektionen gekennzeichnet (vgl. MAS Achse 5, verzerrte intrafamiliale Kommunikation).

Dennoch ist das Kind in der Lage, wiederholte angenehme Beziehungsepisoden oder positive Erinnerungen an die Elternfiguren in eine prinzipiell positive Repräsentanzenwelt zu integrieren, wobei es zu deutlichen Idealisierungen kommt.

Ausprägung mittel
Viele der unter der Definition genannten Faktoren sind in diesen Familien zu finden.

Die Kommunikation ist im Prinzip offen und an den sich entwickelnden Interessen des Kindes orientiert. Der Kontakt zu den Elternfiguren ist für das Kind tragend und zentral, andere Familienmitglieder sind in die innere Welt des Kindes integriert. Im Interview können die Eltern differenziert und emotional adäquat die jeweilige Entwicklung der Familie, Problemlagen und entsprechende Lösungsansätze darlegen und diskutieren. Sie greifen Anregungen und Probedeutungen kreativ auf.

Ausprägung hoch
Es besteht ein gesamtfamiliales Problembewusstsein und eine gemeinsame Haltung gegenüber der Außenwelt und dem Diagnostiker, wobei individuelle Eigenheiten respektiert werden. Das Kind wird altersgemäß gefördert und in seinen Individuationsschritten unterstützt. Die Integration von neu entstehenden Gleichaltrigen-Beziehungen in den familialen Rahmen vollzieht sich positiv und wird von den Eltern gefördert. Die Geschwisterbeziehungen sind offen, respektvoll und auch in Krisenzeiten eine Stütze für das einzelne Kind.

Altersstufe 3
Ausprägung nicht vorhanden
Weder Primär- noch Ersatzfamilie vorhanden. Aufwachsen im institutionellen Kontext ab Geburt. Keinerlei Erleben familialer Strukturen (Straßenkinder, chronifizierte Heimaufenthalte etc.). Keine positiven Phantasien über Eltern, auch keine

Idealisierungen. Selten zu kodierende Kategorie bei extremer und chronifizierter Entwicklungsstörung.

Ausprägung niedrig
Eltern bzw. Elternteile oder familiale Elternersatzpersonen waren und sind nur begrenzt verfügbar, inkonsequent im Umgang und emotional für den Jugendlichen wenig präsent.

Die Bindung zwischen Jugendlichem und relevanten Familienmitgliedern ist brüchig oder zumindest ambivalent und kann in Krisensituationen nur selten als Stütze aktiviert werden.

Die Kommunikation unter den Familienmitgliedern ist zum Teil problematisch, inkohärent und durch Missverständnisse und Projektionen gekennzeichnet (vgl. MAS Achse 5, verzerrte intrafamiliale Kommunikation).

Dennoch ist der Jugendliche punktuell in der Lage, wiederholte angenehme Beziehungsepisoden oder positive Erinnerungen an die Elternfiguren auf Nachfrage zu berichten. Der Jugendliche kann seine Eltern in deren Schwächen zum Teil akzeptieren und deren positive Eigenschaften sehen. Die Eltern sind ansatzweise bereit und in der Lage, ihre Beziehungen zum Kind zu reflektieren und zu verändern.

Ausprägung mittel
Die meisten der unter der Definition genannten Faktoren sind in diesen Familien zu finden. Die Kommunikation ist im Prinzip offen und zumindest teilweise an den Entwicklungsbedürfnissen der Jugendlichen orientiert. Der Kontakt zu den Elternfiguren ist für die Jugendlichen bedeutsam, und auch andere Familienmitglieder sind in die innere Welt der Jugendlichen integriert. Im Interview können Jugendliche und Eltern differenziert und emotional adäquat die jeweilige Entwicklung der Familie, Problemlagen und entsprechende Lösungsansätze darlegen und diskutieren. Sie greifen Anregungen und Probedeutungen auf.

Ausprägung hoch
Es besteht ein gesamtfamiliales Problembewusstsein und eine grundsätzlich gemeinsam getragene Haltung gegenüber der Außenwelt und dem Diagnostiker, wobei individuelle Eigenheiten respektiert werden. Die Jugendlichen werden altersentsprechend gefördert und in ihren Individuationsschritten unterstützt. Die Integration von neu entstehenden Gleichaltrigen-Beziehungen in die Familie vollzieht sich positiv und wird von den Eltern gefördert. Die Geschwisterbeziehungen sind offen, respektvoll und auch in Krisenzeiten eine Stütze für den einzelnen.

Intrapsychische Ressourcen

Theoretischer Hintergrund

Bei dem Versuch, neben familialen, sozialen und in Gleichaltrigen-Beziehungen erlebbaren Ressourcen auch die im Kind oder Jugendlichen selbst vorhandenen entsprechenden Stärken und Kompetenzen im Sinne einer subjektiven Dimension (also abgrenzbar von in der MAS erfassbaren Dimensionen wie z. B. Intelligenz) zu operationalisieren, stößt man innerhalb der psychoanalytischen Theorie unweigerlich auf die Instanz des Ich, seine Struktur und seine Fähigkeiten. Bei der Operationalisierung intrapsychischer Ressourcen sollten intentionale Anteile des Ich, also bewusst erlebbare eigene Fähigkeiten, die dem Individuum verfügbar sind, um die äußere Realität zu kontrollieren, gestaltend auf sie einzuwirken bzw. sich auf die Objektwelt auszurichten, sich auf sie zu bewegen und auf sie bezogen zu handeln (Rudolf, 1995, S. 55) wesentliche Determinanten für die Beurteilung bilden. Andererseits galt es, Redundanzen mit der Einschätzung auf der Achse «Struktur» zu vermeiden und eine Operationalisierung zu finden, die weitestgehend auf metapsychologische Konstrukte verzichtet. Zur begrifflichen Orientierung des psychoanalytisch geschulten Anwenders sei hier bemerkt, dass der Begriff der Ich-Stärke, aber auch bestimmte Ich-Funktionen und Ich-Leistungen, insbesondere die Außen- und Innenwahrnehmung, die Antizipation, die Selbstreflexion, Handlungskompetenz und Funktionslust durchaus eine theoretische Nähe zu den hier gemeinten intrapsychischen Ressourcen haben bzw. wesentliche Bestandteile derselben sind. Gewählt wurde letztlich eine theorieübergreifend allgemein verständliche Definition, die einer im Interview beurteilbaren Resultante der genannten Fähigkeiten des Ich im Hinblick auf verinnerlichte Zuversicht entspricht. In Anlehnung an das Begriffssystem der Bindungstheorie (Bowlby, 1988) könnte man auch von einem inneren Arbeitsmodell von Zuversicht bei der Problembewältigung sprechen. Ausdrücklich abzugrenzen hingegen ist hier der Begriff der internalen Kontrollüberzeugung (Lohaus & Schmidt, 1989), mit dem die subjektive Unabhängigkeit vom Helfer-System bezeichnet wird.

Definition

Mit intrapsychischen Ressourcen sind die individuellen psychosozialen Kompetenzen gemeint, die Kindern und Jugendlichen für ihren Umgang mit Belastungen, Problemen und Konflikten und damit auch für die Bewältigung einer zur diagnostischen Vorstellung führenden Problematik im subjektiven Erleben zur Verfügung stehen. Diese bewusst erlebten Kompetenzen bedingen wesentlich das Maß der geäußerten Zuversicht der Kinder und Jugendlichen im Hinblick auf die Vorstellung, die bestehende Störung / Krankheit mit therapeutischer Hilfe überwinden zu können. Bei der Einstufung kommt spontanen Äußerungen von Zuversicht im Hinblick auf die Überwindung der psychischen Krankheit ein besonders hoher Stellenwert zu (z. B. «Ich brauche zwar Hilfe, aber ich kann das schaffen!»). Wird aufgrund eines symptombedingten hohen Leidensdruckes keine Zuversicht geäußert, die Störung überwinden zu können, sind innere Arbeitsmodelle von Problembewältigung in anderen Kontexten zu berücksichtigen, die in aller Regel gezielt erfragt werden müssen.

Beispiele

Altersstufe 1 (in der Regel erst bei hinreichender Sprachentwicklung beurteilbar)
Ausprägung nicht vorhanden
Ein Vorschulkind mit Angstsymptomen zeigt in seinen Äußerungen sowie im szenischen Spiel keinerlei Hinweise darauf, dass es sich selbst vorstellen kann, dass Ängste überwindbar sind, auch nicht mit Hilfe eines anderen Menschen.

Ausprägung niedrig
Ein Vorschulkind bietet z. B. im Szeno-Spiel eine vom kindlichen Protagonisten initiierte Problemlösung an oder greift ein entsprechendes Angebot des Untersuchers spielerisch auf, reagiert jedoch mit zögerlichem Rückzug oder Vermeidungsverhalten, als dieses Problemlösemuster als Leistung des kindlichen Protagonisten vom Untersucher hervorgehoben wird und als möglicherweise auf die eigene Situation übertragbar angeboten wird. (Beispiel: «Wie wir gerade miteinander im Spiel gesehen haben, kann ein Kind selbst etwas tun, damit es weniger Angst hat.»)

Ausprägung mittel
Ein Vorschulkind reagiert neugierig und interessiert auf das verbalisierte Angebot des Untersuchers, dass eine im Szeno-Spiel entwickelte, vom kindlichen Protagonisten initiierte Lösung möglicherweise für die Bewältigung der eigenen Probleme hilfreich sein kann.

Ausprägung hoch
Ein Vorschulkind verbalisiert auf Nachfrage eine ihm zur Verfügung stehende angstmindernde Strategie. (Beispiel: «Was machst Du, wenn Du allein bist und die Angst kommt?» «Ich steck sie unter mein Kopfkissen und dann ist sie weg.»)

Altersstufe 2
Ausprägung nicht vorhanden:
   Ein depressives Schulkind stellt sich völlig hilflos und verzweifelt dar und äußert auf Nachfrage keine Vorstellung von Zuversicht oder Problemlösung.

Ausprägung niedrig
Ein Schulkind mit Kontaktschwierigkeiten und Ängsten kann im Gespräch das Thema kindlicher Problemlösefähigkeit oder Zuversicht verbal oder spielerisch aufgreifen, reagiert jedoch zögerlich oder vermeidend auf eine widerspiegelnde Intervention, die einen Bezug zur eigenen Situation herzustellen versucht. (Beispiel: «Hast Du selbst auch schon mal erlebt, dass wenn Du jemanden findest, der Dir hilft, es Dir hinterher besser geht?»)

Ausprägung mittel
Ein Schulkind mit Kontaktschwierigkeiten und Ängsten äußert auf Nachfrage ansatzweise verinnerlichte Zuversicht, dass es ihm, wenn ihm geholfen wird, bald besser gehen wird. (Beispiel: «Es wäre gut, wenn jemand für mich da ist; vielleicht wird es dann ja besser.»)

Ausprägung hoch
Ein Schulkind äußert auf Nachfrage klar, dass es eine verinnerlichte Vorstellung von Zuversicht oder Problemlösung hat, und nimmt dabei entweder konkreten Bezug auf das bestehende Problem oder auf andere Situationen, die auch fiktiv sein können. (Beispiel: «Ich glaub, ich kann das schaffen.» oder «Wenn ich so stark wäre wie Pippi Langstrumpf, dann würde ich …»)

Altersstufe 3
Ausprägung nicht vorhanden
Ein depressiver Jugendlicher stellt sich völlig hilflos und verzweifelt dar und äußert auf Nachfrage keine Vorstellung von Zuversicht oder Problemlösung.

Ausprägung niedrig
Eine unter Zwängen leidende Jugendliche deutet im Gespräch auf Nachfrage an, dass sie ansatzweise eine innere Vorstellung von Problemlösung hat, kann dies jedoch weder mit eigenen Kompetenzen noch mit ihrer aktuellen Situation in Verbindung bringen, sodass das Gefühl von Aussichtslosigkeit auch bei angebotener Hilfe überwiegt.

Ausprägung mittel
Eine essgestörte Jugendliche äußert sich ambivalent im Hinblick auf ihre Zuversicht, mit therapeutischer Hilfe zu einem kontrollierteren Essverhalten finden zu können, kann jedoch auf Nachfrage eigene Problemlösekompetenzen in anderen Bereichen benennen.

Ausprägung hoch
Eine essgestörte Jugendliche kann auf Nachfrage deutlich subjektives Kompetenzerleben in anderen Problemsituationen benennen und äußert sich überwiegend zuversichtlich im Hinblick auf eine Verbesserung ihrer Symptomatik bei Inanspruchnahme therapeutischer Hilfe.

Spezifische Therapievoraussetzungen
Einsicht in bio-psycho-soziale Zusammenhänge

Theoretischer Hintergrund

Der Begriff der Einsicht ist in der Psychotherapie weit verbreitet und stellt bei fast allen therapeutischen Schulen ein wichtiges Konstrukt dar. Insbesondere gilt dies für die analytische Psychotherapie (Thomä & Kächele, 1988). Hier ist nicht gemeint Einsicht in dem Sinne von «Krankheitseinsicht», die in vielen medizinischen Bereichen – der Behandlung psychotischer Patienten, der forensisch-psychiatrischen Beurteilung und in der ärztlichen Aufklärungsarbeit – eine wichtige Rolle spielt. Krankheitseinsicht wird bei den Krankheitshypothesen eingeschätzt. Von der Introspektionsfähigkeit ist die hier gemeinte Einsicht in bio-psycho-soziale Zusammenhänge dadurch abzugrenzen, dass erstere lediglich die Fähigkeit zur Binnenwahrnehmung umfasst (Mertens, 1992). Im Rahmen dieser Binnenwahrnehmung können wiederum Einsichten zu Tage treten (siehe auch Achse «Struktur»).

Während sich bei Freud (1914) die Einsicht mehr auf unbewusste pathogene Kindheitskonflikte und ihre späteren Ableitungen und Auswirkungen bezieht, siedelt Fenichel (1941) die Einsicht zwischen den beiden Polen Denken und Fühlen an. Die Einsicht hier bezieht sich allein auf die kognitiven Möglichkeiten von Kindern und Jugendlichen, Zusammenhänge zu erkennen, beispielsweise gegenwärtiges Verhalten auf der Basis früherer Ereignisse zu erklären (Fisher & Greenberg, 1977).

Definition

Mit Einsicht in bio-psycho-soziale Zusammenhänge ist die Bereitschaft und Fähigkeit von Kindern und Jugendlichen gemeint, altersentsprechend Zusammenhänge zwischen äußeren Lebenssituationen, innerem seelischen Erleben und ihrer Symptomatik zu erkennen, wobei dies in der Regel im diagnostischen Dialog mit dem Untersucher zu entwickeln ist. Gemeint sind hier beispielsweise typische Auslösesituationen für das erste Auftreten von Symptomen, die Aufrechterhaltung oder Verschlechterung einer Störung sowie das Erkennen von eigenen Vorteilen durch die Symptomatik im Sinne eines sekundären Krankheitsgewinns (vgl. auch Krankheitsgewinn). Typische auslösende Ereignisse können beispielsweise die Trennung der Eltern, der Tod eines Elternteils oder Geschwisters sowie schwere somatische Erkrankungen des Kindes oder des Jugendlichen selbst sein.

Die Einsicht in bio-psycho-soziale Zusammenhänge wird allein auf kognitiv-rationaler Ebene eingeschätzt. Die Fähigkeit zur Wahrnehmung von eigenen Affekten wird auf der Achse «Struktur» (Affekttoleranz) bewertet. Für die Kodierung der Einsicht ist entscheidend, dass die Kinder oder Jugendlichen Zusammenhänge oder Fragen, welche der Untersucher einbringt, nicht nur mit einem Ja bestätigen, sondern inhaltlich aufgreifen, in eigenen Worten reproduzieren und gegebenenfalls weiterentwickeln. Eine therapeutische Veränderung muss mit dieser Einsicht nicht verbunden sein. Die

Einsicht soll rein deskriptiv anhand der verbalen Äußerungen der Kinder oder Jugendlichen eingeschätzt werden. Aus entwicklungs-psychologischer Sicht sind die eben genannten Anforderungen und Voraussetzungen bei Kindern vor dem 12. Lebensjahr kaum zu erwarten, weshalb dieses Item erst ab dem zwölften Lebensjahr eingeschätzt werden soll. Zu beachten ist, dass die Einschätzung der Einsicht von der Intelligenz des Kindes abhängig ist, sodass eine objektive Einschätzung der Intelligenz entsprechend der Achse 3 des MAS (zumindest durch eine gezielte Erhebung des schulischen Leistungsniveaus) vorausgehen sollte.

Beispiele

Altersstufe 3
Ausprägung nicht vorhanden
Es werden vom Jugendlichen keinerlei Zusammenhänge zwischen Problemkonstellationen und Symptomatik erkannt, auch nicht nach Darlegung durch den Untersucher.

Ausprägung niedrig
Vom Therapeuten gegebene Probedeutungen können vom Jugendlichen nur in Teilaspekten aufgegriffen werden; beispielsweise wird bei Auslösesituationen der zeitliche Aspekt erkannt, während beziehungsdynamische Zusammenhänge oder Zusammenhänge mit anderen psycho-sozialen Bedingungen negiert werden.

Ausprägung mittel
Die Jugendlichen bringen keine spontanen Ideen zu bio-psycho-sozialen Zusammenhängen. Sie greifen diese aber, wenn sie vom Therapeuten angeboten werden, wenn auch nur zögernd auf, können diese dann aber gedanklich durchdringen.

Ausprägung hoch
Gemeint sind Jugendliche, die bio-psycho-soziale Zusammenhänge spontan oder auf Probedeutungen hin erkennen und eventuell weiterentwickeln. Sie können beispielsweise die Mitwirkung eigener Anteile an einer konflikthaften Ablösungsproblematik vom Elternhaus erkennen.

Anmerkung: Einsicht und Introspektionsfähigkeit überlappen sich teilweise. Introspektionsfähigkeit wird in der OPD-KJ auf der Achse «Struktur» unter dem Begriff der Selbstwahrnehmung abgebildet. Eine Möglichkeit der Differenzierung sollte dadurch vorgenommen werden, die Einsicht mehr im rational-kognitiven Bereich anzusiedeln und Introspektionsfähigkeit/Selbstwahrnehmung mehr im emotionalen Bereich.

Spezifische Psychotherapiemotivation

Theoretischer Hintergrund

Die Differenzierung der Kategorien Veränderungsmotivation, Leidensdruck und Psychotherapiemotivation zielt darauf ab, eine möglichst aussagekräftige Basis für die Indikationsstellung zur Psychotherapie eines Kindes oder Jugendlichen zu gewinnen. Dies schließt Überlegungen zur Differentialindikation verschiedener therapeutischer Vorgehensweisen ein. So kann beispielsweise ein hoher Leidensdruck bei geringer Veränderungs- und Psychotherapiemotivation die Überlegung begründen, zunächst eine Phase der Klärung im familientherapeutischen Setting vorzuschalten, um den psychodynamischen Sinn dieses scheinbaren Widerspruchs im Kontext des Familiensystems zu erhellen (z. B. «Wofür könnte das Symptom gut sein?»). Oder eine hohe Veränderungs- bei geringer Psychotherapiemotivation kann zu Überlegungen für andere als psychodynamische Vorgehensweisen (z. B. pädagogische Maßnahmen etc.) führen.

Für die Beurteilung der spezifischen Psychotherapiemotivation sollen die Reaktionen der Kinder und Jugendlichen auf folgende Besonderheiten der psychodynamisch orientierten Gesprächsführung zum Maßstab genommen werden:

- Die Orientierung der Gesprächsführung am inneren Erleben des Patienten
- Der Versuch, intrapsychische und interpersonale Konflikte und ihre Bedeutung für die bestehende Problematik bzw. Symptomatik herauszuarbeiten
- Der Versuch, ein Problem oder Symptom im lebensgeschichtlichen Kontext zu verstehen
- Der Versuch, affektlogische Sinnzusammenhänge zwischen scheinbar irrationalen Verhaltens- und Erlebensmustern herzustellen
- Der Versuch, ein Problem oder Symptom in seinen Wechselwirkungen zu den wichtigen Beziehungen (meist Eltern-Kind-Beziehungen) des Patienten zu betrachten

Definition

Der Begriff der spezifischen Psychotherapiemotivation umfasst das in einem psychodynamisch orientierten Erstinterview (auch Phase mehrerer Gespräche möglich) eines Kindes oder Jugendlichen erfassbare spezifische Interesse daran, durch eine Fortsetzung und Vertiefung des entstandenen Dialoges auf eine Reduzierung der bestehenden Problematik bzw. Symptomatik hinzuwirken. Gemeint hier ist hier weder die Veränderungsmotivation noch die allgemeine Kontaktfähigkeit. Auch ist nicht lediglich eine positive Reaktion auf die Aufmerksamkeit und Zuwendung durch den Untersucher gemeint, wenngleich all die genannten Aspekte einen Einfluss auf die spezifische Psychotherapiemotivation haben.

Für das Rating der spezifischen Psychotherapiemotivation kommt spontanen Reaktionen des Patienten auf die im Kapitel «Psychodynamische Befunderhebung» erläuterten gesprächstechnischen Interventionen (Klärung, Konfrontation und Deutung) die höchste Wertigkeit zu. In der Schlussphase des Gespräches, wenn die Beendigung sowie die mögliche Fortsetzung des Dialoges zu einem späteren Termin thematisiert werden, liefern Mitteilungen und Verhaltensweisen des Patienten ebenfalls wertvolle Hinweise, die in nachfolgender Wertigkeit zu berücksichtigen sind. Im Zweifelsfalle, wenn die Bewertung sich nicht hinreichend auf Äußerungen des Patienten gründen lässt, kann die Psychotherapiemotivation aus dem Gesamteindruck eingeschätzt werden. Gelingt jedoch eine sichere Abgrenzung der für diese Kategorie in Betracht kommenden Mitteilungen des Patienten von den Bereichen Veränderungsmotivation und Kontaktfähigkeit bzw. -bedürfnis (geht ein in Achse «Beziehung») nicht, so ist «nicht beurteilbar» zu wählen.

Beispiele

Altersstufe 1
Ausprägung nicht vorhanden
Das Kind verweigert sich völlig den Spiel- und Kontaktangeboten des Untersuchers oder zeigt offene Feindseligkeit.

Ausprägung niedrig
Das Kind ist durch altersgerechte Kontaktangebote (Spielen, Malen etc.) zwar erreichbar, verharrt jedoch weitgehend passiv in repetitiven Spielmustern oder weicht deutlich aus, sobald der Untersucher versucht, ein Problem symbolisch ins Spiel zu bringen, z. B. im Szeno-Spiel durch Anbieten einer Mutterfigur, die sich entfernen will.

Ausprägung mittel
Das Kind teilt sein Problem beim Malen oder im Spiel auf der Symbolebene eher zögerlich mit. Wenn der Untersucher belastende Themen wie Gefahr, Wut, Angst, Trennung aufgreift oder spielerisch anbietet, reagiert es zurückhaltend, signalisiert jedoch, dass es den Kontakt halten möchte.

Ausprägung hoch
Das Kind teilt einen Aspekt seines Problems im Spiel- oder Malkontakt mit und zeigt sich neugierig interessiert, wenn der Untersucher im Spiel deutende Verstehenshilfen anbietet oder im symbolischen Spiel bleibend das Kind beim Ausprobieren von Lösungsversuchen empathisch unterstützt.

Altersstufe 2
Ausprägung nicht vorhanden
Das Kind verweigert sich völlig dem Spiel- und Gesprächsangebot des Untersuchers oder zeigt offene Feindseligkeit.

Ausprägung niedrig
Das Kind geht zwar auf ein Gesprächs- oder Spielangebot ein, weicht aber mehrfach den Verstehensbemühungen (Hinwenden zum inneren Erleben, Thematisieren von Konflikten, Beziehungskontext, etc.) des Untersuchers aus.

Ausprägung mittel
Das Kind geht zögerlich auf die Verstehensbemühungen des Untersuchers ein, zeigt aber deutlich seine Ambivalenz, indem es an anderer Stelle ausweicht (Vermeidungsverhalten, Verleugnen etc.). Es macht jedoch insgesamt deutlich, dass es das Gespräch mit dem Untersucher fortsetzen will.

Ausprägung hoch
Das Kind reagiert mit Nachdenklichkeit und Interesse auf die Verstehensbemühungen des Untersuchers und signalisiert deutlich, dass es das Gespräch mit dem Untersucher fortsetzen will.

Altersstufe 3

Ausprägung nicht vorhanden
Der Patient verweigert sich völlig dem Gesprächsangebot oder zeigt offene Feindseligkeit.

Ausprägung niedrig
Das Kind oder der/die Jugendliche geht zwar auf den Gesprächskontakt ein, weicht aber mehrfach den Verstehensbemühungen (Hinwenden zum inneren Erleben, Thematisieren von Konflikten, Beziehungskontext, etc.) des Untersuchers aus.

Ausprägung mittel
Das Kind oder der/die Jugendliche geht zögerlich auf die Verstehensbemühungen des Untersuchers ein, zeigt aber deutlich seine Ambivalenz, indem es an anderer Stelle ausweicht (Vermeidungsverhalten, Verleugnen, etc.). Es macht jedoch insgesamt deutlich, dass es den Kontakt zum Untersucher halten will.

Ausprägung hoch
Das Kind oder der/die Jugendliche reagiert mit Nachdenklichkeit und Interesse auf die Verstehensbemühungen des Untersuchers und signalisiert deutlich, dass es den Kontakt halten möchte.

Krankheitsgewinn

Theoretischer Hintergrund

In der psychoanalytischen Neurosenlehre werden seit Freud die Begriffe des primären und sekundären Krankheitsgewinns unterschieden. Mit primärem Krankheitsgewinn wird, im Sinne eines dynamischen Verständnisses, bei dem das Symptom eine neurotische Kompromissbildung zwischen Abwehr und Abgewehrtem darstellt, der «Erfolg» des Symptoms als Versuch einer zunächst spannungsreduzierenden Konfliktlösung bezeichnet. Führt beispielsweise eine verdrängte Trennungsangst zum Symptom Schulphobie, bestünde der primäre Krankheitsgewinn in der durch Schulverweigerung erreichten Vermeidung der Trennung und hergestellten Nähe zur Mutter. Der primäre Krankheitsgewinn ist somit kausal an der Symptomgenese beteiligt. S. Freud betonte die ätiologische Bedeutung des primären Krankheitsgewinns und prägte in diesem Zusammenhang den Begriff «Flucht in die Krankheit» (1905, S. 202 f.; 1909, S. 238 f.; 1917, S. 396 ff.). Der sekundäre Krankheitsgewinn hingegen umfasst alle durch eine manifeste Störung im Nachhinein ausgelösten, subjektiv als verstärkend erlebten sonstigen Folgen und Reaktionen der Umwelt, die dazu beitragen können, dass ein Patient an seiner entstandenen Symptomatik festhält. Hierzu zählen insbesondere die gesteigerte Aufmerksamkeit und Zuwendung, die aus einer krankhaften Störung resultieren. Insbesondere bei psychogenen Störungen mit vorwiegend körperlicher Symptomatik ist das Verständnis des sekundären Krankheitsgewinns bedeutsam, da die erfolgende somatisch-medizinische Zuwendung zum körperlichen Symptom im Erleben bestimmter Patienten eine zentrale Bedeutung für die Legitimation ihrer Problematik und Hilfsbedürftigkeit erlangen kann. Zu berücksichtigen ist ferner, dass bestimmte intrapsychische Konflikte, insbesondere Autonomie- und Versorgungs-Autarkie-Konflikte, erheblich mit dem Krankheitsgewinn interferieren können (siehe Achse «Konflikt»). Thomä und Kächele (1985) weisen in einer Zusammenstellung verschiedener Ausführungen Freuds zum primären und sekundären Krankheitsgewinn darauf hin, dass dieser sich kritisch zur Frage der Unterscheidbarkeit im Hinblick auf die Ätiologie versus Aufrechterhaltung psychogener Symptome äußerte. Sie kommen zu dem Schluss, dass insbesondere stabile Symptomgestaltungen sich durch einen Verlauf auszeichnen, «bei dem die primären Bedingungen sich so mit den sekundären Motiven vermischen, dass eine Unterscheidung kaum mehr möglich ist» (ebd. S. 137).

In der Kinder- und Jugendpsychiatrie und -psychotherapie erscheint die Unterscheidung zwischen primärem und sekundärem Krankheitsgewinn ebenfalls eher wenig sinnvoll. Eine Trennschärfe bei der theoretischen Unterscheidung zwischen Ätiologie und sekundärer Symptomverstärkung lässt sich bei der klinischen Beurteilung oft nicht herstellen. Beispielsweise ist der Wunsch nach Aufmerksamkeit sehr häufig in die komplexe Symptomgenese eingebunden. Aus diesem Grunde wird in der OPD-KJ der Krankheitsgewinn (primär und sekundär) zusammenfassend beurteilt. Dies soll helfen, einen Teil des zu erwartenden Widerstandes gegen die Behandlung bzw. für die zu erwartende Tendenz, an einem Symptom festzuhalten, im Voraus einzuschätzen. Der Krankheitsgewinn bildet somit gewissermaßen einen Gegenpol zu den Kategorien Leidensdruck, Veränderungsmotivation und spezifische Psychotherapiemotivation. Aus der Bewertung aller genannten Kategorien lassen sich somit Rückschlüsse auf die anzunehmende Ambivalenz gegenüber der Behandlung ziehen.

Definition

Mit dem Begriff des Krankheitsgewinns werden alle Aspekte des subjektiven Erlebens des Patienten zusammengefasst, die sich potentiell verstärkend auf die Symptomatik auswirken können. Hierzu führen neben durch die Störung vermiedenen (z. B. angstbesetzten) Erfahrungen auch alle Reaktionen der Umwelt, die subjektiv verstärkend wirken, auch wenn diese objektiv betrachtet aversiv erscheinen. (Beispiel: Ein häufig aggressives Kind kann permanente Wutreaktionen der Eltern als ihm zuteil werdende vermehrte Aufmerksamkeit verarbeiten, ungeachtet des negativen Affektes, der diese begleitet.) Auch Aspekte wie «Machtgewinn» in der Familie fließen hier ein. Der Krankheitsgewinn ist in der Regel unbewusst. Eine verbale Bestätigung ist im Interview meist nicht zu erheben. Die Beurteilung muss sich jedoch auf beobachtbares Verhalten oder Schilderungen des Patienten stützen, aus denen indirekte Rückschlüsse auf den Krankheitsgewinn plausibel sind.

Beispiele

Alle Altersstufen (2 bis 18 Jahre)
Ausprägung nicht vorhanden
Es ergeben sich aus verbalen und averbalen Mitteilungen des Kindes bzw. Jugendlichen keinerlei Hinweise auf sozialen oder emotionalen Gewinn durch die Störung, Diagnostik oder Therapie.

Ausprägung niedrig
Es ergeben sich aus verbalen und averbalen Mitteilungen des Kindes bzw. Jugendlichen an ein bis zwei Stellen im Interview leichte Hinweise auf emotionalen Gewinn oder soziale Vorteile durch die Störung, Diagnostik oder Therapie, die jedoch nicht prägend für den Gesamteindruck sind.

- Ein Kind signalisiert, dass es ihm gut tut, dass sich die anderen Sorgen machen, es ergeben sich jedoch ansonsten keine Hinweise, dass dies verhaltensbestimmend ist.
- Eine Jugendliche lächelt, als die Mutter im Gespräch ihre Hilflosigkeit gegenüber der anorektischen Symptomatik der Tochter beschreibt.

Ausprägung mittel
Es lassen sich einige soziale Vorteile oder Aspekte emotionalen Gewinns durch die Störung, Diagnostik und Therapie aufgrund der verbalen und averbalen Mitteilungen

des Patienten benennen, die an mehr als zwei Stellen im Interview deutlich werden. Das Symptom ist in die Beziehungssteuerung eingebunden. Die Störung hat dazu geführt, dass diesen Kindern und Jugendlichen in ihren Familien, in der Schule oder im sozialen Umfeld eine wahrnehmbare «Sonderrolle» zukommt.

Ausprägung hoch
Es lassen sich mehrere soziale Vorteile oder Aspekte emotionalen Gewinns durch die Störung, Diagnostik und Therapie aufgrund der verbalen und averbalen Mitteilungen des Patienten deutlich im Gespräch herausarbeiten und benennen. Das Symptom scheint in deutlichem Ausmaß der Beziehungssteuerung zu dienen. Die Störung hat dazu geführt, dass diesen Kindern und Jugendlichen in ihren Familien, in der Schule oder im sozialen Umfeld eine ausgeprägte «Sonderrolle» zukommt.

Beispiel: Ein Kind sorgt mit aggressiven Verhaltensweisen zuhause dafür, dass sich beide Eltern durchweg in ihrem Ärger über das Kind einig sind und das Familienleben sich nahezu ausschließlich um die Verhaltensprobleme des Kindes dreht. Ein bestehender Partnerkonflikt der Eltern wird nicht mehr ausgetragen, sondern verlagert sich gänzlich auf einen dauerhaften Eltern-Kind-Konflikt.

Arbeitsbündnisfähigkeit

Theoretischer Hintergrund

Das therapeutische Bündnis oder Arbeitsbündnis ist die psychotherapeutische Form des Patientenvertrags. Im Gegensatz zu Erwachsenenbehandlungen ist das Arbeitsbündnis in der Kinder- und Jugendpsychotherapie in der Regel ein Dreiecksverhältnis zwischen Eltern, Kind und Behandler. Erfasst werden sollen hier aber nur die persönlichen Voraussetzungen, welche die Kinder oder Jugendlichen für das Eingehen eines Arbeitsbündnisses mitbringen. Heigl-Evers et al. (1993, S. 206) ist zuzustimmen, wenn sie feststellen, dass die meisten Patienten in der Frühgenese keine ausreichenden Erfahrungen mit verlässlichen, die Bedürfnisse des Kindes angemessen befriedigenden, Schutz und Geborgenheit spendenden, im weitesten Sinne des Wortes «haltenden Objekten» machen konnten. Insofern ist das Zustandekommen wie auch die Aufrechterhaltung eines therapeutischen Bündnisses Teil der Arbeit des Therapeuten. Insofern kann das Entstehen eines Arbeitsbündnis auch Ziel der Therapie sein. Dennoch ist die altersspezifische Einschätzung als Teil der Behandlungsvoraussetzungen sinnvoll. Voraussetzung der Arbeitsbündnisfähigkeit beim Kind ist die Bereitschaft, klare Absprachen mit dem Therapeuten zu treffen und sich im Rahmen einer vertrauensvollen, tragfähigen Beziehung daran zu halten. Solche Vereinbarungen betreffen vor allem auch den äußeren Rahmen (Pünktlichkeit, Stundenfrequenz, Ferienregelung). Gerade in der Kindertherapie hat der Therapeut Vorbildfunktion, indem er Abwesenheit und Veränderungen sehr rechtzeitig ankündigen muss. Problematisch kann die notwendige Einbeziehung der Eltern als Bezugspersonen unter gleichzeitiger Aufrechterhaltung der Vertraulichkeit der Therapiesituation sein.

Bei Kindern vor dem sechsten Lebensjahr wird diese Kategorie nicht eingeschätzt, da in dieser Altersgruppe nach aller klinischen Erfahrung das Arbeitsbündnis mit den Eltern als Behandlungsvoraussetzung ausschlaggebend ist. Es wird empfohlen, die Einschätzung des erzielbaren Arbeitsbündnisses mit den Eltern grundsätzlich in frei formulierter Form separat zu dokumentieren, da dies für die Interpretation dieser Kategorie in der Regel bedeutsam ist. Ferner ist zu beachten, dass diese Kategorie nicht aus der Erstgesprächssituation heraus eingeschätzt werden kann. Um dennoch eine Einschätzung innerhalb einer diagnostischen Phase zu ermöglichen, im Sinne einer voraussehbaren psychotherapeutischen Arbeitsbündnisfähigkeit, sind mindestens drei Sitzungen nach dem Erstgespräch zu fordern.

Beispiele

Altersstufen 2 und 3

Ausprägung nicht vorhanden
Trotz unterstützenden Umfelds, trotz Hinweise auf die Termine durch Eltern oder andere Erzieher, trotz Losgeschicktwerdens kommt das Kind unpünktlich oder gar nicht zu den Sitzungen. In Drucksituationen kommt es dann zu Telefonanrufen, ein verbindlicher Rhythmus und eine Verbindlichkeit in der Beziehung etabliert sich aber nicht. Das Kind weiß nicht, was es «von dem Quatsch» halten soll (vgl. Veränderungsmotivation, Leidensdruck und Einsicht in bio-psycho-soziale Zusammenhänge).

Ausprägung niedrig
Die betreffenden Kinder sind mehrfach unpünktlich. Mit diesem Verhalten konfrontiert, weichen sie aus. Häufig gibt es in der Vorgeschichte schon abgebrochene Hilfsmaßnahmen, die nicht primär durch die mangelnde Kooperationsbereitschaft der Familie oder durch andere beschränkte familiale oder soziale Ressourcen begründet waren. Beim Therapeuten entsteht das Gefühl, dass kein stabiles Therapiebündnis erreicht werden kann, vielmehr scheint er als primäres Arbeitsziel, die Herstellung einer Arbeitsbündnisfähigkeit wahrzunehmen.

Ausprägung mittel
Es scheint absehbar, dass sich ein regelmäßiges Therapiesetting etablieren kann. Abweichungen können auf dieser Basis therapeutisch nutzbringend thematisiert werden. Es kommt zu gemeinsamen Problemdefinitionen.

Ausprägung hoch
Die Patienten verhalten sich sehr zuverlässig im Rahmen des vereinbarten Settings, treffen zuverlässig und rechtzeitig adäquate Absprachen, sodass bei allen Beteiligten das Gefühl einer stabilen Beziehungsaufnahme und einer konzentrierten Bearbeitung einer übereinstimmend definierten Problemsituation entsteht.

Auswertung

Nach Beendigung des Interviews kann der Auswertungsbogen ausgefüllt werden. Gemäß den Definitionen und Operationalisierungen wird jedem Item ein Ausprägungsgrad zugeordnet. Die letzte Spalte mit dem Titel Profil soll es dem Anwender ermöglichen, in einer für ihn übersichtlichen Art die Ergebnisse in der Art eines individuellen Profils graphisch umzusetzen. Die drei Punkte stehen für die jeweilige Ausprägung des dazugehörigen Items, wobei die Ausprägung 0 entweder gar nicht oder mit dem Strich des letzten Kästchens graphisch umgesetzt werden kann.

Aspekte der empirischen Überprüfung

Die Achse Behandlungsvoraussetzungen muss sich wie die OPD-KJ überhaupt der Überprüfung in der klinischen und wissenschaftlichen Praxis stellen. Bezüglich der Validität wird man auf die Rückmeldungen der Anwender angewiesen sein. Bezüglich der Reliabilität sind im Rahmen der Entwicklung erste Untersuchungen zur Interraterreliabilität durchgeführt werden, deren Ergebnisse hier im Sinne einer Pilotstudie vorgestellt werden sollen.

Im Rahmen einer klinischen Veranstaltung wurde nach der Vorführung zweier Videos, auf denen psychodynamisch orientierte Interviews zweier Jugendlicher zu sehen waren, eine Gruppe von 15 Klinikern (Psychologen, Assistenzärzte und Oberärzte) ohne vorheriges Training gebeten, den Auswertungsbogen auszufüllen. Ziel war es, die Verständlichkeit und Reliabilität der Achse Behandlungsvoraussetzungen in einem naturalistischen Design zu überprüfen.

Bei der Auswertung kam der Kappa-Koeffizient von Fleiss (Bortz & Lienert, 1998) für mehrere Anwender zur Anwendung. Dies erschien u. a. deshalb sinnvoll, weil bei Nichtübereinstimmung zwischen eng zusammenliegenden Kategorien und weiter voneinander entfernt liegenden Kategorien gleich gewichtet wird, was einem strengen Vorgehen entspricht. Es wird davon ausgegangen, dass ein Wert ab $Ki = .70$ als zufrieden stellend zu bezeichnen ist.

Es zeigt sich, dass mit Werten um .30 die Kategorien Leidensdruck, Einsichtsfähigkeit und Krankheitsgewinn ohne ein vorheriges Training der Beurteiler nicht reliabel angewendet werden können. Zufrieden stellend mit Werten um .70 schnitten die Kategorien der subjektiven Beeinträchtigung, der Ressourcen sowie der Veränderungs- und Behandlungsmotivation ab. Bei der Auswertung insgesamt wurde allerdings auch deutlich, wie sehr die Achse Behandlungsvoraussetzungen von konkreten Fragen abhängig ist. Erst zukünftige multizentrische Studien werden Auskunft darüber geben können, wie reliabel diese Achse ist.

Abschlusskapitel

Die OPD-KJ ist ein diagnostisches System zur Erfassung des subjektiven Erlebens von Kindern und Jugendlichen nach operationalen Kriterien, die der psychoanalytischen Theorie entstammen. Auf diese Weise sollen nicht nur explizite – vom Patienten geäußerte – Informationen, sondern auch implizite Erfahrungen, die als mentale Modelle das Wahrnehmen und Verhalten der Patienten beeinflussen, in das diagnostische Urteil einbezogen werden. Implizite Schemata von Patienten können nur indirekt, beispielsweise durch das Interaktionsgeschehen mit dem Untersucher, erschlossen und mit den anderen Informationen aus Anamnese, Interview und Spiel integriert werden.

Die OPD-KJ basiert auf entwicklungspsychologischen Konzepten, die sowohl mit dem tiefenpsychologischen Theoriegebäude als auch mit modernen neuropsychologischen und neurobiologischen Erkenntnissen vereinbar sind. Das diagnostische System der OPD-KJ ist durchgängig nach einem Modell von Entwicklungsstufen differenziert. Durch die klare Beschränkung auf subjektives Erleben und Handeln sind die diagnostischen Einschätzungen als Ergänzung zu behavioraler Klassifikation und objektiven Funktionsparametern einer multiachsialen nosologischen Einschätzung zu verstehen. Das Achsensystem der OPD-KJ ist mit dem multiachsialen Klassifikationssystem der Kinder- und Jugendpsychiatrie (MAS) kompatibel und als tiefenpsychologisches Zusatzmodul benutzbar.

Dem psychodynamisch orientierten Psychotherapeuten werden damit diagnostische Kategorien an die Hand gegeben, die für die therapeutische Zielformulierung und ein Verständnis des therapeutischen Prozesses unmittelbar handlungsanleitend sein können. Die operationalisierte Erfassung von psychodynamischen Zusammenhängen ist aber ebenso als ein didaktisches Hilfsmittel in der psychotherapeutischen Ausbildung aufzufassen. Im klinischen Alltag stellt die Anwendung der OPD-KJ eine qualitätssichernde Maßnahme dar, da die Integration spezifischer Verfahren nachvollziehbar festgelegt und Veränderungen im Behandlungsverlauf präzise dokumentiert werden können. Weiter soll das diagnostische System der OPD-KJ zu Forschungsaktivitäten im Bereich der Psychotherapie bei Kindern und Jugendlichen Anlass geben, um der Forderung zu entsprechen, für psychotherapeutische Verfahren bei unterschiedlichen Störungen empirische Wirksamkeitsnachweise zu erbringen.

Das System der OPD-KJ wurde unter Bezugnahme auf die operationalen Kriterien für das Erwachsenenalter weiterentwickelt und in vielen Bereichen für das Kindes- und Jugendalter spezifiziert. Gerade die Schnittstelle in der Adoleszenz wird bei zukünftigen Forschungen zur Nagelprobe für die beiden diagnostischen psychodynamischen Systeme werden: Die Kompatibilität der Jugendlichen- und der Erwachsenenform wird in dieser Altersperiode zu prüfen sein. Weiter können transgenerationale Effekte durch psychodynamische Untersuchungen von Eltern und Kindern im Kleinkindalter beforscht werden.

Das Instrument der OPD-KJ ist in vier Achsen gegliedert, die einen Weg von außen nach innen beschreiben. Die Achsen Beziehung, Konflikt, Struktur und Behandlungsvoraussetzungen stehen in einem engen logischen Zusammenhang, der sich aus der psychoanalytischen Theorie ergibt. In Zukunft werden wir bemüht sein, die konzeptuelle Schärfung von unterschiedlichen Beziehungsmustern, überdauernden intrapsychischen Konflikten, strukturellen Anpassungsressourcen und subjektiven Krankheitsmodellen und Leidenszuständen voranzutreiben. Innerhalb der einzelnen Achsen soll die Interrater-Reliabilität systematisch überprüft sowie der statistische Zusammenhang zwischen den unterschiedlichen Achsen untersucht werden. Durch Vergleiche des Kategoriensystems der OPD-KJ mit anderen empirischen Instrumenten zu Lebensqualität, Affektregulation und Selbstkonzept kann das tiefenpsychologisch orientierte diagnostische System, das auch implizite mentale Modelle zu erfassen versucht, mit rein auf explizite Äußerungen gestützten Fragebogenerhebungen verglichen werden.

Die Arbeit an der OPD-KJ war ein erfreulicher, stetiger Prozess multidisziplinärer Kooperation zwischen Ärzten, Psychologen und Psychotherapeuten. Viele unterschiedliche Denksysteme und therapeutische Erfahrungen wurden auf einen gemeinsamen Nenner gebracht. Die OPD-KJ soll nicht stehen bleiben, wir möchten in Zukunft das diagnostische System anhand von kritischen Rückmeldungen verbessern und weiterentwickeln. Wir bitten Sie daher, uns auch Ihre Meinung mitzuteilen und an der Operationalisierung psychodynamischer Diagnostik im Kindes- und Jugendalter auf diese Weise mitzuarbeiten.

Literatur

Abelin, E. (1971). The role of the father in the separation-individuation process. In J. B. McDevitt & C. F. Settlage (Eds.), Separation – Individuation (pp. 229–252). New York: Int. Universities Press.
Achenbach, T. M. (1991). *Manual for the Child Behavior Checklist and the Youth Self Report*. Burlington, VT: University of Vermont, Department of Psychiatry.
Achenbach, T. M., McConaughy, S. H. & Howell, C. T. (1987). Child and adolescent behavioral and emotional problems: Implications of cross-informant correlations for situational specificity. *Psychological Bulletin, 101*, 213–232.
Ainsworth, M. D. S. & Wittig, B. A. (1969). Attachment and the exploratory behavior of one-years-old in a strange situation. In B. M. Foss (Eds.), *Determinants of infant behavior* (Bd. 4, S. 113–136). London: Methuen.
Ainsworth, M. D. S. et al. (1987). Patterns of Attachment: A Psychological Study of the Strange Situation. Hillsdale, NJ: Erlbaum.
Antonovsky, A. (1979). *New Perspectives on Mental and Physical Well-Being*. San Francisco: Jossey-Bass.
Arbeitskreis OPD (Hrsg.) (1996). *Operationalisierte psychodynamische Diagnostik*. Bern: Huber.
Argelander, H. (1970). Das Erstinterview in der Psychotherapie. Wiss. Buchgesellschaft, Darmstadt.
Balint, M. (1960). *Angstlust und Regression*. Stuttgart: Klett-Cotta.
Balint, M. (1973). *Therapeutische Aspekte der Regression*. Hamburg: Rowohlt.
Baumrind, D. (1991). Effective parenting during the early adolescent transition. In P. A. Cowan & M. Hetherington (Eds.), Familiy transition (pp. 111–163). Hillsdale, NJ: Erlbaum.
Benjamin, L. S. (1974). A structural analysis of social behavior (SASB). *Psychological Review, 81*, 392–425.
Benjamin, L. S. (1982): Use of Structural Analysis of Social Behavior (SASB) to guide intervention in psychotherapy. In: J. C. Anchin & D. J. Kiesler (Eds.), Handbook of interpersonal psychotherapy (pp. 121–212). New York: Guilford.
Benjamin, L. S. (1987). Use of the SASB dimensional model to develop treatment plans for personality disorders I: Narcissism. *Journal of Personality Disorders, 1*, 43–70.
Benjamin, L. S. (1988): Adding social and intrapsychic descriptors to axis I of DSM-III. In: Millon T, Klerman G (Eds.): Contemporary issues in psychopathology, New York.
Benjamin, L. S. (1993). *Interpersonal diagnosis and treatment of personality disorders*. New York: Guilford.
Bion, W. R. (1962). A theory of thinking. International Journal of Psycho-Analysis, 43, 306–310.
Blanck, G. & Blanck, R. (1979). *Ego psychology II*. Columbia University Press, New York.
Bosma, H. A. & Jackson, S. (1990). Coping and self-concept in adolescence. Berlin: springer.
Bowlby, J. (1975). *Bindung. Eine Analyse der Mutter-Kind Beziehung*. München: Kindler.
Bowlby. (1988). *A secure base: Clinical applications of attachment theory*. London: Tavistock/Routledge.
Bretherton, I., Oppenheim, D., & Prentiss, C. (1990) Mac Arthur Story Stem Battery, unveröffentlicht.
Bürgin, D. (1998 a). Psychoanalytische Ansätze zum Verständnis der frühen Eltern-Kind Triade. In K. von Klitzing (Ed.), Psychotherapie in der frühen Kindheit (pp. 15–31). Göttingen: Vandenhoeck & Ruprecht.

Bürgin, D. (1998 b). Vater als Person und Vater als Prinzip. In D. Bürgin (Ed.), Triangulierung. Der Übergang zur Elternschaft. (pp. 179-214). Stuttgart: Schattauer.
Carlson, J. G. & Hartfield, E. (1992). Psychology of Emotion. Fort Worth: Harcourt Brace Jovanovich College Publishers.
Cassidy, J. & Shaver, P. R. (Eds.). (1999). *Handbook of attachment: Theory, research, and clinical applications.* New York: Guilford.
Chasseguet-Smirgel, J. (Hrsg.). (1964). *Psychoanalyse der weiblichen Sexualität.* Frankfurt am Main: Suhrkamp.
Chasseguet-Smirgel, J. (1988). *Zwei Bäume im Garten. Zur psychischen Bedeutung des Vater- und Mutterbildes.* München: Verlag internationale Psychoanalyse.
Chasseguet-Smirgel, J. (1995). *Das Ich-Ideal.* Frankfurt am Main: Suhrkamp.
Cierpka, M. (Hrsg.). (1987). *Familiendiagnostik.* Heidelberg, Berlin, New York, Tokyo: Springer.
Cierpka, M. (1992): Zur Entwicklung des Familiengefühls. Forum der Psychoanalyse 8: 32–46.
Cierpka, M. (Hrsg.). (1996). *Handbuch der Familiendiagnostik.* Heidelberg, Berlin, New York, Tokyo: Springer.
Cierpka, M. & Frevert, G. (1995). *Die Familienbögen.* Göttingen: Hogrefe.
Ciompi, L. (1982). *Affektlogik: Über die Struktur der Psyche und ihre Entwicklung.* Stuttgart: Klett-Cotta.
Ciompi, L. (1997). *Die emotionalen Grundlagen des Denkens.* Göttingen: Vandenhoeck & Ruprecht.
Cramer, P. (1991). The Development of Defense Mechanisms. Theory, Research and Assessment. New York: Springer.
Cummings, E. M. (1987). Coping with background anger in early childhood. *Child Development, 58,* 976–984.
Damasio, A. R. (1994). *Descartes' Irrtum. Fühlen, Denken und das menschliche Gehirn.* List, München.
Damasio, A. R. (1999). Ich fühle, also bin ich. Die EntsBewusstseinsdes Bewusstseins. List, München.
Dilling, H., Mombour, W., & Schmidt, M. H. (Hg.) (1991). Internationale Klassifikation psychischer Störungen (ICD-10). Bern: Huber.
Dührssen, A. (1981). Die biographische Anamnese unter tiefenpsychologischen Aspekten. Göttingen: Vandenhoeck & Ruprecht.
Egle, U. T., Hoffmann, S. O. & Joraschky, P. (1997). *Sexueller Missbrauch, Misshandlung, Vernachlässigung.* Stuttgart, New York: Schattauer.
Eiser, C. (1990). *Chronic childhood disease.* New York: Cambridge University Press.
Elkonin, D. (1980). *Psychologie des Spiels.* Köln: Pahl-Rugenstein.
Erikson, E. H. (1950). *Childhood and society.* New York: Norton.
Erikson, E. H. (1966). *Identität und Lebenszyklus.* Frankfurt am Main: Suhrkamp.
Erikson, E. H. (1976). *Kindheit und Gesellschaft* (6. Aufl.). Stuttgart: Klett.
Esser, G. et al. (1990). Epidemiology and course of psychiatric disorders in school-age children – results of a longitudinal study. J. Child Psychol. Psychiatry, 31, 243–263.
Fairbairn, W. R. D. (1952). *Psychoanalytic studies of the personality.* London: Tavistock, Routledge and Keagan.
Fenichel, O. (1941). *Problems of Psychoanalytic Technique.* New York: Albany.
Fisher, S. & Greenberg, P. R. (1977). *The Scientific Credibility of Freud's Theories and Therapies.* New York: Basic Books.
Fivaz-Depeursinge, E. & Corboz-Warnery, A. (1999). The primary triangle. Boulder: Basic Books.
Freud, A. (1936): The ego and the mechanism of defense. New York: International University Press, rev. ed.: 1966.
Freud, A. (1965). Normality and pathology in childhood. New York: University Press.
Freud, A. (1968). Wege und Irrwege in der Kinderentwicklung. Bern und Stuttgart: Huber und Klett.
Freud, S. (1895). Studien über Hysterie. GW Bd 1, S. 75–312.

Freud, S. (1905). Drei Abhandlungen zur Sexualtherorie. *GW*, 5, 27–145.
Freud, S. (1914). Erinnern, Wiederholen, Durcharbeiten *GW*, 10, 125–136).
Freud, S. (1914). Zur Einführung des Narzissmus. GW 10, 138–170.
Freud, S. (1915). Triebe und Triebschicksale, *GW* (Bd. 10, S. 209–232).
Freud, S. (1918). Aus der Geschichte einer infantilen Neurose. GW Bd. 12, S. 155.
Freud, S. (1920). Jenseits des Lustprinzips, *GW* (Bd. 13, S. 1–69). London: Hogarth.
Freud, S. (1921). Massenpsychologie und Ich-Analyse, *GW* (Bd. 13, S. 71–162).
Freud, S. (1923 a). Die infantile Genitalorganisation, *GW* (Bd. 13, S. 291–298).
Freud, S. (1923 b). Das Ich und das Es, *GW* (Bd. 13, S. 235–290).
Freud, S. (1924). Der Untergang des Oedipuskomplexes,*GW* (Bd. 13, S. 393–402).
Freud, S. (1926). Die Frage der Laienanalyse. GW Bd 14, S. 218.
Freud, S. (1931). Über die weibliche Sexualität, *GW* (Bd. 14, S. 515–537).
Geleerd, E. R. (1964). Adolescence and adaptive regression. *Bulletin of the Menninger Clinic, 28*, 302–308.
Geyer, M.; Kächele, H.; Cierpka, M. (1992): Das Repertoire der Übertragungsbereitschaften von psychoneurotisch-psychosomatisch gestörten jüngeren Frauen. Leipzig, Ulm, Göttingen, Erstantrag auf Gewährung einer Sachbeihilfe an die Deutsche Forschungs-Gemeinschaft (DFG).
Grawe, K. et al. (1994). Psychotherapie im Wandel – von der Konfession zur Profession. Göttingen: Hogrefe.
Groeben, N. & Scheele, B. (1983). Einige Sprachregelungsvorschläge für die Erforschung subjektiver Theorien, Analyse und Modifikation subjektiver Theorien von Lehrern (Vol. Forschungsbericht 43,): Universität Konstanz.
Grossmann, K. E., Becker-Stoll, F., Grossmann, K., Kindler, H., Schieche, M., Spangler, G., Wensauer, M. & Zimmermann, P. (1997). Die Bindungstheorie: Modell, entwicklungspsychologische Forschung und Ergebnisse. In H. Keller (Hrsg.), *Handbuch der Kleinkindforschung* (S. 51–95). Göttingen: Hogrefe.
Grotevant, H. D. & Cooper, C. R. (1985). Patterns of interaction in family relationships and the development of identity exploration in adolescence. *Child Development, 56*, 415–428.
Hartmann, H. (1927). Die Grundlagen der Psychoanalyse. Leipzig: Thieme.
Hartmann, H. (1975). *Ich Psychologie und Anpassungsproblem.* Stuttgart: Klett.
Hassenstein, B. (1986). *Verhaltensbiologie des Kindes.* München: Piper.
Hauser, S. T. & Bowlds, M. K. (1990). *Stress, coping and adaptation.* In S. S. Feldmann & G. R. Elliot (Eds.), *At the threshold. The developing adolescent* (pp. 388–413). Cambridge, MA: Harvard University Press.
Havighurst, R. (1972). *Developmental tasks and education.* New York: KcKay.
Heigl-Evers, A. et al. (1993). Lehrbuch der Psychotherapie. Stuttgart: Fischer.
Heimann, P. (1950): On countertransference. Int. J. of Psycho-Anal., 31–41.
Hill, J. P. & Holmbeck, G. N. (1986). Attachment and autonomy. *Annals of Child Development, 3*, 145–189.
Holler-Nowitzki, B. (1994). *Psychosomatische Beschwerden im Jugendalter.* Weinheim: Juventa.
Hoza, B. et al. (1995). Peer variables as predictors of later childhood adjustment. *Development and Psychopathology, 7* (4), 787–802.
Izard, C. E. (1994). Die emotionen des Menschen. Weinheim: Psychologie Verlags Union.
Jacobson, E. (1978). *Das Selbst und die Welt der Objekte.* Frankfurt am Main: Suhrkamp.
Janzarik, W. (1987). *Strukturdynamische Grundlagen der Psychiatrie.* Stuttgart: Enke.
Johnson, J. H. (1986). *Life events as stressors in childhood and adolescence.* Beverly Hills, CA: Sage.
Kanfer, R. (1996). Self-regulatory and other non-ability determinants of skill acquisition. In J. A. Bargh & P. M. Gollwitzer (Eds.), *The Psychology of Action: Linking Cognition and Motivation to Behavior* (pp. 404–423). New York: Guilford.
Kelly, G. A. (1955). *The Psychology of Personal Constructs.* (Vol. 1 + 2). New York: Norton.
Kernberg, O. F. (1975). *Borderline conditions and pathological narcissism.* New York: Janson Aronson.

Kernberg, O. F. (1984): Severe personality disorders. Psychotherapeutic strategies. Yale Univ Press, New Haven London.
Kernberg, P. F. (1989). Narzißtische Persönlichkeitsstörungen in der Kindheit. In O. F. Kernberg (Hrsg.), *Narzißtische Persönlichkeitsstörungen* (S. 261–330). Stuttgart, New York: Schattauer.
Kernberg, P. F., Clarkin, A. J., Greenblatt, E. & Cohen, J. (1992). The Cornell Interview of Peers and Friends: development and validation. *Journal of the American Academy of Child and Adolescent Psychiatry, 31* (3), 483–9.
Kessler, R. C. & McLeod, J. D. (1985). Social support and mental health community samples. In S. Cohen & S. L. Syme (Eds.), *Social Support and Health* (pp. 219–240). New York: Academic Press.
Kiesler, D. J. (1983): The interpersonal circle: A taxonomy for complementarity in human transactions. Psychol Rev 90 (3): 185–211.
Klein, M. (1930). The importance of symbol-formation in the development of the ego. International *Journal of Psycho-Analysis, 11,* 24–39.
Klein, M. (1932). Die Psychoanalyse des Kindes. Wien: Internationaler Psychoanalytischer Verlag.
Klein, M. (1962). *Das Seelenleben des Kleinkindes.* Stuttgart: Klett.
Kohut, H. (1971). *Narzissmus.* Frankfurt am Main: Suhrkamp.
Kohut, H. & Wolf, E. (1978): The Disorders of the Self and Their Treatment: An Outline. International Journal of Psychoanalysis 59, S. 413–425.
Kramer, L. & Gottman, J. M. (1992). Becoming a sibling: «With a little help from my friends». *Developmental Psychology, 28,* 685–699.
Krappmann, L. & Oswald, H. (1995). *Alltag der Schulkinder. Beobachtungen und Analysen von Interaktionen und Sozialbeziehungen.* Weinheim: Juventa.
Laufer, M., & Laufer, M. E. (1984). Adolescence and developmental breakdown. New Haven: Yale University Press.
Leary, T. (1957): Interpersonal Diagnosis of Personality. The Ronald Press Co, New York.
LeDoux, J. (1996). *The emotional brain.* New York: Simon & Schuster.
Lichtenberg, J. D. (1991). *Psychoanalyse und Säuglingsforschung.* Berlin: Springer.
Loch, W. (1986). *Perspektiven der Psychoanalyse.* Stuttgart: Hirzel.
Lohaus, A. (1993). Krankheitskonzepte von Kindern: Ein Überblick zur Forschungslage. *Klinische Psychologie, Psychopathologie und Psychotherapie,* 117–29.
Lohaus, A. & Schmitt, G. M. (1989). Kontrollüberzeugungen zu Krankheit und Gesundheit (KKG), Bericht über die Entwicklung eines Testverfahrens. *Diagnostica, 35* (1), 59–72.
Luborsky, L. & Crits-Christoph, P. (1990). *Understanding Transference.* New York: Basic Books.
Mahler, M., Pine, F. & Bergmann, A. (1978). *Die Psychische Geburt des Menschen.* Frankfurt am Main: Fischer.
Mattejat, F. (1993). *Subjektive Familienstrukturen.* Göttingen: Hogrefe.
Mattejat, F. R. & Remschmidt, H. (1997). Die Bedeutung der Familienbeziehungen für die Bewältigung von psychischen Störungen – Ergebnisse aus empirischen Untersuchungen zur Therapieprognose bei psychisch gestörten Kindern und Jugendlichen. *Praxis der Kinderpsychologie und Kinderpsychiatrie, 46* (5), 371–92.
Mentzos, S. (1987). *Neurotische Konfliktverarbeitung.* Frankfurt am Main: Fischer.
Mentzos, S. (1991). Neurotische Konfliktverarbeitung. Frankfurt: Fischer.
Mertens, W. (1992). *Kompendium Psychoanalytischer Grundbegriffe.* Quintessenz. München: Quintessenz.
Montemayor, R. (1986). Family variation in parent-adolescent storm and stress. *Journal of Adolescent Research, 1,* 15–31.
Morgenthaler, F. (1978). Technik. Zur Dialektik der psychoanalytischen Praxis. Frankfurt am Main: Syndikat.
Oerter, R. & Montada, L. (1987). Entwicklungspsychologie. 2. Aufll. Weinheim: Psychologie Verlags Union.

Oerter, R. & Montada, L. (Hrsg.). (1995). *Entwicklungspsychologie* (3. Aufl.). Weinheim: Psychologie Verlags Union.
Parin P. (1978). Warum die Psyhoanalytiker so ungern zu brennenden Zeitproblemen Stellung nehmen. Eine ethnologische Betrachtung. Psyche 32: S. 385–399.
Phares, V. & Compas, B. E. (1992). The role of fathers in child and adolescent psychopathology: Make room for daddy. *Psychological Bulletin, 111,* 387–412.
Piaget, J. (1973). *Das Erwachen der Intelligenz beim Kinde.* Stuttgart: Klett-Cotta.
Plutchik, R. (1997): The Circumplex as a General Model of the Structure of Emotions and Personality. In: Plutchik, R.; Conte, H.R. (Hrsg.) Circumplex Models of Personality and Emotions. American Psychological Association Publ., Washington DC.
Quiggle, N. A., Garber, J., Panak, W. F. & Dodge, K. (1992). Social information processing in aggressive and depressed children. *Child Development, 63,* 1305–1320.
Racamier, P.-C. (1982). *Die Schizophrenen. Eine psychoanalytische Interpretation.* Berlin: Springer.
Racker, H. (1959): Übertragung und Gegenübertragung. München, Remhardt, 1988.
Remschmidt, H. & Mattejat, F. (1994). *Kinder psychotischer Eltern.* Göttingen: Hogrefe.
Remschmidt, H. & Schmidt, M. (Hrsg.). (1994). *Multiaxiales Klassifikationsschema für psychische Störungen des Kindes- und Jugendalters nach ICD-10 der WHO.* Bern: Huber.
Resch, F. (1996). *Entwicklungspsychopathologie des Kindes- und Jugendalters. Ein Lehrbuch.* Weinheim: Psychologie Verlags Union.
Resch, F. (1997). Zur präpsychotischen Persönlichkeitsentwicklung in der Adoleszenz. *Psychotherapeut, 43,* 111–116.
Resch, F. (1999). *Entwicklungspsychopathologie des Kindes- und Jugendalters.* (2. ed.). Weinheim: Psychologie Verlags Union.
Resch, F., Parzer, P., Brunner, R. M., Haffner, J., Koch, E., Oelkers, R., Schuch, B. & Strehlow, U. (1999). *Entwicklungspsychopathologie des Kindes- und Jugendalters* (2. überarbeitete und erweiterte Aufl.). Weinheim: Psychologie Verlags Union.
Resch, F., Schulte-Markwort, M. & Bürgin, D. (1998). Operationalisierte psychodynamische Diagnostik im Kindes- und Jugendalter – Ein Beitrag zur Qualitätssicherung. *Praxis der Kinderpsychologie und Kinderpsychiatrie, 6,* 373–386.
Richter-Appelt, H. (1997). *Verführung – Trauma – Missbrauch.* Gießen: Psychosozial-Verlag.
Riemann, E. (1961). *Grundformen der Angst.* München: Reinhardt.
Rudolf, G. (1993). *Psychotherapeutische Medizin. Ein einführendes Lehrbuch auf psychodynamischer Grundlage.* Stuttgart: Enke.
Rudolf, G. (1995). *Psychotherapeutische Medizin: Ein einführendes Lehrbuch auf pschodynamischer Grundlage.* (2. ed.). Stuttgart: Enke.
Rutter, M. (1985). Resilience in the fact of adversity. Protective factors and resistance to psychiatric disorders. *British Journal of Psychiatry, 147,* 598–611.
Rutter, M., Graham, P., Chadwick, O. F. D. & Yule, W. J. (1976). Adolescent turmoil: Fact or fiction? *Journal of Child Psychology and Psychiatry, 17,* 36–56.
Rutter, M. & Quinton, D. (1984). Parental psychiatric disorder: effects on children. *Psychol Med, 14* (4), 853–80.
Rüger, U., Blomert, A. F. & Förster, W. (1990). Coping. Göttingen: Vandenhoeck & Ruprecht.
Saarni, C. (1999). *The development of emotional competence.* New York: The Guilford Press.
Schauenburg, H.; Cierpka, M. (1994): Methoden zur Fremdbeurteilung interpersoneller Beziehungsmuster. Psychotherapeut, 39, 135–145.
Seiffge-Krenke, I. (1994). *Gesundheitspsychologie des Jugendalters.* Göttingen: Hogrefe.
Seiffge-Krenke, I. (1995). *Stress, coping, and relationships in adolescence.* Mahwah, NJ: Erlbaum.
Seiffge-Krenke, I. (1997). Wie verändern sich die familiären Beziehungen im Jugendalter? Diskrepanzen in der Einschätzung von Jugendlichen und Erwachsenen. *Zeitschrift für Entwicklungspsychologie und Pädagogische Psychologie, 29,* 133–150.
Seiffge-Krenke, I. (1998b). *Adolescents' health: A developmental perpsective.* Mahwah, NJ: Erlbaum.

Seiffge-Krenke, I. (1998 a). Chronic disease and perceived developmental progression in adolescence. *Developmental Psychology, 34,* 1073–1084.
Seiffge-Krenke, I. (2000). Causal links between stressfull events, coping style, and adolescent symptomatology. *Journal of Adolescence, 23,* 675–691.
Seiffge-Krenke, I. (im Druck). Neuere Ergebnisse der Vaterforschung: Sind Väter notwendig, überflüssig oder sogar schädlich für die Entwicklung ihrer Kinder? *Psychotherapeut.*
Seiffge-Krenke, I., Roth, M. & Kollmar, F. (1997). Eignen sich Väter und Mütter zur Einschätzung der Symptombelastung von Söhnen und Töchtern? Diskrepanzen und Selbsteinschätzung der Jugendlichen im längsschnittlichen Verlauf. *Zeitschrift für Klinische Psychologie, 26,* 201–210.
Seiffge-Krenke, I. & von Salisch, M. (1996). Freundschaftsbeziehungen im Kindes- und Jugendalter. *Psychologie in Erziehung und Unterricht, 43* (2), 81–84.
Seitz, P. (1966). The consensus problem in psychoanalysis. In L. A. Gottschalk & A. H. Auerbach (Eds.), *Methods of research in psychotherapy* (pp. 112–132). New York: Appleton Century Crofts.
Selman, R. L. (1980). *The growth of interpersonal understanding.* New York: Academic Press.
Shapiro, D. (1965). *Neurotic Styles.* New York, London: Basic Books.
Smetana, J., Yau, J. & Hanson, S. (1991). Conflict resolution in families with adolescents. *Journal of Research on Adolescence, 1,* 189–206.
Sohni, H. (Hrsg.). (1999). *Geschwisterlichkeit. Horizontale Beziehungen in Psychotherapie und Gesellschaft.* Göttingen: Vandenhoeck & Ruprecht.
Stern, D. (1985). The interpersonal world of the infant. New York: Basic Books.
Stern, D. (1992). *Die Lebenserfahrung des Säuglings.* Stuttgart: Klett-Cotta.
Stierlin, H. (1970). Familientherapie mit Adoleszenten im Lichte des Trennungsprozesses. Psyche, 24, 50–68.
Streeck-Fischer, A. (1999). Zur OPD-Diagnostik des kindlichen Spiels. Praxis der Kinderpsychologie und Kinderpsychiatrie, 8, 580–588.
Strupp, H. H. & Binder, J. L. (1991). Kurzpsychotherapie. Stuttgart: Klett-Cotta.
Sullivan, H. S. (1953): The interpersonal theory of psychiatry. Norton, New York. Dt: (1980) Die interpersonale Theorie der Psychiatrie. Fischer, Frankfurt.
Terr, L. C. (1979). Children of Chowchilla: A study of psychic trauma. *Psychoanalytic Study of the Child, 34,* 547–623.
Thomä, H., Grünzig, H. J., Böckenförde, H. & Kächele, H. (1976). Das Konsensusproblem in der Psychoanalyse. Psyche, 30, 978–1027.
Thomä, H. & Kächele, H. (1985). *Lehrbuch der psychoanalytischen Therapie.* Band 1: Grundlagen. Heidelberg: Springer.
Thomä, H. & Kächele, H. (1988). *Lehrbuch der psychoanalytischen Therapie.* Band 2: Praxis. Heidelberg: Springer.
Tress, W. (1986). *Das Rätsel der seelischen Gesundheit: Traumatische Kindheit und früher Schutz gegen psychogene Störungen; eine retropektive epidemiologische Studie an Risikopersonen.* Göttingen: Vandenhoeck & Ruprecht.
Tress, W. (Hrsg.). (1993). *Die strukturale Analyse sozialen Verhaltens (SASB).* Heidelberg: Asanger.
Van der Kooij, R. (1991). Pädagogik und Spiel. In L. Roth (Hrsg.), *Pädagogik. Handbuch für Studium und Praxis* (S. 241–255). München: Ehrenwirth.
von Klitzing, K. (2000). Psychoanalysis and development. In K.von Klitzing, P. Tyson & D. Bürgin (Eds.), Psychoanalysis in childhood and adolescence (pp. 1–11). Basel: Karger.
von Klitzing, K., Kelsay, K., Emde, R. N., Robinson, J., & Schmitz, S. (2000). Gender-specific characteristics of 5-year-olds' play narratives and associations with behavior ratings. J-Am-Acad-Child-Adolesc-Psychiatry., 39, 1017–1023.
von Klitzing, K., Simoni, H., & Bürgin, D. (1999). Child development and early triadic relationships. Int-J-Psychoanal., 80, 71–89.
von Salisch, M. (2000). *Wenn Kinder sich ärgern.* Göttingen: Hogrefe.

Werner, E. E. & Smith, R. S. (1982). Overcoming the Odds: High Risk Children from Birth to Adulthood. Ithaca, NY: Cornell Univ. Press.
Wiggins, J. S. (1991). Circumplex models of interpersonal behavior in clinical psychology. In P. C. Kendall & J. N. Butcher (Eds.), *Handbook of Research Methods in Clinical Psychology*. New York: Wiley & Sons.
Winnicott, D. W. (1974). *Vom Spiel zur Kreativität*. Stuttgart: Klett-Cotta.
Zimmermann, P., Spangler, G., Schieche, M. & Becker-Stoll, F. (1995). Bindung im Lebenslauf: Determinanten, Kontinuität, Konsequenzen und zukünftige Perspektiven. In G. Spangler & P. Zimmermann (Hrsg.), *Die Bindungstheorie. Grundlagen, Forschung und Anwendung*. Stuttgart: Klett-Cotta.
ZTT-DC: 0-3 Diagnostic Classification of Mental Health and Developmental Disorders of Infancy and Early Childhood, Zero to Three (1994).: National Center for Clinical Infant Programs.

Anhang

Die auf den Seiten 187 bis 197 verkleinert wiedergegebenen Erhebungsbogen können unentgeltlich über die Homepage des Verlags Hans Huber im A4-Format unter der Adresse **http://verlag.hanshuber.com/opdkj/** abgerufen und ausgedruckt werden.

Bogen zur Befunderhebung Achse «Beziehung»

A) Dyaden

❏ Beobachtung
❏ Anamnese
❏ Symbolisierte Szene im Speil und/oder Testung

.... verhält sich in Beziehung zu ....
(z. B. Kind zu Untersucher oder Untersucher zu Kind)

Einschätzung basierend auf folgender Untersuchungssituation ....

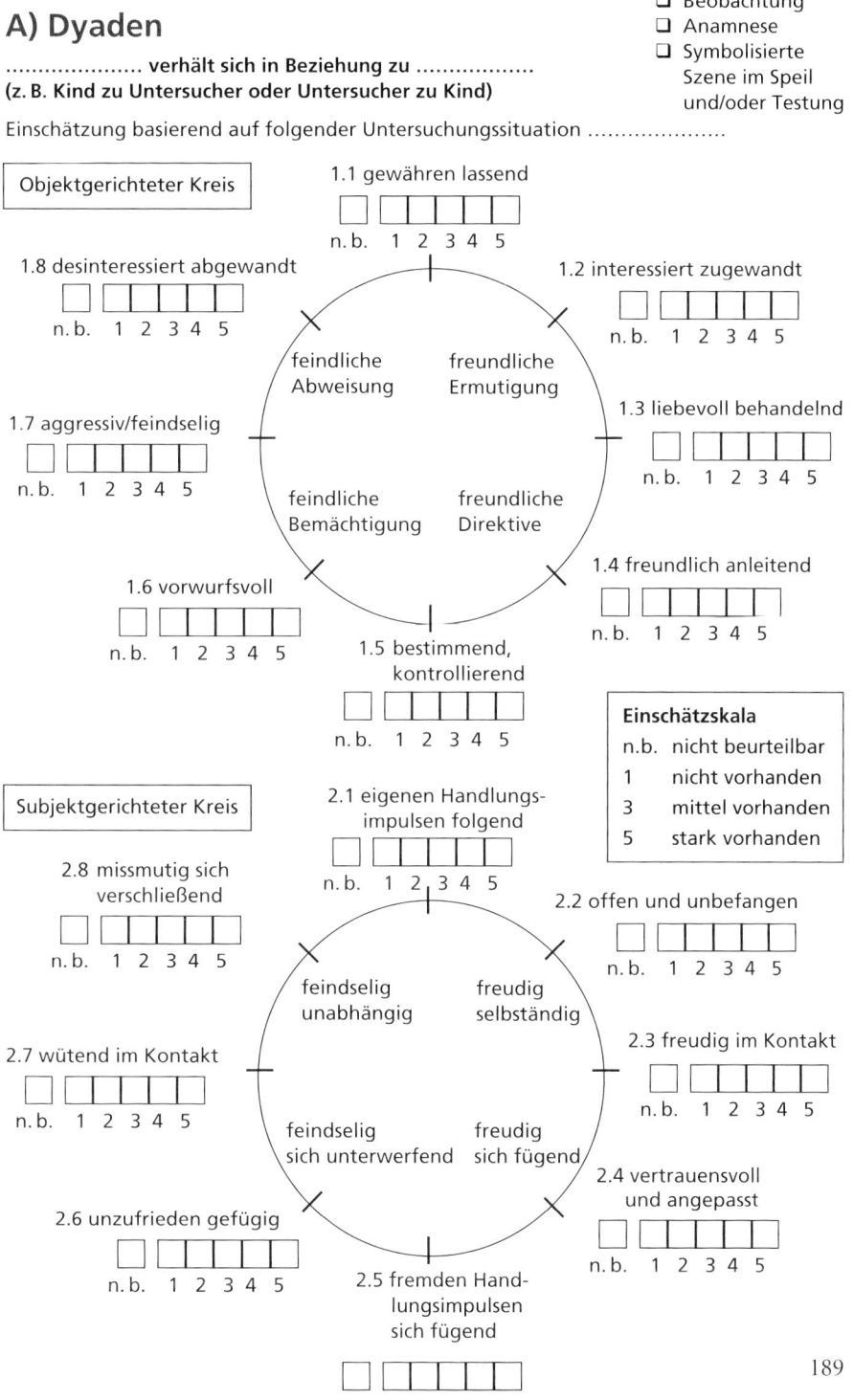

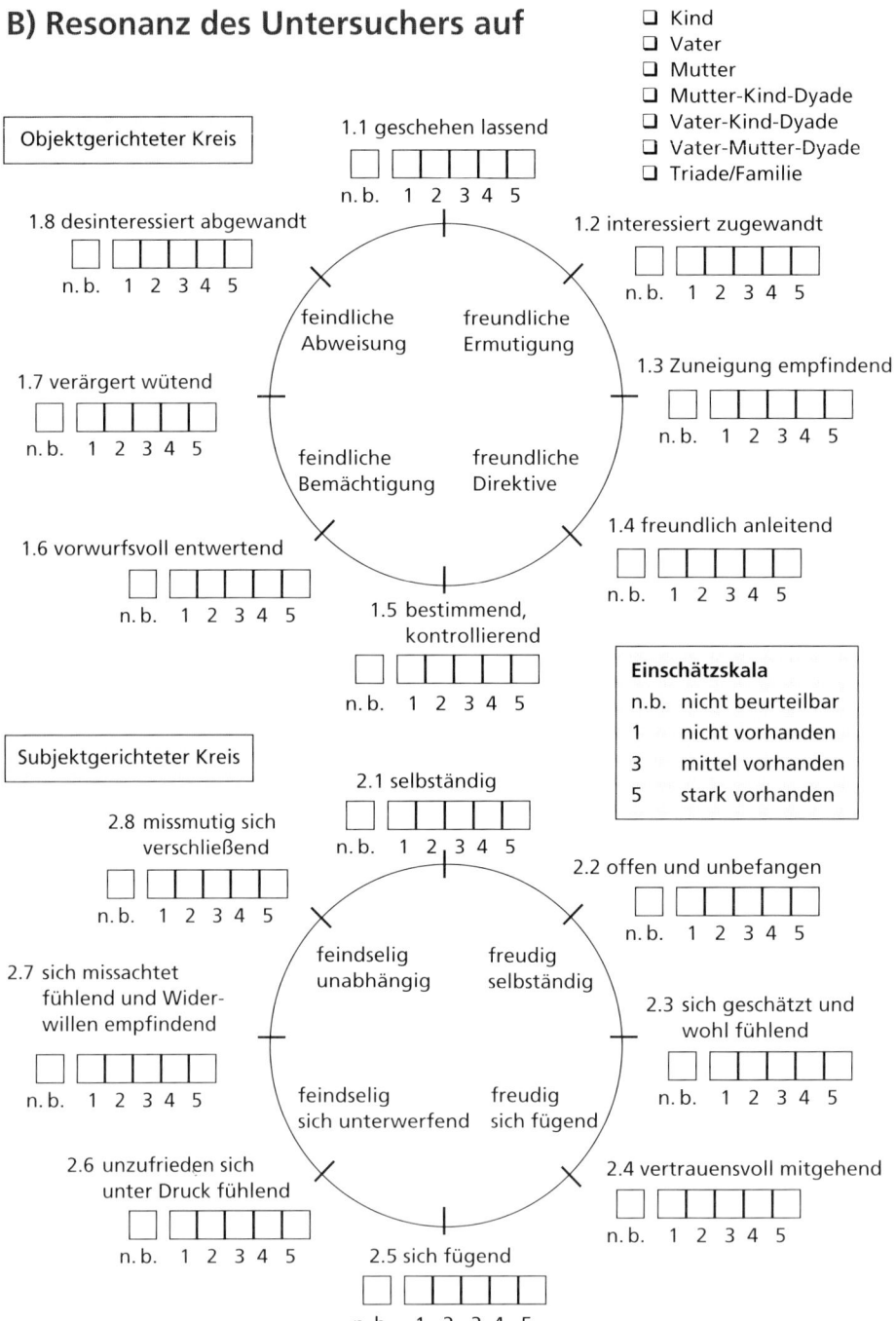

C) Selbstbezüglicher Kreis (intrapsychisch)

☐ Kind
☐ Mutter
☐ Vater
☐ ......

Einschätzung basierend auf folgender Untersuchungssituation: ....

Einschätzskala
- n. b. nicht beurteilbar
- 1 nicht vorhanden
- 3 mittel vorhanden
- 5 stark vorhanden

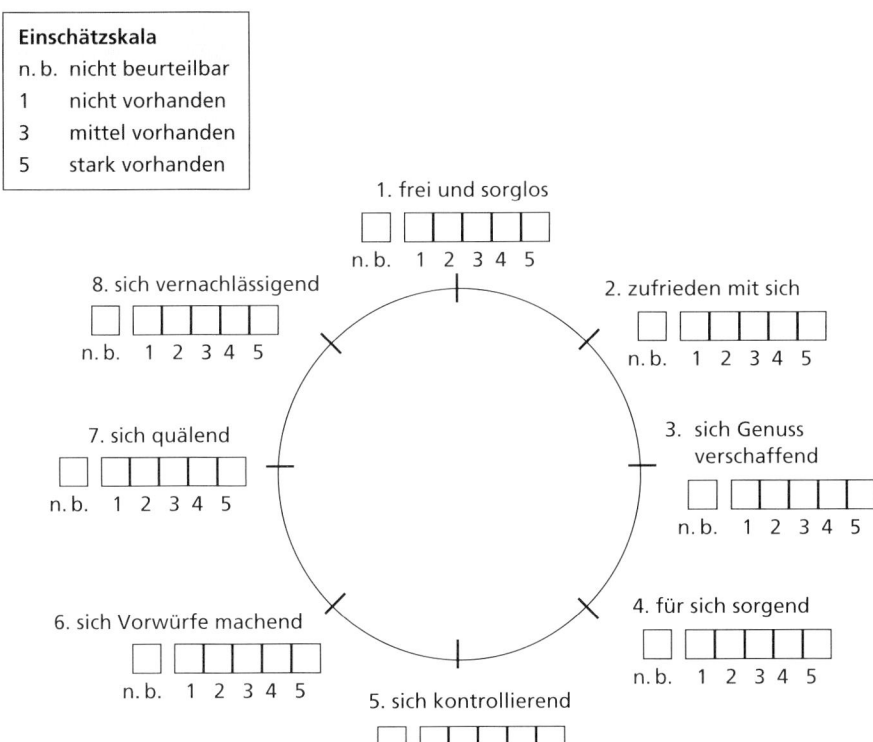

Copyright © Verlag Hans Huber, Bern 2003

D) Triaden

Einschätzung, basierend auf folgender Triade

☐ Kind – Vater – Mutter
☐ ....
☐ Beobachtung
☐ Anamnese
☑ **symbolische Szene, im Spiel und in Testung dargestellt**

Einschätzskala
n. b. nicht beurteilbar
1 nicht vorhanden
3 mittel vorhanden
5 stark vorhanden

flexibel freundlich

1. Es finden beliebige Besetzungswechsel im Beziehungsdreieck statt.
   n. b. ☐ ☐ 1 2 3 4 5

2. Die Bedürfnisse aller werden respektiert. Ist interessiert auf die andern beiden bezogen.
   n. b. ☐ ☐ 1 2 3 4 5

3. Rhythmisch wechselnd finden in der Triade liebevolle und lebendige Dialoge statt. Wechselseitige Bezogenheit zu dritt.
   n. b. ☐ ☐ 1 2 3 4 5

4. Der Dritte / die Dritte interessiert sich für die anderen beiden. Sie/er möchte und darf am Austausch Teil haben.
   n. b. ☐ ☐ 1 2 3 4 5

instabil feindlich

8. Willkürlich und unberechenbar wird der/die eine oder andere ausgeschlossen oder schließt sich selber aus.
   n. b. ☐ ☐ 1 2 3 4 5

feindlich rigide

7. Immer wieder wird eine Dritte / ein Dritter ausgeschlossen oder schließt sich selber aus.
   n. b. ☐ ☐ 1 2 3 4 5

6. Der Dritte / die Dritte wird ausgeschlossen oder schließt sich selber aus.
   n. b. ☐ ☐ 1 2 3 4 5

freundlich überdauernd

5. Die Besetzungen im Beziehungsdreieck sind starr und werden mit Anstrengung aufrecht erhalten.
   n. b. ☐ ☐ 1 2 3 4 5

Copyright © Verlag Hans Huber, Bern 2003

E) Übersicht: Mögliche Einschätzungsebenen

A) Dyaden
Äußerer Kreis: objektgerichtet   Innerer Kreis: subjektgerichtet

	Beobachtung	Anamnese	symbolisiert
Kind ⟵⟶ Mutter	K ◯ M ◯	K ◯ M ◯	K ◯ M ◯
Kind ⟵⟶ Vater	K ◯ V ◯	K ◯ V ◯	K ◯ V ◯
Kind ⟵⟶ Untersucher	K ◯ U ◯		
Vater ⟵⟶ Mutter	V ◯ M ◯	V ◯ M ◯	V ◯ M ◯
Mutter ⟵⟶ Untersucher	M ◯ U ◯		
Vater ⟵⟶ Untersucher	V ◯ U ◯		
…… ⟵⟶ ……	◯ ◯	◯ ◯	◯ ◯

B) Resonanz des Untersuchers
Äußerer Kreis: objektgerichtet   Innerer Kreis: subjektgerichtet

Untersucher ⟶ Kind	◯	Untersucher ⟶ Dyade K-M	◯
Untersucher ⟶ Mutter	◯	Untersucher ⟶ Dyade K-V	◯
Untersucher ⟶ Vater	◯	Untersucher ⟶ Dyade V-M	◯
⟶		Untersucher ⟶ Dyade .. – ..	◯
⟶		Untersucher ⟶ Triade .. – ..	◯

C) Selbstbezüglicher Kreis

Kind	Mutter	Vater
◯ ◯ ◯	◯ ◯ ◯	◯ ◯ ◯
Beobachtung Anamnese symbolisiert	Beobachtung Anamnese symbolisiert	Beobachtung Anamnese symbolisiert

D) Triaden

K – V – M	◯ Beobachtung	◯ Anamnese	◯ symbolisiert
… – … – …	◯ Beobachtung	◯ Anamnese	◯ symbolisiert

Copyright © Verlag Hans Huber, Bern 2003

Anleitung

Zum Einschätzen der Skalen empfiehlt sich ein schrittweises Vorgehen. Folgende Punkte gelten für alle Skalen:

- Die Einschätzung erfolgt anhand der Kreismodelle.
- Jedes Item wird anhand einer Einschätzungsskala von 1 bis 5 beurteilt.
- Jedes Item ist unabhängig von den anderen Items einzuschätzen.
- 5 bezeichnet eine starke bzw. maximale Ausprägung, 1 eine nicht oder nur minimal vorhandene Ausprägung. Mit 3 wird eine mittlere und situationsadäquate Ausprägung bezeichnet.
- Zum besseren Verständnis und in Zweifelsfällen sollte auf die Formulierungen im Inneren des Kreise zurückgegriffen werden.
- Beim Raten ist es zudem hilfreich, sich zu vergegenwärtigen, dass jedes Item durch seine Position im Verhältnis zu den Achsen bestimmt ist.
- Die Beschreibungen der jeweiligen Items sind immer als Gestalt und nicht als eine Addition der beiden Eigenschaftswörter zu sehen.

Copyright © Verlag Hans Huber, Bern 2003

ID

Datum

Befunddokumentation der OPD-KJ-Achse «Konflikt»

Konflikt	nicht vorhanden (0)	vorhanden und wenig bedeutsam (1)	vorhanden und bedeutsam (2)	vorhanden und sehr bedeutsam (3)	nicht beurteilbar (9)
1. Abhängigkeit vs. Autonomie	☐	☐	☐	☐	☐
2. Unterwerfung vs. Kontrolle	☐	☐	☐	☐	☐
3. Versorgung vs. Autarkie	☐	☐	☐	☐	☐
4. Selbstwertkonflikte (Selbst- vs. Objektwert)	☐	☐	☐	☐	☐
5. Loyalitätskonflikte (Schuld- und Über-Ich-Konflikte)	☐	☐	☐	☐	☐
6. Ödipale Konflikte	☐	☐	☐	☐	☐
7. Identitätskonflikte (Identität vs. Dissonanz)	☐	☐	☐	☐	☐
8. Konflikthafte Lebensbelastungen	☐	☐	☐	☐	☐
	vorwiegend aktiv	gemischt eher aktiv	gemischt eher passiv	vorwiegend passiv	nicht beurteilbar
Modus der Verarbeitung	☐	☐	☐	☐	☐

wichtigster Konflikt: Nr.　　　　**zweitwichtigster Konflikt: Nr.**

Copyright © Verlag Hans Huber, Bern 2003

Bogen zur Befunderhebung Achse «Struktur»

Beurteilung der Strukturniveaus

Bezogen auf die letzten 6 Monate

- in welchen Situationen *(Flexibilität)*
- in welcher Ausprägung *(Intensität)*
- wie häufig *(Kontinuität)*
- mit welchen Hilfen *(Unterstützung)*

bewältigt das Kind die o. g. Leistungen?

1: Gute Integration = Die in den Ankerbeispielen beschriebene Leistung hat bislang befriedigende, flexible, situationsangemessene Interaktionen ermöglicht:
   - in allen beschriebenen sozialen Feldern
   - unter Alltagsbedingungen (d. h. nicht unter starken aktuellen Belastungen)
   - zu fast jeder Zeit
   - ohne wesentliche zusätzliche Hilfe von außen

2: Zwischenwert

3: Mäßige Integration = Die in den Ankerbeispielen beschriebenen Leistungen sind so weit verändert, dass die obigen Interaktionen nicht mehr in voll ausreichendem Maße gelingen. Sie gelingen:
   - nur mit (zusätzlichen) Hilfen durch andere
   - nicht in allen, aber in den meisten (beschriebenen) sozialen Feldern und Situationen
   - nicht zu jeder Zeit, aber meistens
   - noch annähernd befriedigend (mit persönlicher Befriedigung)

4: Zwischenwert

5: Geringe Integration = Die in den Ankerbeispielen beschriebenen Leistungen sind so weit verändert, dass die obigen Interaktionen in stärkerem Maße beeinträchtigt sind. Sie gelingen
   - nur mit erheblichen zusätzlichen Hilfen durch andere
   - nur in wenigen (beschriebenen) sozialen Feldern und Situationen
   - nur noch bei seltenen Gelegenheiten und oft nicht
   - in vielen wichtigen sozialen Feldern gelingen bezüglich der obigen Beispiele keine situationsangemessenen Interaktionen mehr.

6: Zwischenwert

7: Desintegration = Die in den Ankerbeispielen beschriebenen Leistungen sind so weit verzerrt und verändert, dass:
   - sie trotz intensiver Hilfen überhaupt nicht befriedigend gelingen
   - sie praktisch in keiner für das Kind relevanten Situation gelingen
   - sie praktisch zu keiner Zeit gelingen
   - praktisch jede situationsangemessene Interaktion vereitelt wird

Copyright © Verlag Hans Huber, Bern 2003

Auswertungsblatt Achse «Struktur»

Angaben zum Patienten

Kodierungsnummer

Alter

Entwicklungsphase (1, 2 oder 3)

Geschlecht (1 = weiblich, 2 = männlich)

Angaben zum Diagnostiker

Kodierungsnummer des Zentrums

Kodierungsnummer des Diagnostikers

Einschätzung basiert auf: Fremdinformation

Szene

Gespräch

Datum der Erhebung

Integrationsniveau
1 = gute Integration (im Sinne der Ankerbeispiele)
2 = Zwischenwert
3 = mäßige Integration
4 = Zwischenwert
5 = geringe Integration
6 = Zwischenwert
7 = schlechte Integration/Desintegration
9 = nicht beurteilbar

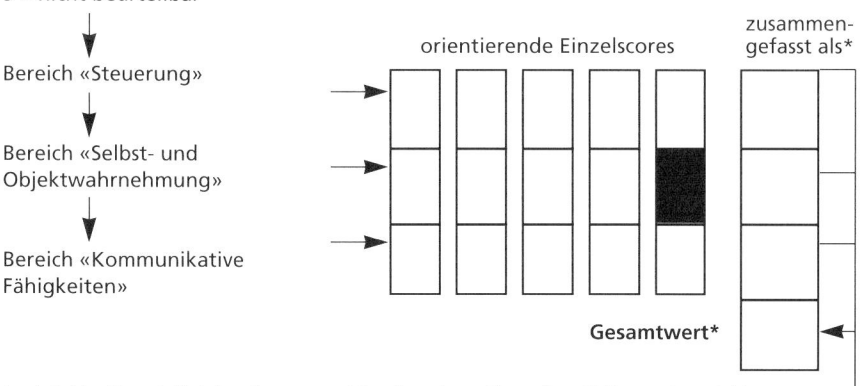

* entscheiden Sie nach klinischem Ermessen, welchen Gesamtscore Sie an dieser Stelle vergeben möchten (darf vom rechnerischen Durchschnitt abweichen)

Copyright © Verlag Hans Huber, Bern 2003

Bogen zur Befunderhebung
Achse «Behandlungsvoraussetzungen»

Kategorie	Ausprägung				Profil
	0	1	2	3	
Subjektive Dimensionen					
Subjektiver Schweregrad somatischer Beeinträchtigung					・・・
Subjektiver Schweregrad psychischer Beeinträchtigung					・・・
Subjektive Krankheitshypothesen					
					・・・
Leidensdruck					・・・
Veränderungsmotivation					・・・
Ressourcen					
Beziehungen Gleichaltrige					・・・
Außerfamiliale Unterstützung					・・・
Familiale Ressourcen					・・・
Ich-Ressourcen					・・・
Therapievoraussetzungen					
Einsichtsfähigkeit					・・・
Behandlungsmotivationen					・・・
Krankheitsgewinn					・・・
Therapie-/ Arbeitsbündnisfähigkeit					・・・

Copyright © Verlag Hans Huber, Bern 2003

Ausmaß an subjektivem Schweregrad und Leidensdruck

- Skala
  Beispielanweisung: Zeige mir bitte, wie schwer Du beeinträchtigt bist bzw. wie sehr Du leidest.

0	1	2	3
gar nicht	wenig	mittel	schwer

- Klötze

gar nicht	wenig	mittel	schwer

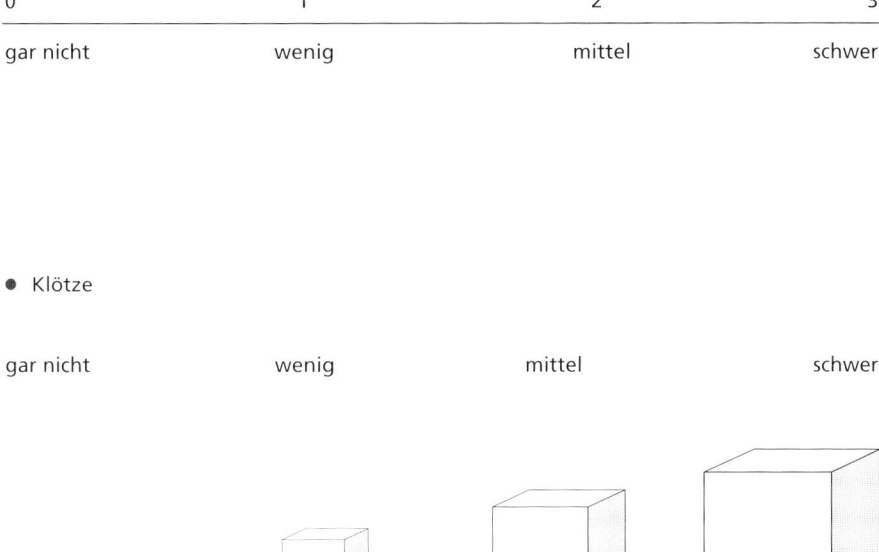

Copyright © Verlag Hans Huber, Bern 2003

Nachwort

Dieses Nachwort ist eigentlich ein Vorwort oder besser: Ein Geleitwort. Durch die Weisheit des Verlegers an den Schluss des Bandes gesetzt, offenbart das Geleitwort seinen wahren Charakter als Nachwort. Denn ein Kommentar, der hier nur eine kommentierende Empfehlung sein kann, ist, streng genommen, erst im nachhinein möglich.

Als mich die Herausgeber der Arbeitsgruppe OPD-KJ um ein solches Geleitwort baten, zögerte ich zuerst, war aber dann rasch überzeugt, dass mir als seiner Zeit erstem Sprecher der OPD für Erwachsene – OPD-E muss es wohl künftig sinnvoll heißen! – vielleicht in besonderer Weise zukommt, die Leistung einer Übertragung der Operationalisierten Psychodynamischen Diagnostik auf das Kindes- und Jugendalter zu würdigen. So nahm ich gerne die Anfrage auf. Ein erster Eindruck ist der einer schieren Überwältigung durch das Maß der geleisteten Arbeit. Wir von der OPD-E haben die Kolleginnen und Kollegen von der OPD-KJ väterlich, großbrüderlich und großschwesterlich, oder wie familiär auch immer verpflichtet, durchaus aktiv in ihrem eigenen Entwicklungsprozess begleitet (von Entwicklung wird unten noch die Rede sein). Dabei wurde ich Zeuge, wie viele Optionen für die OPD-KJ entworfen und wieder verworfen wurden. Es ist so ziemlich alles, was derzeit in der psychodynamisch orientierten Kinder- und Jugendpsychiatrie aktuell ist, als mögliches Referenzsystem diskutiert worden. Am Ende entschied man sich wieder für die schon in der OPD-E vorgegebenen Achsen. Das, liebe Freunde und Freundinnen von der OPD-KJ, lässt unsere Brust auch ein wenig schwellen; so schlecht kann unser Entwurf, dem ebenfalls zahlreiche Vorentwürfe vorangegangen waren, also gar nicht gewesen sein. Vielleicht gibt es aber auch gar keinen Grund zum Stolz, sondern es handelt sich nur um eine Annäherung an das Sinnvolle und Machbare von zwei unterschiedlichen Betrachtungspunkten aus.

Bei der Durchsicht des nun vorliegenden Manuskripts waren es drei Aspekte, die mir in besonderer Weise auffielen, nämlich der der Entwicklung, der des Handelns und der der Aktualkonflikte. *Entwicklung* versteht sich für ein kinder- und jugendpsychiatrisches Diagnosesystem von selbst und bedarf keines Kommentars. Welche besonderen Schwierigkeiten dieses Referenzsystem aber den Autoren und Autorinnen der OPD-KJ aufbürdete, habe ich erst im nachhinein begriffen. Nun sind sie sicher vertrauter mit Entwicklungsprozessen, als die Psychiater und Psychotherapeuten von Erwachsenen – dennoch nötigt mir besonders diese Leistung großen Respekt ab. Die Entwicklungsdimension durchzieht die ganze OPD-KJ praktisch über alle Achsen. Ohne Prophet spielen zu wollen, hatte ich die spontane Idee, dass künftige Versionen der OPD-E möglicherweise diese Dimension auch mehr berücksichtigen könnten und sollten, denn Entwicklungsprozesse reichen, auch darüber kann keine Diskussion mehr bestehen, bis ins hohe Alter.

Als zweites Problem, das die Verfasser der OPD-KJ zu bewältigen hatten, fiel mir das *Handeln* auf. Die OPD des Erwachsenenalters ist eindeutig sprach- und emotionsorientiert. Die des Kindes- und Jugendalters hat zusätzlich die Dimension des averbalen Handelns erschlossen und dies durchgängig. Denn Kinder und Jugendliche verbalisieren einfach weniger – dies um so mehr, je jünger sie sind. Die darüber hinaus gehende Erweiterung der Beziehungsachse ist die einer systematischen Ausweitung des dyadischen Beziehungstyps hin zum triadischen und zum polyadischen. Das bedeutet konkret, dass man nicht der Versuchung erlag, die Bindungstheorie, die eine ausschließlich dyadische ist, trotz aller ihrer Verdienste und schätzenswerten Vorteile als alleiniges Referenzsystem zu wählen, sondern sie neben anderen zu belassen. Dieser Entschluss, von dem ich weiß, dass er intensiv diskutiert wurde, erscheint mir weise.

Ein drittes beeindruckendes Element stellt für mich der Umgang mit dem Konzept der *Aktualkonflikte* dar. Als wir uns in der Arbeitsgruppe «Konflikt» der OPD-E entschlossen, eine Gruppe von Konflikten klassifikatorisch herauszuheben, welche nicht durch eine repetitive Innenwelt bestimmt, sondern viel mehr maßgebend durch die Interaktion mit der Außenwelt ihren Gehalt erfährt, folgten wir einem für Psychoanalytiker eher fremden Denken. Die Rezeption dieses Konzepts in der OPD-KJ hat mich davon überzeugt, wie notwendig diese klassifikatorische Einheit in der Erwachsenen-OPD war. Die konflikttragenden Strukturen entwickeln sich im Verlaufe der Kindheit erst progressiv, auch wenn ihre Basisanteile schon im zweiten Lebensjahr angesetzt werden können. Dennoch haben sie naturgemäß eine andere Verfestigung als im Erwachsenenalter, werden noch stärker durch die Außenwelt und ihre Akteure beeinflusst und mitbestimmt. Man vergegenwärtige sich nur, in welchem Maße Jugendliche in Entscheidungen, Meinungen und Wahrnehmungen auch außen bestimmt sind. Das tut der Tatsache, dass sie auch längst zu inneren Konflikten fähig sind, keinerlei Abbruch und auch nicht der Bedeutung intrapsychischer, zeitlich überdauernder und entwicklungshemmender innerer Konflikte bereits in Kindheit und Jugend. Nur ist die Perspektive noch einmal anders als im Erwachsenenalter bzw. ändert sich fortwährend.

Ein letztes Wort gilt der Anerkennung der Definition des schwierigen Konzepts von einer «Psychischen Struktur». Wenn diese psychische Struktur als die «individuell typische Disposition des Erlebens und Verhaltens, die als Handlungsbereitschaft potentielle Interaktionsmöglichkeiten unter Gesichtspunkten der Wahl zur Verfügung stellt» (Seite 17) umrissen wird, so wird noch einmal die Bedeutung von Handeln und Erleben für die OPD-KJ deutlich, während es in der Erwachsenen-OPD viel mehr um Sprechen und Erleben geht. Kaum ist dies niedergeschrieben, so wird es auch schon wieder als falsch erkannt, aber als Polarisierung gesehen, akzentuiert diese Formulierung wohl richtig.

Meine Bewunderung für die geleistete Arbeit der Arbeitsgruppe OPD-KJ verbindet sich mit dem angelegentlichen Wunsch, dass dieses schöne diagnostische Modell in der Kinder- und Jugendpsychiatrie und -psychologie eine ähnlich lebhafte und interessierte Rezeption erfahren möge, wie es die OPD für das Erwachsenenalter gefunden hat. In der Einleitung der OPD-KJ wurde – milder und nachsichtiger als ich mich in dieser Angelegenheit auszudrücken pflege – die Gefährdung der OPD-KJ durch Psychoanalytiker, die sich nicht zu formal verpflichtenden Denkstrukturen disziplinieren lassen, angesprochen. Das ist die eine Seite des Problems. Die andere Seite ist bekannter, handelt es sich doch um die Erstarrung und die Unzulänglichkeit der derzeit herrschenden operationalen Diagnosesysteme vom DSM-IV bis zur IDC-10, die die Reliabilität der Diagnostik längst zu Gunsten der Validität aufgegeben haben. Hier könnte die OPD-KJ allen, die eine valide Diagnostik für wichtiger halten als eine nur reliable Beschreibung, jenes Mehr bedeuten, dass sie schon lange gesucht haben, um ihren Patienten gerechter zu werden.

Mainz, im Frühjahr 2003
Prof. Dr. S. O. Hoffmann

Arbeitskreis OPD (Hrsg.)

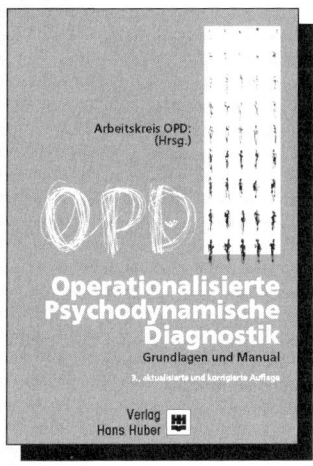

Operationalisierte Psychodynamische Diagnostik – OPD

Grundlagen und Manual

3., akt. u. korr. Aufl. 2001. 265 S., Kt
€ 19.95 / CHF 35.90
(ISBN 3-456-83567-1)

Ziel der OPD ist es, zwischen ausschließlich deskriptiven Systemen und psychodynamischer Diagnostik zu vermitteln. Die OPD basiert auf fünf Achsen. Die letzte stellt den eigentlichen Anschluss an die ICD-10 her.

Verlag Hans Huber
Bern Göttingen Toronto Seattle

http://Verlag.HansHuber.com

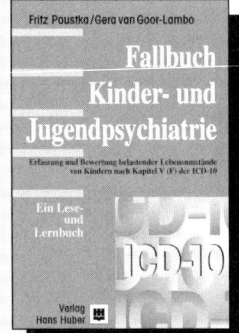

Fritz Poustka / Gera van Goor-Lambo

Fallbuch Kinder- und Jugendpsychiatrie

Erfassung und Bewertung belastender Lebensumstände von Kindern nach Kapitel V(F) der ICD-10. Ein Lese- und Lernbuch

2000. 267 S., Kt € 26.95 / CHF 44.80
(ISBN 3-456-83421-7)

Zerrüttete Kinder in einem brüchigen Umfeld: Dieses Lese- und Lernbuch gibt überraschende Einblicke in den Alltag therapeutischen Handelns. Es illustriert, wie das multiaxiale Klassifikationssystem der ICD-10 funktioniert. Es schlägt eine Brücke von der Psychopathologie in der Entwicklung von Kindern zu den sie gefährdenden Einflüssen aus ihrem Umfeld.

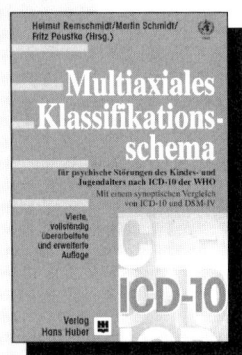

Helmut Remschmidt / Martin H. Schmidt / Fritz Poustka (Hrsg.)

Multiaxiales Klassifikationsschema für psychische Störungen des Kindes- und Jugendalters nach ICD-10 der WHO

Mit einem synoptischen Vergleich von ICD-10 und DSM-IV

4., vollst. überarbeit. u. erweit. Aufl. 2001. 423 S., Gb
€ 39.95 / CHF 68.00 (ISBN 3-456-83516-7)

Dank dem weltweiten Zusammenwirken kinder- und jugendpsychiatrischer Institutionen steht nun ein vollständiges, mehrdimensionales Abbild der psychischen Störungen im Kindes- und Jugendalter zur Verfügung.

 Verlag Hans Huber
Bern Göttingen Toronto Seattle

http://Verlag.HansHuber.com

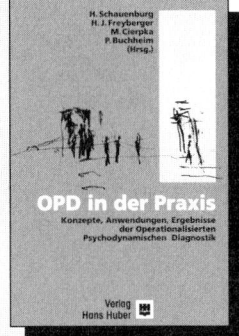

Henning Schauenburg et al. (Hrsg.)

OPD in der Praxis

Konzepte, Anwendungen und Ergebnisse der Operationalisierten Psychodynamischen Diagnostik

Nachdruck 2002 der 1. Aufl. 1998. 184 S., Kt
€ 26.95 / CHF 44.80
(ISBN 3-456-82993-0)

Der vorliegende Band führt die Diskussion um das Diagnosesystem, das 1996 veröffentlicht wurde, weiter. Es stellt Anwendungen, Verfeinerungen und erste Ergebnisse vor.

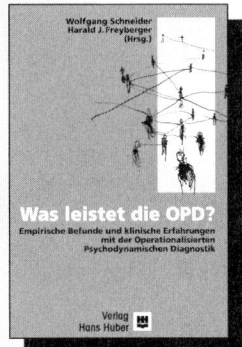

Wolfgang Schneider / Harald J. Freyberger (Hrsg.)

Was leistet die OPD?

Empirische Befunde und klinische Erfahrungen mit der Operationalisierten Psychodynamischen Diagnostik

1999. 268 S., 25 Abb., 39 Tab., Kt
€ 32.95 / CHF 51.00
(ISBN 3-456-83224-9)

Im vorliegenden dritten Band zur Operationalisierten Psychodynamischen Diagnostik (OPD) werden Fragen der Reliabilität und Validität der OPD in unterschiedlichen klinischen Kontexten untersucht. Weitere Arbeiten befassen sich mit der Anwendbarkeit und Qualität der OPD im ambulanten Feld, aber auch im psychosomatischen Konsil- und Liaisonbereich.

http://Verlag.HansHuber.com

Verlag Hans Huber
Bern Göttingen Toronto Seattle